Multiple-choice-Prüfungsfragen für die Heilpraktikerprüfung

Erfolg durch intensives Üben

Arpana T. Holler

3., überarbeitete Auflage

Sonntag Verlag · Stuttgart

Bibliografische Information
Der Deutschen Bibliothek
Die Deutsche Bibliothek verzeichnet diese Publikation in der Deutschen Nationalbibliografie; detaillierte bibliografische Daten sind im Internet über http://dnb.ddb.de abrufbar.

Anschrift des Autors:
Arpana Tjard Holler
An den Buchen 34
51061 Köln

1. Auflage 1999
2. Auflage 2004

Wichtiger Hinweis: Wie jede Wissenschaft ist die Medizin ständigen Entwicklungen unterworfen. Forschung und klinische Erfahrung erweitern unsere Erkenntnisse, insbesondere was Behandlung und medikamentöse Therapie anbelangt. Soweit in diesem Werk eine Dosierung oder eine Applikation erwähnt wird, darf der Leser zwar darauf vertrauen, dass Autoren, Herausgeber und Verlag große Sorgfalt darauf verwandt haben, dass diese Angabe **dem Wissensstand bei Fertigstellung des Werkes** entspricht.

Für Angaben über Dosierungsanweisungen und Applikationsformen kann vom Verlag jedoch keine Gewähr übernommen werden. **Jeder Benutzer ist angehalten**, durch sorgfältige Prüfung der Beipackzettel der verwendeten Präparate und gegebenenfalls nach Konsultation eines Spezialisten festzustellen, ob die dort gegebene Empfehlung für Dosierungen oder die Beachtung von Kontraindikationen gegenüber der Angabe in diesem Buch abweicht. Eine solche Prüfung ist besonders wichtig bei selten verwendeten Präparaten oder solchen, die neu auf den Markt gebracht worden sind. **Jede Dosierung oder Applikation erfolgt auf eigene Gefahr des Benutzers.** Autoren und Verlag appellieren an jeden Benutzer, ihm etwa auffallende Ungenauigkeiten dem Verlag mitzuteilen.

© 2006 Sonntag Verlag in
MVS Medizinverlage Stuttgart GmbH & Co. KG
Oswald-Hesse-Straße 50, 70469 Stuttgart

Unsere Homepage: www.sonntag-verlag.com

Printed in Germany

Umschlaggestaltung: Thieme Verlagsgruppe
Verwendete Fotos von: PhotoDisc, Inc.
Satz: primustype Hurler GmbH, Notzingen
Gesetzt mit Textline
Druck und Bindung: Grafisches Centrum Cuno, Calbe

ISBN 3-8304-9139-5
ISBN 978-3-8304-9139-2

Inhalt

Prüfungsfragen

Danksagung

Mein Dank gilt
Alexandra Buchholz (HPA, Odenthal)
Simone Fromm (HPA, Bensberg)
Alex Südkamp (HPA, Bensberg)
Charon Calman (HP, Bonn)

Vorwort zur 3. Auflage

Knapp 2 Jahre hat es gebraucht um zur dritten Auflage zu kommen. Das zeigt, dass die Überarbeitung der zweiten Auflage gefruchtet hat und allgemeinen Anklang fand. In der dritten Auflage habe ich Verbesserungen und Ergänzungen vorgenommen und ein paar „alte" Fragen gegen „Neue" ausgetauscht. Die letzten vier Prüfungen bundesweit haben gezeigt, dass diese ausgewählten Fragen zum Prüfungsstandard zählen.

Jede neue Prüfung mit Kommentar können Sie jeweils ein paar Tage nach dem offiziellen Prüfungstermin von meiner Internetseite herunterladen: www.arpana-tjardholler.de

Zu guter Letzt möchte ich noch auf etwas hinweisen, was in allen Lernbüchern völlig zu kurz kommt: Die Heilpraktikerprüfung ist mehr, als nur eine Wissensprüfung, auch wenn Sie das Gefühl haben, Sie kommen aus dem Lernen gar nicht mehr heraus. Fragen Sie Schüler, die die Prüfung erfolgreich absolviert haben. Das, was bei ihnen persönlich – in Abhängigkeit zur Prüfung – passiert, ist (meiner Meinung nach) das Wesentlichere; die Prüfung werden Sie definitiv irgendwann schaffen. Es ist im Grunde eine Fleißfrage, aber das, was Sie persönlich erfahren, ist eine Prüfung auf die Sie sich nicht vorbereiten können, das können Sie nur erfahren.

Im Nachfolgenden ein Kommentar von Charon Calman, die gerade ihre „Mündliche" bestanden hat:

„Ich wünsche euch viel Glück. Diese Prüfung ist zu schaffen, vor allem dann, wenn ihr von euch überzeugt seid (alles andere lohnt sich nicht und wenn ihr euer Möglichstes getan habt, um euch gut vorzubereiten, habt ihr es auch nicht nötig, die Prüfung in Unsicherheit und falscher Bescheidenheit über euch ergehen zu lassen). Die wollen euch sehen und testen und euch auch – oder vor allem – darauf prüfen, was für Menschen ihr seid und was ihr wollt; dazu kommt schon mal der ein oder andere Psychotrick. Sie sind aber allemal zu überwinden, wenn ihr bei euch bleibt und das sagt, was ihr wisst.

Und vor allem (das klingt jetzt vielleicht seltsam): Habt Spaß und vermittelt, dass ihr gefragt werden wollt – eure Lernzeit ist schließlich hiermit beendet – zumindest geht ihr erst einmal davon aus, und ihr habt endlich die Möglichkeit, jemandem euer lang angesammeltes Wissen zu zeigen, was euch nach so viel Arbeit auch redlich zusteht."

Auch ich wünsche Ihnen viel Glück und Spaß beim Lernen und Erleben.

Köln, im Dezember 2005   *Arpana Tjard Holler*

Vorwort zur 1. Auflage

Die Antragstellung zur Erlaubnis der Ausübung der Heilkunde ohne Bestallung hat in den letzten Jahren enorm zugenommen. Der Druck seitens der Ärzte auf das Gesundheitsamt nimmt immer mehr zu. Die Problematik liegt darin, dass die HP-Anwärter von einem in Konkurrenz stehenden Berufszweig geprüft werden.

Die Überprüfung der Heilpraktiker ist jetzt bundesweit auf eine schriftliche und mündliche Prüfung ausgeweitet worden, wobei die schriftliche mittlerweile fast überall in Form von Multiple-Choice-Fragen erfolgt. Erfahrungsgemäß ziehen MC-Fragen eine höhere Durchfallquote nach sich, als wenn das Wissen in Form von schriftlichen Fragen überprüft wird. MC-Fragen zu beantworten ist nicht so leicht, es bedarf neben einem breiten Wissensstand einen geübten Umgang mit diesen Fragen. Einige Fragen muss man vorher gekannt haben, um sie richtig beantworten zu können (z. B. „Was kann ein einjähriges Kind?"). Zu empfehlen ist ein ausgedehntes Training im Umgang mit MC-Fragen. Fast jede HP-Schule hat heute eine MC-Fragensammlung von vorherigen Schülern aufzuweisen.

Die in diesem Buch aufgeführten Fragen sind alle aus Erinnerungsprotokollen von HP-Prüflingen entstanden und von mir auf den heutigen Prüfungsstand geändert worden. Ich habe aus meiner Fragensammlung für dieses Buch recht schwierige, teilweise „exotische" und knifflige MC-Fragen herausgesucht.

Talheim, im Frühjahr 1999   *Arpana Tjard Holler*

Die Prüfung – der Weg zum Heilpraktiker

(Gyata Ulrike Ohletz-Mayer)

Immer mehr Menschen interessieren sich heute mit einem größeren Bewusstsein für das Heil-Werden.

Ausschließlich schulmedizinische Wege zur Gesundung werden mehr und mehr angezweifelt. Vielseitige alternative Heilmethoden – kombiniert mit alten Hausmitteln und der Schulmedizin – sind hingegen ein erstrebenswertes Ziel.

Der Ansatz des Heilpraktikers ist die Gesinnung, wobei die unerlässliche Voraussetzung zum Heilen eine fundierte medizinische Ausbildung ist, nicht nur für die Überprüfung vor dem Amtsarzt, sondern auch für die Sorgfaltspflicht: Krankheiten auf der körperlichen Ebene zu erkennen und fachgerecht zu entscheiden, ob eine alternative Heilmethode im Moment angebracht ist oder ob als Erstversorgung bei einem Notfall der Patient in die Hände eines Arztes gehört. Ein verantwortungsvoller Heilpraktiker verneint die Allopathie nicht grundsätzlich. Um den Menschen ganzheitlich auf allen Ebenen – der körperlichen, geistigen und seelischen Ebene – zu helfen, bedarf es einer intensiven Eigenentwicklung. Das Erkennen der eigenen Stärken und Schwächen sowie das liebevolle Akzeptieren der eigenen Person ist der Weg zum guten Heilpraktiker.

Die steigenden Anforderungen der amtsärztlichen Prüfung lehren den angehenden Heilpraktiker selbst seinen Weg zu gehen, der entspannte Ausdauer, positive Einstellung, Glaube an sich selbst, Selbstdisziplin und absolute Fokussierung beinhaltet. Aus eigener Erfahrung kann ich sagen, dass die Lernphase auf die Prüfung eine der wichtigsten Erfahrungen für mich war. Viele Ängste, Zweifel wechselten mit lebendiger Freude an der Sache. Nach jeder zähen Phase kamen eine noch stärkere Lust und eine Klarheit über den Weg, den ich gehen wollte. Im Nachhinein sehe ich diese Wegstrecke als positive Erfahrung, denn die Verantwortung und der Umgang mit den Patienten werden im Alltag viele Prüfungen und Anforderungen an uns stellen. Diesen Anforderungen können wir nur dann gewachsen sein, wenn wir selbst auf allen Ebenen unseren Weg gegangen sind.

Die Ausbildung wird von den meisten HP-Anwärtern berufsbegleitend gewählt, ein schwieriger Weg, der eine kontinuierliche Eigenarbeit des breiten Lehrstoffes bedeutet. Nach Beendigung der schulischen Ausbildung erfolgt die Vorbereitung auf die Prüfung, erst jetzt können alle Zusammenhänge erfasst werden. Bei der momentanen Prüfungssituation empfiehlt es sich, zum Ende hauptsächlich mit MC-Fragen zu lernen. Der Umgang mit MC-Fragen kann durch häufiges Üben erlernt werden, es erfolgt eine gewissen Routine. In den letzten Jahren wurde der Schwierigkeitsgrad der Prüfungsfragen stetig angehoben, der Heilpraktiker erlangt so ein immer höheres Niveau. Wahrscheinlich aus politischen Gründen finden sich in jeder Prüfung so genannte Exotenfragen, die über das Stoffgebiet hinausgehen. Zu empfehlen ist das Lesen von Auslagebroschüren aus Apotheken, Gesundheitsämtern und Arztpraxen. Themen aus der Kinderheilkunde und der Krankengymnastik waren ebenfalls in den letzten Prüfungen zu finden. Der richtige Weg ist in diesem Fall die Akzeptanz und nicht die Frage „Was soll das?". Der Heilpraktiker von heute hat ein breites und tiefes Wissen, das führt gesellschaftlich zu einem höheren Status. Die

Unbedenklichkeitserklärung (keine Gefahr für die Bevölkerung) nach Bestehen der Prüfung wird der Anforderung sicherlich nicht gerecht.

Voraussetzung für einen erfolgreichen Weg sind die richtige individuelle Schule, Ausdauer, Lust an der Thematik und ein großer privater Freiraum während der Ausbildung. Partner und Familie sollten ebenfalls auf die Belastung vorbereitet sein. Vor allem in der Vorbereitung auf die Prüfung sind die Unterstützung und das Verständnis der Mitmenschen von großer Notwendigkeit. Bitte gehen Sie nur zur Prüfung, wenn Ihr Umfeld und die familiäre Situation gefestigt und belastbar sind. Ein Aufschieben der Prüfung ist immer möglich und in verschiedenen Situationen empfehlenswert. Ich selber habe von meinem Partner und meinen Kindern absolute Rückendeckung bekommen und konnte mich fokussiert vorbereiten.

Es ist heute nicht mehr selbstverständlich, die schriftliche sowie die mündliche Prüfung beim ersten Anlauf zu bestehen. Sehr hilfreich sind Lerngruppen; gegenseitige Hilfestellung im Lernstoff sowie psychische Unterstützung erleichtern die Vorbereitung. Ebenfalls ist am Ende der Ausbildungszeit eine Prüfungsvorbereitung (Repetitorium) zu empfehlen. Erkennen von Stofflücken sowie eine mündliche Wiedergabe vor einer fremden Gruppe helfen die Prüfungsangst zu meistern. Durch die meist monatelange sitzende Haltung ist ein Ausgleich für den Körper sehr wichtig. Sport, Yoga und Autogenes Training helfen dem Lernenden im Gleichgewicht zu bleiben. Ein klarer Geist und Kraft kann auch durch stille und/oder dynamische Meditationen gewonnen werden. Zur Unterstützung biete ich im Folgenden einige homöopathische Mittel und Bachblüten an.

Ich wünsche allen Anwärtern eine schöne Lernzeit und eine erfolgreiche Prüfung – und vergessen Sie nicht, auch diese harte Zeit zu genießen und zu würdigen. Fokussierung hat etwas Meditatives.

Einige Hilfsmittel für die Prüfung(svorbereitung)

Homöopathische Mittel (D 30/C 200)

Anacardium orientale
- Das anerzogene Versagen.
- Der Anacardium-Patient hat gut gelernt, aber seine Nerven flattern vor der Prüfung, weil er im tiefen Inneren davon überzeugt ist, nichts Gutes schaffen zu können.

Argentum nitricum
- Kurz vor der Prüfung: „Ich gehe heute nicht zur Prüfung" – nichts kann ihn umstimmen, außer eine Gabe **Argentum nitricum C 1000**.

Gelsemium
- Dem Gelsemium-Patienten geht es bei der Prüfung um Leben und Tod, er ist gut vorbereitet und möchte die Prüfung gerne bewältigen. In der Prüfung hat er auf einmal eine dunkle Leere in seinem Gehirn.

Ignatia
- Die Angst vor dem Versagen wird immer größer, bis er fast hysterisch wird. Der Ignatia-Patient will es gut machen, will Anerkennung (Vater). Ignatia befürchtet, dass genau das in der Prüfung vorkommt, was er nicht gelernt hat. Das Schicksal kann zuschlagen und seine Befürchtungen bewahrheiten, und so ist Ignatia für die nächste Prüfung noch negativer vorprogrammiert.

Silicea
- Geringes Durchhaltevermögen, geistige Erschöpfung. Silicea flüchtet sich in eine weinerliche, selbstmitleidige Stimmung und braucht Schutz und Unterstützung von anderen.

Lycopodium
- Lycopodium ist geistig sehr aktiv, doch im Moment sehr verwirrt. Lycopodium hat die Tendenz, Schwäche zu überspielen und sich souverän zu geben. Lycopodium ist reizbar und starrköpfig.

Bach-Blütenmittel

White Chestnut (Nr. 35)
White Chestnut ist verbunden mit den Seelenqualitäten der geistigen Ruhe und der Unterscheidungsfähigkeit. Negativer Zustand: Opfer falsch verstandener, unpassender Gedankenkonzepte. Nachts: ständiges Gedankenkarussell, ständige innere Dialoge. White Chestnut hilft von der Gedankenwelt in die Realität zu kommen und Wichtiges vom Unwichtigen zu trennen. White Chestnut wird gebraucht, wenn das Interesse der gegenwärtigen Situation nicht stark genug ist, um die ganze Kraft zu konzentrieren.

Gentian (Nr. 12)

Unsicherheit durch Mangel an Glauben, der ewige Skeptiker; er scheint seinen Pessimismus fast zu genießen. Unvorhergesehene Schwierigkeiten entmutigen leicht. Gentian bringt Zuversicht, den Glauben an sich selbst und die Gewissheit, dass sich Schwierigkeiten meistern lassen und zum Leben gehören.

Clematis (Nr. 9)

Die Realität ist nicht sonderlich attraktiv, daher zieht sich der Clematis-Patient in seine Luftschlösser zurück. Er wirkt gedankenverloren, ist zerstreut und unaufmerksam, träumt mit offenen Augen und ist selten ganz da. Auf der körperlichen Ebene ist meist wenig Energie vorhanden: kalte Extremitäten und leerer Kopf, die lebhafte Innenwelt lässt nicht viel Konzentrationskraft übrig.

Larch (Nr. 19)

Seelenqualität des Selbstvertrauens. Larch ist von seiner Unfähigkeit überzeugt, haftet sehr an negativen Erfahrungen. Der Larch-Patient hat Minderwertigkeitsgefühle und die Erwartung zu versagen, obwohl er meist fähiger ist als andere. Larch hilft, ungenutzte Fähigkeiten zu nutzen und die Dinge lockerer zu sehen.

Elm (Nr. 11)

Elm berührt das Prinzip der Verantwortlichkeit. Elm-Patienten haben in Erschöpfungszuständen das Gefühl, den Anforderungen nicht mehr gerecht zu werden. Bei Elm ist der Zustand der totalen Überforderung immer ein Momentzustand. Elm gibt den Starken Kraft in den Momenten ihrer Schwäche, das homöopathische Riechsalz.

Prüfungsfragen

1 Bewegungsapparat

1.   **Aus welchen Teilen besteht ein Brustwirbel?**

1. Wirbelkörper
2. Gelenkfortsatz
3. Querfortsatz
4. Dornfortsatz
5. Zwischenwirbelloch
6. Querfortsatzloch

❑ A) Nur die Aussagen 1, 2, 3 und 4 sind richtig.
❑ B) Nur die Aussagen 1, 2, 3, 4 und 6 sind richtig.
❑ C) Nur die Aussagen 1, 3, 4 und 6 sind richtig.
❑ D) Nur die Aussagen 1, 3 und 4 sind richtig.
❑ E) Alle Aussagen sind richtig.

2.   **Welche Aussagen über die Patella sind richtig?**

1. Sie ist das größte Sesambein des Körpers.
2. Sie ist am Kniegelenk mit beteiligt.
3. Sie ist von der Rückseite her mit hyalinen Knorpeln überzogen.
4. Die Innenbänder des Kniegelenks sind teilweise mit der Patella verwachsen.
5. Die Kreuzbänder des Kniegelenks sind teilweise mit der Patella verwachsen.

❑ A) Nur die Aussagen 1, 2, 3 und 4 sind richtig.
❑ B) Nur die Aussagen 1, 2 und 3 sind richtig.
❑ C) Nur die Aussagen 2 und 3 sind richtig.
❑ D) Nur die Aussagen 2, 3, 4 und 5 sind richtig.
❑ E) Alle Aussagen sind richtig.

▆▆ Antwort 1

Die Lösung **A** ist richtig.

- ✓ Zu 1: Der Wirbelkörper trägt die Hauptlast des Körpers, er nimmt im Verlauf der WS von oben nach unten zu. Nur der Atlas hat keinen Wirbelkörper.
- ✓ Zu 2: Jeder Wirbel hat nach oben und nach unten auf jeder Seite einen Gelenkfortsatz, also insgesamt vier. So sind die Wirbel gelenkig mit dem oberen und dem unteren Wirbel verbunden.
- ✓ Zu 3: Alle Wirbel haben auf jeder Seite einen Querfortsatz (Processus transversus). Die Querfortsätze der Brustwirbel dienen den Rippen als gelenkiger Ansatz.
- ✓ Zu 4: Jeder Wirbel hat einen Dornfortsatz (Processus spinosus), allerdings ist der Dornfortsatz des 1. Halswirbels (Atlas) nur sehr schwach ausgeprägt. Einige Dornfortsätze der HWS sind am Ende gespalten.
- Zu 5: Das Zwischenwirbelloch (Foramen intervertebrale) entsteht durch das Aufeinanderlegen zweier Wirbel, hier treten die Spinalnerven aus.
- Zu 6: Nur die Halswirbel C 1–C 6 besitzen Querfortsatzlöcher. In ihnen verläuft rechts und links die A. vertebralis.

▆▆ Antwort 2

Die Lösung **B** ist richtig.

- ✓ Zu 1: Ein Sesambein ist ein sog. Schaltknochen, ein in eine Sehne eingebauter Knochen. Die Patella ist sicherlich das größte Sesambein im Körper. Weitere Sesambeine finden sich in den Sehnen der Hand und des Fußes.
- ✓ Zu 2: Am Kniegelenk ist neben Femur und Tibia auch die Patella beteiligt.
- ✓ Zu 3: Alle an einem echten Gelenk beteiligten Knochenteile sind mit einem Gelenkknorpel ausgestattet.
- Zu 4: Die Seitenbänder verbinden den Oberschenkelknochen mit dem Schienbein und stabilisieren die beiden Knochen im gestreckten Zustand.
- Zu 5: Die Kreuzbänder sind mit den Menisken verwachsen. Sie verhindern ein Auseinanderschieben der beiden am Gelenk beteiligten Knochen im gebeugten Zustand.

3. **Zur korrekten Ausführung und Dokumentation des Lasègue-Zeichens trifft zu:**

1. Wird in Winkelgrad-Einheiten dokumentiert.
2. Das Knie bleibt während der Ausführung gebeugt.
3. Der Patient sitzt während der Überprüfung und stützt sich mit den Händen auf.
4. Das Lasègue-Zeichen ist ein Zeichen des Dehnungsschmerzes.
5. Ist positiv bei manifester Meningitis.

❑ A) Nur die Aussagen 1, 2 und 3 sind richtig.
❑ B) Nur die Aussagen 1 und 5 sind richtig.
❑ C) Nur die Aussagen 2, 3 und 4 sind richtig.
❑ D) Nur die Aussagen 1, 4 und 5 sind richtig.
❑ E) Nur die Aussagen 4 und 5 sind richtig.

4. **Wie ist die Funktion des M. iliopsoas?**

❑ A) Streckung des Kniegelenks
❑ B) Kippen des Beckens nach vorne
❑ C) Abduktion des Oberschenkels
❑ D) Beugung des Knies

5. **Welche Knochen sind am oberen Sprunggelenk beteiligt? Kreuzen Sie drei Aussagen an!**

❑ A) Talus (Sprungbein)
❑ B) Kalkaneus (Fersenbein)
❑ C) Tibia (Schienbein)
❑ D) Fibula (Wadenbein)
❑ E) Os naviculare (Kahnbein)

Antwort 3

Die Lösung **D** ist richtig.

✓ Zu 1: Das Lasègue-Zeichen wird in Winkelgrad-Einheiten gemessen: Der Beugungswinkel beim Schmerzeintritt soll aufgeschrieben werden.

Zu 2: Der Patient soll das *gestreckte* Bein aktiv anheben, beim gebeugten Knie wird die Dehnung des Nervs bzw. der Meningen nicht erreicht.

Zu 3: Die Untersuchung erfolgt am liegenden Patienten.

✓ Zu 4: Beim aktiven Heben eines gestreckten Beins werden Nerven sowie die Meningen gedehnt. Bei bestehender Kompression eines Spinalnervs oder bei entzündeten Hirnhäuten entstehen infolge der Anhebung des gestreckten Beins heftige Schmerzen.

✓ Zu 5: Das Lasègue-Zeichen kann beim lumbalen Bandscheibenvorfall, Ischiassyndrom oder beim meningealen Syndrom Auskunft geben.

Antwort 4

Die Lösung **B** ist richtig.

Zu A: Die Streckung des Kniegelenks erfolgt durch den M. quadriceps (vierköpfiger Oberschenkelmuskel).

✓ Zu B: Der M. iliopsoas führt zur Beugung und Drehung im Hüftgelenk.

Zu C: Die bekanntesten Abduktoren des Oberschenkels sind die Glutealmuskeln (M. glutaeus maximus, M. glutaeus minimus, M. glutaeus medius).

Zu D: Die Beugung im Kniegelenk wird vom M. gastrocnemius erzielt.

Antwort 5

Die Lösung **A, C** und **D** ist richtig.

✓ Zu A: Das Sprungbein sitzt oberhalb des Fersenbeins und lässt zusammen mit dem Schien- und Wadenbein ein Scharniergelenk entstehen.

Zu B: Das Fersenbein ist am *unteren* Sprunggelenk beteiligt.

✓ Zu C: Das Schienbein befindet sich auf der medialen Seite des Unterschenkels, erschafft am distalen Ende den inneren Knöchel (Malleolus medialis) und ist am oberen Sprunggelenk beteiligt.

✓ Zu D: Das Wadenbein befindet sich auf der lateralen Seite des Unterschenkels, erschafft am Ende den äußeren Knöchel (Malleolus lateralis) und ist am Sprunggelenk beteiligt.

Zu E: Das Kahnbein befindet sich am Fußrücken zwischen dem Sprungbein und den drei Kahnbeinen und ist am *unteren* Sprunggelenk beteiligt.

6. **Welche Erkrankung kann eine Spontanfraktur verursachen?**

- ❏ A) Vitamin-B_{12}-Mangelanämie
- ❏ B) Hypokalzämische Tetanie
- ❏ C) Cushing-Syndrom
- ❏ D) Hypertonie
- ❏ E) Arteriosklerose

7 **Der „Anlaufschmerz" (starker Gelenkschmerz für wenige Gelenkbewegungen nach längerem Liegen oder Sitzen) ist ein typisches Kennzeichen für:**

- ❏ A) Chronische Polyarthritis
- ❏ B) Arthritis urica
- ❏ C) Arthrose
- ❏ D) Rheumatoide Arthritis
- ❏ E) Keine der vorstehenden Aussagen ist richtig.

8. **Was trifft auf das Schober-Zeichen zu?**

- ❏ A) Es handelt sich um einen Test für die Beweglichkeit der Halswirbelsäule.
- ❏ B) Es handelt sich um eine Funktionsprüfung des Kniegelenks.
- ❏ C) Es handelt sich um einen pathologischen Reflex.
- ❏ D) Wird gemessen in Grad.
- ❏ E) Wird gemessen in cm.

▦ Antwort 6

Die Lösung **C** ist richtig.

- Zu A: Eine Vitamin-B$_{12}$-Mangelanämie führt zu allgemeinen Anämiesymptomen und neurologischen Beschwerden.
- Zu B: Eine hypokalzämische Tetanie führt zu anfallsartigen Muskelkrämpfen.
- ✓ Zu C: Das Cushing-Syndrom kann infolge einer vermehrten Kortisonausschüttung zur Osteoporose und somit zu einer pathologischen Fraktur führen.
- Zu D: Die arterielle Hypertonie schädigt das Herz und die Gefäße.
- Zu E: Arteriosklerose führt zu einer Unterversorgung bestimmter Körpergebiete bzw. Organe.

▦ Antwort 7

Die Lösung **C** ist richtig.

- Zu A: Die chronische Polyarthritis geht v. a. mit entzündlichen Schüben an mehreren Gelenken einher. In 20 % der Fälle beginnt diese Erkrankung jedoch akut mit einer Monarthritis großer Gelenke (nur ein Gelenk betroffen, z. B. das Knie).
- Zu B: Unter Arthritis urica versteht man einen akuten Gichtanfall. Dabei kommt es zu starken Entzündungsschmerzen.
- ✓ Zu C: Der Anlaufschmerz gilt als *Leitsymptom* der Arthrose. Die Schmerzen werden nach Bewegung besser. Bei Arthrose tritt der Gelenkschmerz v. a. nach längerem Liegen oder Sitzen auf.
- Zu D: Die rheumatoide Arthritis wird auch als chronische Polyarthritis bezeichnet.

▦ Antwort 8

Die Lösung **E** ist richtig.

- Zu A: Das Schober-Zeichen hat nichts mit der HWS zu tun, sondern mit der LWS.
- Zu B: Funktionsprüfungen des Kniegelenks sind z. B. das Schubladenphänomen, Steinmann-Zeichen I und II und der Meniskustest nach Payr.
- Zu C: Pathologische Reflexe sind z. B. Babinski-, Gordon- und Oppenheim-Zeichen.
- Zu D: Das Lasègue-Zeichen wird in Grad gemessen, aber nicht das Schober-Zeichen.
- ✓ Zu E: Schober-Zeichen: Bei maximaler Vorwärtsneigung vergrößert sich der Abstand zwischen dem Dornfortsatz S1 und einem Punkt 10 cm weiter kranial (kopfwärts) normalerweise um 4 bis 5 cm. Trifft dies nicht zu, spricht man vom *positiven Schober-Zeichen*.

9. **Was trifft auf die Dupuytren-Kontraktur zu?**

1. Knotige Schrumpfung der Palmaraponeurose (fächerförmige Sehnenplatte in der Hohlhand)
2. Beugekontraktur des 4. und 5. Fingers
3. Ellenbogenkontrakur
4. Kann aus dem Tennisellenbogen entstehen.
5. Ulnarislähmung

❏ A) Nur die Aussagen 1, 2, 3 und 4 sind richtig.
❏ B) Nur die Aussagen 1 und 2 sind richtig.
❏ C) Nur die Aussagen 2, 3 und 5 sind richtig.
❏ D) Nur die Aussagen 3 und 4 sind richtig.
❏ E) Nur die Aussage 5 ist richtig.

10. **Als Symptom einer echten Skoliose kann auftreten:**

❏ A) Muskulärer Halsschiefstand
❏ B) Ein Bein ist verkürzt.
❏ C) Unterschiedlich ausgeprägte Taillendreiecke
❏ D) Schmerzhafte Dornfortsätze
❏ E) Becken nach ventral (bauchwärts) verschoben

Antwort 9

Die Lösung **B** ist richtig.

Dupuytren-Kontraktur: Durch Schrumpfungs- und Verhärtungsprozesse im Bereich der fächerförmigen Sehnenplatte der Hohlhand (Palmaraponeurose) kommt es besonders am 4. und 5. Finger zur Bewegungseinschränkung, die Streckung im Gelenk ist nicht mehr möglich (häufig beide Hände). Ursachen: Idiopathisch, Autoimmunerkrankung, rheumatische Erkrankung, Lebererkrankung, Alkoholkrankheit, Diabetes mellitus, Epilepsie. Häufig sind Männer betroffen.

✓ Zu 1: Bei der Dupuytren-Krankheit handelt es sich um eine Schrumpfung der Sehnenplatte der Hohlhand. Häufig finden sich tastbare, druckempfindliche Knötchen bzw. Stränge im Bereich der Hohlhand. Die Ursache ist idiopathisch.

✓ Zu 2: Durch die Schrumpfung der Palmaraponeurose entsteht eine Beugekontraktur der Finger, v. a. der Ring- und Kleinfinger sind betroffen. Das bedeutet, die Finger sind in der Beugestellung gekrümmt, eine Streckung ist nicht möglich.

Zu 3: Ellenbogenkontrakur: Streckung im Ellenbogen nicht mehr möglich, meist als Folgeerscheinung von Verletzungen oder Entzündungen des Gelenkes.

Zu 4: Tennisellenbogen: Schmerzhafter Reizzustand am Epikondylus (Gelenkfortsatz) des Ellenbogengelenks an der Ursprungssehne der langen Extensoren (Streckmuskel des Handgelenks) auf der radialen Seite.

Zu 5: Ulnarislähmung: Führt zur Abschwächung von Palmar- und Ulnarflexion, sog. „Krallenhand". Ursache: meist Traumen im Ellenbogenbereich.

Antwort 10

Die Lösung **C** ist richtig.

Zu A: Hat nichts mit einer Skoliose zu tun.

Zu B: Hat nichts mit einer Skoliose zu tun.

✓ Zu C: Es gibt verschiedene Hinweise: Asymmetrie des Taillendreiecks (damit ist die dreiecksähnliche Lücke zwischen dem Arm und dem Körper beim aufrechten Stehen gemeint), Schultern auf ungleicher Höhe, verschiedener Abstand der Schulterblätter zur Mittellinie, bei Vorneigung wird ein Rippenbuckel besonders deutlich.

Zu D: Schmerzhafte Dornfortsätze beim Beklopfen führen zum Verdacht karzinomatösen Befalls der Wirbel.

Zu E: Verschiebung des Beckens nach posterior oder anterior hat nichts mit einer Skoliose zu tun.

11. Ein Patient kann den Ellenbogen bei der Flexion nur bis 130° bewegen, außerdem hat er ein Streckdefizit von 20°. Wie wird diese Gelenkstellung des Patienten bezeichnet?

☐ A) Flexion/Extension   130 | 0 | 20
☐ B) Flexion/Extension   130 | 20 | 0
☐ C) Flexion/Extension   20 | 0 | 130
☐ D) Flexion/Extension -20 | 130 | 0
☐ E) Flexion/Extension   0 | 20 | 130

12. Welche Aussage über den Morbus Bechterew ist richtig?

☐ A) Akute entzündliche Erkrankung der Wirbelsäule
☐ B) Der Rheumafaktor ist positiv.
☐ C) Beginnt an der Brustwirbelsäule.
☐ D) Allmähliche Versteifung der Wirbelsäule von kaudal nach kranial
☐ E) Ungleichgewicht zwischen den Knochenaufbauzellen und den Knochenabbauzellen

▓▓ Antwort 11

Die Lösung **B** ist richtig.

Die Neutral-Null-Messmethode dient zur Feststellung der Beweglichkeit eines Gelenkes, wobei alle Gelenkbewegungen von einer einheitlich definierten Ausgangsstellung aus gemessen werden (Patient steht mit parallel geschlossenen Füßen, Blick nach vorn und Daumen nach vorn).

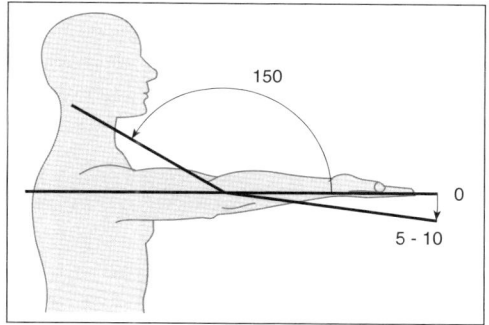

Abb. 1

Normalerweise kann der Ellenbogen bis 150° gebeugt werden, eine Überstreckung ist evtl. von 5°–10° möglich. Messschreibweise eines physiologisch intakten Ellenbogens: 150|0|5.

Zu A: Diese Schreibweise zeigt an, dass der Patient den Arm bis 20° überstreckt, eine normale Extension ist aber nur bis maximal 10° möglich.

✓ Zu B: Da der Patient den Arm nur bis 130° bewegen kann, muss diese Zahl für die Flexion angegeben werden. Die zweite Zahl stellt die Nullstellung dar; in unserem Fall ist es dem Patienten jedoch nicht möglich, den Arm vollständig zu strecken, das Streckdefizit von 20° wird jetzt anstelle der Nullstellung angegeben. Da der Patient keine Extension ausüben kann, erfolgt hier eine Null als Schreibweise.

Zu C: Eine Extension von 130° im Ellenbogengelenk ist nicht möglich, dann müsste der Ellenbogen gebrochen sein.

Zu D: Diese Schreibweise ist unsinnig.

Zu E: Diese Schreibweise ist unsinnig.

▓▓ Antwort 12

Die Lösung **D** ist richtig.

Zu A: Nicht richtig in dieser Aussage ist das Wort „akut"; es handelt sich um eine chronisch-entzündliche Erkrankung der WS.

Zu B: Rheumafaktor positiv bei der rheumatoiden Arthritis und nicht beim Morbus Bechterew.

Zu C: Die Erkrankung beginnt typischerweise an den Ileosakralgelenken.

✓ Zu D: Infolge der chronisch-entzündlichen Erkrankung entsteht eine Versteifung der WS und der kleinen Wirbelgelenke, die typischerweise von unten nach oben fortschreitet.

Zu E: Trifft für die Osteoporose zu.

13. **Für das Trendelenburg-Zeichen trifft zu:**

❏ A) Sicheres Zeichen zum Diagnostizieren eines einseitig verkürzten Beines.
❏ B) Beim Einbeinstand verlagert sich der Körper auf die kranke Seite.
❏ C) Beim Einbeinstand erfolgt eine Hüftbeugekontraktur.
❏ D) Beim Einbeinstand treten Schmerzen im Hüftgelenk wegen Koxarthrose auf.
❏ E) Beim Einbeinstand erfolgt ein Absinken des Beckens auf der gesunden Seite.

Antwort 13

Die Lösung **E** ist richtig.

Zu A: Beim Trendelenburg-Zeichen handelt es sich um eine bestimmte Gangart eines Patienten, welche infolge einer Insuffizienz der Oberschenkelabduktoren (v. a. M. glutaeus medius) entsteht.

Zu B: Diese Aussage gilt für das Duchenne-Zeichen: Während des Gehens wird das Absinken des Beckens durch eine Seitwärtsneigung des Oberkörpers ausgeglichen.

Zu C: Unsinnige Aussage.

Zu D: Diese Aussage ist in sich richtig, jedoch trifft sie nicht für das Trendelenburg-Zeichen zu.

✓ Zu E: Beim Stehen auf einen Bein (Einbeinstand) müssen die Oberschenkelabduktoren durch einen erhöhten Tonus die waagerechte Haltung des Beckens halten; bei einer Insuffizienz dieser Muskelgruppe kommt es zum Absinken des Beckens zur gesunden Seite hin.

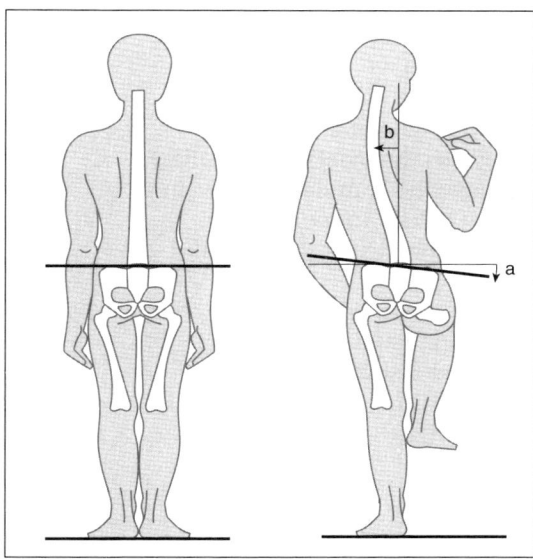

Abb. 2

14. **Welche Zeichen können beim lumbalen Bandscheibenvorfall auftreten?**

1. Parästhesien in Beinen und Füßen
2. Blasenlähmung
3. Lasègue-Zeichen positiv
4. Babinski-Zeichen positiv
5. Brudzinski-Zeichen positiv

☐ A) Nur die Aussagen 1, 2 und 3 sind richtig.
☐ B) Nur die Aussagen 1, 2 und 4 sind richtig.
☐ C) Nur die Aussagen 1, 3 und 4 sind richtig.
☐ D) Nur die Aussagen 2 und 3 sind richtig.
☐ E) Alle Aussagen sind richtig.

15. **Was stimmt für die Arthritis?**

1. Pathologisch herrscht eine Synovitis vor.
2. Proliferation (Wucherung) der synovialen Deckzellen
3. Ausbildung von Pannusgewebe (Granulationsgewebe)
4. Bei Arthritis ist der Rheumafaktor immer positiv.
5. Führt nie zur vollständigen Zerstörung des Gelenks.

☐ A) Nur die Aussagen 1, 2, 3 und 5 sind richtig.
☐ B) Nur die Aussagen 1, 2 und 3 sind richtig.
☐ C) Nur die Aussagen 2, 3 und 5 sind richtig.
☐ D) Nur die Aussage 2 ist richtig.
☐ E) Nur die Aussage 3 ist richtig.

▦ Antwort 14

Die Lösung **A** ist richtig.

✓ Zu 1: Da bei einem Nerv die sensiblen Fasern immer außen liegen, kommt es bei einer Kompression zuerst zu Missempfindungen.

✓ Zu 2: Eine Blasenlähmung kann nur entstehen, wenn ein medialer Bandscheibenvorfall vorliegt. Der Diskusprolaps erfolgt in Richtung Rückenmarkskanal und schädigt die Cauda equina (nennt sich dann Kaudasyndrom).

✓ Zu 3: Das Lasègue-Zeichen ist auf der Seite des Bandscheibenvorfalls positiv. Beim Hochheben des Beines werden die in das Bein verlaufenden Nerven gedehnt. Bei einer schon bestehenden Nervenkompression führt diese Bewegung dann zum deutlichen Schmerz. Das Bein kann nicht weiter angehoben werden.

Zu 4: Babinski-Zeichen: Pyramidenbahnzeichen bei Läsion des 1. Neurons (z. B. Meningoenzephalitis und intrakraniale Druckerhöhungen, MS, perniziöse Anämie), ein *pathologischer Reflex*.

Zu 5: Brudzinski-Zeichen: Auch als Nackenzeichen bekannt. Beim passiven Vorbeugen des Kopfes kommt es zur reflektorischen Beugung der Beine im Hüft- und Kniegelenk. Die Ursache ist eine meningeale Reizung, z. B. bei Meningitis oder Hirndruckerhöhung.

▦ Antwort 15

Die Lösung **B** ist richtig.

✓ Zu 1: Arthritis ist pathologisch gesehen eine Entzündung der Synovialmembran, daher der Name Synovitis.

✓ Zu 2: Die Wucherung der synovialen Deckzellen und die Bildung von Granulationsgewebe kommt typischerweise bei der chronischen Arthritis vor (z. B. rheumatoide Arthritis).

✓ Zu 3: Bei jeder Entzündungsreaktion, v. a. bei der chronischen, wird Granulationsgewebe gebildet. Es ist ein gefäß- und zellreiches, faserarmes und schwammartiges Bindegewebe, welches sich bei der Wundheilung von verletztem Gewebe bildet und sich v. a. bei der chronischen Form wucherartig vermehren kann.

Zu 4: Der Rheumafaktor ist positiv bei der rheumatoiden Arthritis. Rheumafaktor negativ bei Gicht, Gonarthritis, Reiter-Arthritis, Lyme-Arthritis, Psoriasisarthritis, Morbus Bechterew, Morbus Crohn.

Zu 5: Gerade bei der rheumatoiden Arthritis kann die Erkrankung bis zur Gelenkversteifung (Ankylose) führen.

16. **Auf eine Knochenfraktur weisen sicher hin:**

1. Schwellung
2. Krepitation (Knistern)
3. Abnorme Beweglichkeit
4. Bewegungsschmerz
5. Blutung

❏ A) Nur die Aussage 3 ist richtig.
❏ B) Nur die Aussagen 1 und 2 sind richtig.
❏ C) Nur die Aussagen 2 und 3 sind richtig.
❏ D) Nur die Aussagen 1, 2 und 4 sind richtig.
❏ E) Alle Aussagen sind richtig.

17. **Welche Symptome können bei einem Patienten mit Morbus Bechterew auftreten?**

1. Morgensteifigkeit
2. Nächtliche Schmerzen an der WS
3. Brustschmerz
4. Schmerzen in der Hüfte
5. Augenentzündungen

❏ A) Nur die Aussagen 1, 2, 3 und 4 sind richtig.
❏ B) Nur die Aussagen 1, 2, 3 und 5 sind richtig.
❏ C) Nur die Aussagen 1, 2 und 4 sind richtig.
❏ D) Nur die Aussagen 2, 3 und 4 sind richtig.
❏ E) Alle Aussagen sind richtig.

Antwort 16

Die Lösung **C** ist richtig.

Zu 1: Eine Schwellung ist kein sicheres Frakturzeichen.

✓ Zu 2: Ein Knochenknirschen, Krepitation genannt, ist ein sicheres Zeichen einer Fraktur.

✓ Zu 3: Eine abnorme Stellung eines Knochens zeigt immer eine Fraktur an.

Zu 4: Ein Bewegungsschmerz ist kein sicheres Frakturzeichen.

Zu 5: Eine Blutung ist natürlich auch kein sicheres Frakturzeichen.

! Sichere Zeichen einer geschlossenen Fraktur sind: Abnorme Beweglichkeit, abnorme Stellung und Knochenreibegeräusch.

Antwort 17

Die Lösung **E** ist richtig.

✓ Zu 1: Morgensteifigkeit und die Rücken- und Gesäßschmerzen am frühen Morgen sind Leitsymptome für die Bechterew-Erkrankung.

✓ Zu 2: Die Schmerzen treten in der zweiten Nachthälfte auf, v. a. am frühen Morgen. Sie sind sehr hartnäckig und strahlen teilweise in die Oberschenkel aus. Der Patient kann nicht mehr schlafen.

✓ Zu 3: Ist die BWS befallen, treten auch Schmerzen in diesem Bereich auf. Der Brustkasten verknöchert langsam und die Atembewegungen des Brustkorbes sind aufgehoben. Außerdem sind Knorpelentzündungen im Brustbereich als extravertebrale Symptome nicht selten.

✓ Zu 4: Die Schmerzen haben oft Ausstrahlungscharakter. Häufig werden Hüftschmerzen, Kreuzschmerzen, Gesäßschmerzen oder Oberschenkelschmerzen angegeben.

✓ Zu 5: In einigen Fällen treten extravertebrale Symptome auf: Iritis, Arthritis der peripheren Gelenke, schmerzhafte Entzündung der Sehnenansätze (häufig Achillessehne: Fersenschmerz) und Knorpelentzündungen im Brustbereich (Brustschmerzen) und der Schambeinfuge.

! Folgende Zeichen fallen bei der Bechterew-Krankheit auf: Schober- und Ott-Zeichen, Finger-Fußboden-Abstand wird größer, Thoraxumfassungsdifferenz zwischen Ein- und Ausatmung wird geringer (normal mehr als 6 cm), Hinterhaupt-Wand-Abstand und Kinn-Sternum-Distanz allmählich größer (normal kein Abstand oder Distanz). Am Anfang kann der Mennell-Handgriff positiv sein: Die Überstreckung eines Beins im Hüftgelenk nach dorsal bei einem in der Bauchlage befindlichen Patienten ist schmerzhaft.

18. **Welche Symptome können bei der rheumatoiden Arthritis auftreten?**

1. Abgeschlagenheit
2. Appetitlosigkeit
3. Parästhesien
4. Muskelschmerzen
5. Schwellung der Fingergrundgelenke

❑ A) Nur die Aussagen 1, 2, 3 und 4 sind richtig.
❑ B) Nur die Aussagen 1, 2 und 5 sind richtig.
❑ C) Nur die Aussagen 3, 4 und 5 sind richtig.
❑ D) Nur die Aussagen 3 und 5 sind richtig.
❑ E) Alle Aussagen sind richtig.

19. **Welche Gelenke können von der rheumatoiden Arthritis betroffen sein?**

1. Fingergrundgelenke
2. Fingermittelgelenke
3. Fingerendgelenke
4. Ellenbogengelenk
5. Schultergelenk

❑ A) Nur die Aussagen 1, 2, 4 und 5 sind richtig.
❑ B) Nur die Aussagen 1, 2 und 3 sind richtig.
❑ C) Nur die Aussagen 1 und 2 sind richtig.
❑ D) Nur die Aussagen 1, 4 und 5 sind richtig.
❑ E) Alle Aussagen sind richtig.

20 **Welche Aussagen stimmen für einen Knochenbruch?**

1. Schmerzen und Schwellungen sind keine sicheren Frakturzeichen.
2. Am häufigsten sind Brüche am Unterarm.
3. Im höheren Lebensalter bricht der Schenkelhals relativ leicht.
4. Beim offenen Bruch ist die Gefahr einer Infektion sehr groß.
5. Knochenbrüche heilen bei Kindern umso schlechter, je jünger die Kinder sind.

❑ A) Nur die Aussagen 1, 2, 3 und 4 sind richtig.
❑ B) Nur die Aussagen 1, 3 und 5 sind richtig.
❑ C) Nur die Aussagen 2, 3 und 4 sind richtig.
❑ D) Nur die Aussagen 2, 3, 4 und 5 sind richtig.
❑ E) Alle Aussagen sind richtig.

▬▬ Antwort 18

Die Lösung **E** ist richtig.

✓ Zu 1: Im Vorfeld, bevor die eigentlichen Gelenkerscheinungen auftreten, sind häufig unspezifische Allgemeinsymptome zu beobachten: Abgeschlagenheit, Appetitlosigkeit, Gewichtsverlust, subfebrile Temperaturen, Nachtschweiß.

✓ Zu 2: Richtig.

✓ Zu 3: Missempfindungen treten dann auf, wenn extraartikuläre Entzündungsprozesse Nerven beeinträchtigen.

✓ Zu 4: Schmerzen strahlen häufig aus. So kann es sein, dass ein Patient Muskelschmerzen angibt, der Entzündungsprozess jedoch im Gelenk oder woanders sitzt.

✓ Zu 5: Mit ein Leitsymptom für die rheumatoide Arthritis. Beim Schließen der Hand zur Faust ist durch die Knöchelschwellung kein Berg-Tal-Gefüge mehr zu sehen.

▬▬ Antwort 19

Die Lösung **A** ist richtig.

✓ Zu 1: Häufig sind am Anfang kleinere Gelenke befallen.

✓ Zu 2: Richtig.

Zu 3: Bitte merken: Fingerendgelenke sind von der chronischen Polyarthritis nie betroffen. Dafür können sie, v. a. bei Frauen im höheren Alter, von der Arthrose befallen sein (nennt sich dann Heberden-Arthrose).

✓ Zu 4: Es gibt auch Verläufe, die mit einem Befall von großen Gelenken beginnen.

✓ Zu 5: Richtig.

! Alle Gelenke können von der rheumatoiden Arthritis betroffen sein, Ausnahmen sind die Fingerendgelenke, die Brust- und Lendenwirbelsäule.

▬▬ Antwort 20

Die Lösung **A** ist richtig.

✓ Zu 1: Sichere Frakturzeichen: Abnorme Beweglichkeit, abnorme Stellung, Knochenreibegeräusch.

✓ Zu 2: Unterarmbrüche sind am häufigsten, Ursache ist ein Ausrutschen bzw. Hinfallen.

✓ Zu 3: Bei der Osteoporose sind Schenkelhalsbrüche häufig.

✓ Zu 4: Komplikation einer offenen Fraktur ist Osteomyelitis (Knochenmarkentzündung).

Zu 5: Knochenbrüche heilen bei Kindern umso schneller, je jünger sie sind.

21. **Welche Symptome verursacht das Karpaltunnelsyndrom?**

1. Parästhesien der ersten drei Finger
2. Schmerzen in der Handfläche, besonders nachts
3. Atrophie des Daumenballens
4. Ursache ist die Kompression des N. medianus.
5. Es kann typischerweise zu einer sog. Schwurhand kommen.

- [ ] A) Nur die Aussagen 1, 2, 3 und 4 sind richtig.
- [ ] B) Nur die Aussagen 1, 2 und 3 sind richtig.
- [ ] C) Nur die Aussagen 1 und 3 sind richtig.
- [ ] D) Nur die Aussagen 2, 3 und 5 sind richtig.
- [ ] E) Alle Aussagen sind richtig.

22. **Was stimmt für die Scheuermann-Krankheit?**

1. Ausbildung einer Kyphose
2. Keilwirbelbildung
3. Rheumafaktor positiv
4. Verspannte Rückenmuskulatur
5. Entzündliche Erkrankung

- [ ] A) Nur die Aussagen 1, 2, 3 und 5 sind richtig.
- [ ] B) Nur die Aussagen 1, 2 und 4 sind richtig.
- [ ] C) Nur die Aussagen 1, 4 und 5 sind richtig.
- [ ] D) Nur die Aussagen 2, 4 und 5 sind richtig.
- [ ] E) Nur die Aussagen 2 und 4 sind richtig.

▰ Antwort 21

Die Lösung **E** ist richtig.

✓ Zu 1: Der N. medianus versorgt u. a. die Haut von Handwurzel, Hohlhand, den ersten drei Fingern und der radialen Seite des Ringfingers. Wenn der Medianusnerv im Karpaltunnel komprimiert wird, entstehen Missempfindungen an den ersten drei Fingern.

✓ Zu 2: Die nächtlichen Schmerzen der Hand oder manchmal auch ausstrahlend bis in den Oberarm sind Leitsymptome des Medianuskompressionssyndroms.

✓ Zu 3: Der N. medianus versorgt u. a. den Beugemuskel des Daumens. Bei starker Kompression kann es zur Lähmung und Muskelatrophie des Daumenballens kommen.

✓ Zu 4: Das Karpaltunnelsyndrom ist eine mechanische Kompression des N. medianus im Karpaltunnel (Handwurzelkanal) durch Bindegewebswucherung. Die Ursache ist idiopathisch.

✓ Zu 5: Sind infolge der Kompression auch die Muskelfasern betroffen, dann kann der Patient die ersten drei Finger nicht mehr beugen. Er wird aufgefordert, die Finger zur Faust zu schließen. Da die ersten drei Finger nicht mehr vollständig gebeugt werden können, sieht das dann aus wie eine Schwurhand.

▰ Antwort 22

Die Lösung **B** ist richtig.

✓ Zu 1: Die Kyphose entsteht durch den Einbruch der Deck- und Grundplatten der Wirbelkörper. Jedoch ist nicht immer eine typische Buckelbildung zu finden.

✓ Zu 2: Es können Keilwirbel infolge der degenerativen Veränderungen an den Wirbelkörpern entstehen.

Zu 3: Ein Rheumafaktor ist positiv bei rheumatischer Arthritis.

✓ Zu 4: Da das statische Material (Knochensubstanz) abnimmt, kommt es zu einem erhöhten Muskeltonus.

Zu 5: Der Morbus Scheuermann ist eine degenerative, nicht entzündliche Veränderung der jugendlichen Wirbelsäule idiopathischer Ursache. Die Erkrankung gehört zu den aseptischen Knochennekrosen.

! Schmorl-Knorpelknötchen sind Bandscheibeneinbrüche in Grund- und Deckplatten und gelten als diagnoseweisend. Sind bei Verkalkung im Röntgenbild sichtbar.

23. **Welche sind die Kennzeichen des Morbus Bechterew?**

1. Morgendlicher, tief sitzender Rückenschmerz
2. Fersenschmerz
3. Gefühl der Thoraxstarre
4. Iridozyklitis (Entzündung der Iris und deren Ziliarkörper)
5. Betrifft meist Männer nach dem 4. Lebensjahrzehnt.

☐ A) Nur die Aussagen 1, 2, 3 und 4 sind richtig.
☐ B) Nur die Aussagen 1, 2 und 3 sind richtig
☐ C) Nur die Aussagen 1 und 2 sind richtig.
☐ D) Nur die Aussagen 1, 3 und 5 sind richtig.
☐ E) Alle Aussagen sind richtig.

24. **Was trifft für den Spreizfuß zu?**

1. Flaches Quergewölbe
2. Das Längsgewölbe des Fußes ist überhöht.
3. Folge sind Hammerzehen und Krallenzehen.
4. Folge ist oft ein Hallux valgus.
5. Zehenschmerzen

☐ A) Nur die Aussagen 1, 2, 3 und 5 sind richtig.
☐ B) Nur die Aussagen 1, 3, 4 und 5 sind richtig.
☐ C) Nur die Aussagen 1 und 5 sind richtig.
☐ D) Nur die Aussagen 2, 4 und 5 sind richtig.
☐ E) Alle Aussagen sind richtig.

▨ Antwort 23

Die Lösung **A** ist richtig.

✓ Zu 1: Der frühmorgendliche Rückenschmerz, der den Patienten nicht mehr schlafen lässt, ist ein Leitsymptom für die Bechterew-Erkrankung.

✓ Zu 2: Fersenschmerzen entstehen infolge einer entzündlichen Erkrankung der Achillessehne. Diese wird zu den extravertebralen Symptomen des Morbus Bechterew gezählt.

✓ Zu 3: Ein klassisches Symptom beim Morbus Bechterew. Die ganze WS kann verknöchern. Im schlimmsten Fall kommt es zur sog. Bambusstabwirbelsäule.

✓ Zu 4: Die Iridozyklitis gehört auch zu den extravertebralen Symptomen des Morbus Bechterew. Andere Ursachen einer Iridozyklitis können sein: primär chronische Polyarthritis, Morbus Crohn, Reiter-Krankheit, Infektionskrankheiten (z. B. Gonorrhö, Lyme-Borreliose) und im Rahmen anderer Augenkrankheiten.

 Zu 5: Meist (90 %) sind Männer zwischen dem 15.–30. Lebensjahr betroffen.

▨ Antwort 24

Die Lösung **B** ist richtig.

✓ Zu 1: Beim Spreizfuß (Pes transversus) ist die quere Wölbung des Vorfußes aufgehoben, es entsteht ein verbreiterter Vorfuß. Der Patient hat vielfach Probleme passende Schuhe zu finden.

 Zu 2: Das Längsgewölbe ist beim *Hohlfuß* erhöht.

✓ Zu 3: Hammer- und Krallenzehen können als Folge eines Spreizfußes entstehen.

✓ Zu 4: Beim Hallux valgus steht das Großzehengrundgelenk in Abduktionsstellung, auf Deutsch: Abweichung im Großzehengrundgelenk in Richtung kleinem Zeh. Dieses Phänomen tritt beim Spreizfuß häufig als Folge auf.

✓ Zu 5: Richtig.

! Hallux valgus, Hammerzehen und Krallenzehen kommen auch bei der rheumatoiden Arthritis vor.

25. **Ein junger Mann ist die Treppe hinuntergefallen. Bei der Untersuchung ergibt sich eine tanzende Patella. Was vermuten Sie?**

- ❏ A) Flüssigkeitsansammlung im Schleimbeutel
- ❏ B) Kreuzbandriss
- ❏ C) Meniskusriss
- ❏ D) Gelenkerguss
- ❏ E) Muskelverletzung

26. **Welche Aussagen treffen für die chronische Polyarthritis zu?**

1. Die Erkrankung beginnt am häufigsten abrupt mit akuten Schüben.
2. Die Erkrankung beginnt am häufigsten schleichend mit fortschreitender Gelenkbeteiligung.
3. Muskelschwund an den betroffenen Stellen.
4. Es handelt sich um eine Systemerkrankung.
5. Es handelt sich um eine Infektion.

- ❏ A) Nur die Aussagen 1, 3 und 4 sind richtig.
- ❏ B) Nur die Aussagen 1, 3 und 5 sind richtig.
- ❏ C) Nur die Aussagen 2, 3 und 4 sind richtig.
- ❏ D) Nur die Aussagen 2, 3 und 5 sind richtig.
- ❏ E) Nur die Aussagen 1 und 5 sind richtig.

Antwort 25

Die Lösung **D** ist richtig.

Zu A: Flüssigkeitsansammlung im Schleimbeutel: Bursitis, akut durch Traumen und chronisch z. B. bei Fliesenlegern, Putzfrauen.

Zu B: Kreuzbandriss: Schubladenphänomen, das Schienbein lässt sich bei gebeugtem Knie wie eine Schublade entweder nach hinten (hinterer Kreuzbandriss) oder nach vorne ziehen (vorderer Kreuzbandriss).

Zu C: Meniskusriss: Steinmann-Zeichen, Schmerzangabe im gebeugten Kniegelenk bei Außenrotation des Unterschenkels (Verletzung des inneren Meniskus) oder bei Innenrotation (Verletzung des äußeren Meniskus).

✓ Zu D: Gelenkerguss durch Traumen, Arthrose, Infektionen, rheumatische Erkrankungen.

Zu E: Eine Muskelverletzung führt zu einer Bewegungseinschränkung.

! Bei der Untersuchung wird die Kniescheibe mit 2 Daumen und 2 Mittelfingern fixiert, während die Zeigefinger kräftig auf die Kniescheibe drücken. Gibt sie nach, „tanzt" sie, so ist das ein Hinweis auf Gelenkerguss (tanzende Patella).

Antwort 26

Die Lösung **C** ist richtig.

Zu 1: Der Beginn mit akuten Schüben ist möglich, jedoch eher selten.

✓ Zu 2: Am häufigsten beginnt die chronische Polyarthritis schleichend.

✓ Zu 3: Muskelschwund immer dann, wenn ein Gelenk vor Schmerzen nicht mehr oder kaum bewegt wird.

✓ Zu 4: Es handelt sich um eine Systemerkrankung, da mehrere Organe bzw. Gewebe betroffen sind.

Zu 5: Erreger sind nicht nachweisbar. Die Ursache ist unbekannt, es wird eine Autoimmunerkrankung vermutet.

! In 80 % der Fälle beginnt die chronische Polyarthritis schleichend und in Schüben an den kleinen stammfernen Gelenken (v. a. Fingergrund- und -mittelgelenke). In 20 % der Fälle besteht ein akuter Beginn mit Entzündung eines großen Gelenks (Monarthritis).

27. **Das Schubladenphänomen ist ein charakteristisches Zeichen für:**

❏ A) Arthrose des Schienbeins
❏ B) Bandscheibenvorfall
❏ C) Meniskusschädigung
❏ D) Schädigung der Kreuzbänder des Kniegelenkes
❏ E) Bänderriss im oberen Sprunggelenk

28. **Was sind Zeichen einer Arthrose?**

1. Anlaufschmerz
2. Reflektorische Muskelverspannungen
3. Bewegungseinschränkung
4. Befällt überwiegend Männer
5. Gesteigerte allergische Abwehrreaktion

❏ A) Nur die Aussagen 1, 2, 3 und 4 sind richtig.
❏ B) Nur die Aussagen 1, 2 und 3 sind richtig.
❏ C) Nur die Aussagen 1, 2, 3 und 5 sind richtig.
❏ D) Nur die Aussagen 2, 3 und 4 sind richtig.
❏ E) Alle Aussagen sind richtig.

Antwort 27

Die Lösung **D** ist richtig.

Zu A: Unsinnig.

Zu B: Bandscheibenvorfall: Lasègue- und Schober-Zeichen positiv, Bragard-Zeichen positiv, evtl. Kernig-Zeichen positiv.

Zu C: Meniskusschädigung: Steinmann-Zeichen positiv: Schmerzangabe im gebeugten Kniegelenk bei Außenrotation des Unterschenkels (Verletzung des inneren Meniskus) oder bei Innenrotation (Verletzung des äußeren Meniskus).

✓ Zu D: Beim Schubladenphänomen wird die horizontale Beweglichkeit des Schienbeins im um 90° gebeugten Knie geprüft. Beim Kreuzbandriss kann der Unterschenkel wie eine Schublade entweder nach hinten (hinterer Kreuzbandriss) oder nach vorne gezogen werden (vorderer Kreuzbandriss).

Zu E: Beim Bänderriss im oberen Sprunggelenk kommt es zum Umknicken des Fußes. Das Schubladenphänomen hat damit nichts zu tun.

Antwort 28

Die Lösung **B** ist richtig.

✓ Zu 1: Der Anlaufschmerz nach längerem Liegen oder Sitzen ist ein typisches Zeichen für arthrotische Veränderungen im Gelenk. Das Gelenk wirkt steif. Der Bewegungsschmerz lässt dann allmählich nach.

✓ Zu 2: Da das Gelenk nicht mehr so belastbar ist, entsteht über den monosynaptischen Reflexbogen ein erhöhter Muskeltonus um auszugleichen.

✓ Zu 3: Natürlich ist die Bewegung eingeschränkt, wenn der Gelenkknorpel degeneriert.

Zu 4: Eher sind Frauen häufiger betroffen.

Zu 5: Eine gesteigerte allergische Abwehrreaktion findet sich bei diesem degenerativen Prozess des Gelenkknorpels nicht. Diese ist bei der chronischen Polyarthritis typisch.

! Drei charakteristische Merkmale der Pathophysiologie im arthrotischen Gelenk sind: Gelenkspaltverschmälerung, reaktive Knochenwucherungen und Entstehung von Knochenzysten.

29. Welche Aussagen zum Karpaltunnelsyndrom treffen zu?

☐ A) Parästhesien treten meist am Tage auf.
☐ B) Sensibilitätsstörungen betreffen vorrangig den Kleinfingerbereich.
☐ C) Ursächlich für ein Karpaltunnelsyndrom ist die Kompression des N. radialis.
☐ D) Meist sind Männer betroffen.
☐ E) Auch bei Stoffwechselerkrankungen (z. B. Amyloidose, Diabetes mellitus) kann ein Karpaltunnelsyndrom auftreten.

30. Welche der folgenden Ursachen einer Osteoporose (quantitative Verminderung des Knochengewebes bei erhaltender Knochenstruktur) treffen zu?

1. Bewegungsarmut über einen längeren Zeitraum
2. Bandscheibenschaden
3. Mangelernährung
4. Überfunktion des Nebenschilddrüse
5. Längere Kortisonbehandlung

☐ A) Nur die Aussagen 1 und 2 sind richtig.
☐ B) Nur die Aussagen 2 und 3 sind richtig.
☐ C) Nur die Aussagen 4 und 5 sind richtig.
☐ D) Nur die Aussagen 1, 3, 4 und 5 sind richtig.
☐ E) Alle Aussagen sind richtig.

■■ Antwort 29

Die Lösung **E** ist richtig.

Das Karpaltunnelsyndrom ist eine durch Bindegewebswucherung hervorgerufene Kompression des N. medianus im Karpaltunnel (Handwurzelkanal).

Zu A: Parästhesien und v. a. Schmerzen treten überwiegend in der Nacht auf.

Zu B: Das Versorgungsgebiet des N. medianus an der Hand umfasst die ersten drei Finger und die radiale Seite des Ringfingers.

Zu C: Ursächlich ist die Kompression des N. medianus.

Zu D: Viel häufiger sind Frauen betroffen.

✓ Zu E: Die Ursache ist meist idiopathisch, kann aber auch als Folge von rheumatischer Arthritis, Diabetes mellitus, Gicht, Amyloidose, Traumen oder während der Schwangerschaft entstehen.

■■ Antwort 30

Die Lösung **D** ist richtig.

Osteoporose ist eine Stoffwechselstörung des Knochens mit Verminderung der Knochenmasse und Veränderung der Mikroarchitektur.

✓ Zu 1: Folgende Risikofaktoren für die postmenopausale Osteoporose (Typ I) und die Altersosteoporose (Typ II) sind bekannt: Bewegungsmangel, Genussgifte, positive Familienanamnese, Mangelernährung, sehr schlank (Untergewicht), früher Beginn der Wechseljahre (jünger als 45 J.) bzw. später Menstruationsbeginn (später als 15 J.), komplette Entfernung beider Eierstöcke, keine Kinder.

Zu 2: Ein Bandscheibenschaden an sich bedingt keine Osteoporose. Die Argumentation, ein Bandscheibenschaden könne zur Bewegungsunfähigkeit bzw. Bewegungseinschränkung und diese zur Verschlimmerung einer Osteoporose führen, ist generell nicht falsch, jedoch muss in der Aussage auch ein Hinweis auf Inaktivität gegeben werden, um diesen Punkt als richtig anzukreuzen.

✓ Zu 3: Richtig.

✓ Zu 4: Ein Hyperparathyreoidismus führt in 50 % der Fälle zur Abnahme von Knochengewebe und den daraus resultierenden Knochenschmerzen. Die Gefahr einer pathologischen Fraktur ist hoch.

✓ Zu 5: Die Komplikation einer längeren Kortisonbehandlung (exogenes Cushing-Syndrom) ist u. a. ein vermehrter Abbau der Knochengrundsubstanz und damit die Entstehung einer Osteoporose.

2 Blut und Lymphe

31. **Der Quick-Test hat welche Aussage?**

❏ A) Zeigt eine Störung des exogenen Gerinnungssystems an.
❏ B) Zeigt die Blutsenkungsgeschwindigkeit an.
❏ C) Unterscheidet die verschiedenen Bluteiweiße in einem bestimmten Verfahren.
❏ D) Test zur Antikörperbestimmung
❏ E) Keine der Aussagen ist richtig.

32. **Welche Aussagen treffen für die passive Impfung zu?**

1. Bei der passiven Immunisierung besteht immer die Gefahr, im schlimmsten Fall an einer allergischen Reaktion lebensbedrohlich zu erkranken.
2. Der Arzt spritzt abgeschwächte oder abgetötete Keime in den Körper.
3. Immunisierung kann ein Leben lang anhalten.
4. Es sind Impfschäden zu befürchten.
5. Das Ziel ist die Bildung von Antikörpern.

❏ A) Nur die Aussagen 1, 2, 3 und 4 sind richtig.
❏ B) Nur die Aussagen 2, 3, 4 und 5 sind richtig.
❏ C) Nur die Aussagen 2, 3 und 4 sind richtig.
❏ D) Nur die Aussage 1 ist richtig.
❏ E) Alle Aussagen sind richtig.

Antwort 31

Die Lösung **A** ist richtig.

✓ Zu A: Der Quick-Test wird zur Überprüfung des exogenen Systems der Blutgerinnung angewandt. Im Labor werden bestimmte Gerinnungsfaktoren mit Blutplasma vermischt. Diese Gerinnungszeit (Thromboplastinzeit) wird in Prozent (normal 70–120 %) oder als INR (international normalized ratio) angegeben. Dieser Test dient v. a. der Überwachung bei einer Marcumar-Therapie.

  Zu B: Falsch.

  Zu C: Die verschiedenen Bluteiweiße werden durch die Elektrophorese unterschieden.

  Zu D: Falsch.

  Zu E: Falsch.

! Übrigens: Das endogene Blutgerinnungssystem wird durch die partielle Thromboplastinzeit überwacht, so z. B. bei der Hämophilie.

Antwort 32

Die Lösung **D** ist richtig.

✓ Zu 1: Eine allergische Reaktion auf die fertigen Immunglobuline (Allergie vom Typ I) kommt zuweilen vor, ist aber sehr selten.

  Zu 2: Bei der passiven Impfung werden dem Körper *fertige* Immunglobuline verabreicht. Abgeschwächte oder abgetötete Keime werden bei der aktiven Impfung benutzt.

  Zu 3: Der Schutz infolge einer passiven Impfung hält nur relativ kurz an, weil bei der passiven Impfung keine Memory Cells (Gedächtniszellen) entstehen können.

  Zu 4: Impfschäden entstehen nur im Rahmen einer aktiven Impfung.

  Zu 5: Die Bildung von Antikörpern ist Ziel der aktiven Impfung.

! Bei der passiven Immunisierung werden dem Körper fertige Immunglobuline zugeführt, zur Vorbeugung bei Verdacht auf schwerwiegende Infektionskrankheiten (z. B. Tollwut). Vorteil: Es wird ein sofortiger Schutz gegeben. Nachteil: Hält relativ kurz an.

33. **Welche Aussagen treffen für die aktive Impfung zu?**

1. Bei der aktiven Immunisierung werden fertige Antikörper gespritzt.
2. Der Arzt spritzt abgeschwächte oder abgetötete Keime in den Körper.
3. Eine aktive Immunisierung kann lange anhalten.
4. Impfschäden sind als Komplikationen bei der aktiven Impfung selten.
5. Das Ziel der aktiven Impfung ist die Bildung von Antikörpern.

❑ A) Nur die Aussagen 1, 3 und 4 sind richtig.
❑ B) Nur die Aussagen 1, 4 und 5 sind richtig.
❑ C) Nur die Aussagen 2, 3, 4 und 5 sind richtig.
❑ D) Nur die Aussagen 2 und 5 sind richtig.
❑ E) Nur die Aussagen 2, 4 und 5 sind richtig.

34. **Welche Aussagen zum Ductus thoracicus (Milchbrustgang) sind richtig?**

1. Sammelt die Lymphe der gesamten unteren und der linken oberen Körperhälfte.
2. Sammelt die Lymphe der linken unteren und der gesamten oberen Körperhälfte.
3. Tritt zusammen mit der Aorta durch das Zwerchfell (Hiatus aorticus).
4. Die Lymphe der gesamten Baucheingeweide fließt über den Milchbrustgang ab.
5. Der Ductus lymphaticus dexter mündet in den Milchbrustgang.

❑ A) Nur die Aussagen 1 und 3 sind richtig.
❑ B) Nur die Aussagen 1, 3 und 4 sind richtig.
❑ C) Nur die Aussagen 2, 3 und 4 sind richtig.
❑ D) Nur die Aussagen 2 und 3 sind richtig.
❑ E) Nur die Aussagen 2 und 5 sind richtig.

35. **Wie wird eine Blutsenkung durchgeführt?**

❑ A) 5 Teile Blut und 1 Teil Natriumcitrat
❑ B) 4 Teile Blut und 1 Teil Kalziumcitrat
❑ C) 1,5 ml Blut und 0,5 ml Kalziumcitrat
❑ D) 1,6 ml Blut und 0,4 ml Natriumcitrat

Antwort 33

Die Lösung **C** ist richtig.

    Zu 1: Diese Aussage trifft für die passive Impfung zu.

✓ Zu 2: Diese Aussage ist korrekt.

✓ Zu 3: Eine aktive Immunisierung kann ein Leben lang anhalten, das ist aber nicht bei allen Infektionskrankheiten der Fall.

✓ Zu 4: „Anerkannte" Impfschäden sind in der Tat selten.

✓ Zu 5: Richtig. Es geht darum, die Bildung von Antikörpern und den entsprechenden Gedächtniszellen zu erwirken, um so eine Immunität gegen bestimmte Erreger zu garantieren.

Antwort 34

Die Lösung **B** ist richtig.

✓ Zu 1: Die Aussage ist richtig.

    Zu 2: Die Lymphe der rechten oberen Körperhälfte fließt über den Ductus lymphaticus dexter in den rechten Venenwinkel.

✓ Zu 3: Der Milchbrustgang verläuft zusammen mit der Aorta durch das Zwerchfell und ins hintere Mediastinum entlang der Brustwirbelkörper.

✓ Zu 4: Der Milchbrustgang entsteht auf Höhe L 2 durch den Zusammenfluss dreier Lymphstämme (Cisterna chili: Lymphe aus dem rechten Bein, aus dem linken Bein und aus den Verdauungsorganen).

    Zu 5: Der Ductus lymphaticus dexter mündet in den rechten Venenwinkel (V. subclavia/V. jugularis).

Antwort 35

Die Lösung **D** ist richtig.

    Zu A: Es sind 4 Teile Blut und 1 Teil Natriumcitrat.

    Zu B: Die Anzahl der Teile stimmt, aber falsch ist Kalziumcitrat.

    Zu C: Es sind 1,6 ml Blut und 0,4 ml Natriumcitrat.

✓ Zu D: In einer 2-ml-Spritze werden erst 0,4 ml 3,8 %ige Natriumcitratlösung aufgezogen, dann 1,6 ml venöses Blut, vorsichtig mischen und in ein so genanntes *Westergren-Röhrchen* geben und nach 1 bzw. 2 Stunden ablesen.

! Die Messung der Blutsenkungsgeschwindigkeit ist ein unspezifischer Suchtest auf entzündliche Erkrankungen. In neuerer Zeit wird in den Arztpraxen immer häufiger CRP (C-reaktives Protein) benutzt, ein in der Leber hergestelltes Bluteiweiß. Das CRP ist ein unspezifischer Parameter bei systemischen bakteriellen Infektionen, ein normaler CRP-Wert schließt eine systemische bakterielle Entzündung so gut wie aus.

36. **Bei welchen Erkrankungen erwarten Sie eine verlangsamte BSG?**

1. Polyglobulie
2. Polyzythämie
3. Karzinom mit Metastasenbildung
4. Rheumatoide Arthritis
5. Rheumatisches Fieber

☐ A) Nur die Aussagen 1, 2, 3 und 4 sind richtig.
☐ B) Nur die Aussagen 1, 2 und 3 sind richtig.
☐ C) Nur die Aussagen 1 und 2 sind richtig.
☐ D) Nur die Aussagen 2, 3 und 5 sind richtig.
☐ E) Alle Aussagen sind richtig.

37. **Welche Aussagen sind richtig? Was gilt für den gesunden Erwachsenen in Bezug auf die Leukozytenzahlen?**

1. $3\,000/mm^3$ sind erniedrigt.
2. $5\,000/mm^3$ sind erniedrigt.
3. $6\,000/mm^3$ sind normal.
4. $9\,000/mm^3$ sind normal.
5. $12\,000/mm^3$ sind normal.

☐ A) Nur die Aussagen 1, 2, 3 und 4 sind richtig.
☐ B) Nur die Aussagen 1, 3 und 4 sind richtig.
☐ C) Nur die Aussage 3 ist richtig.
☐ D) Nur die Aussagen 2, 3 und 4 sind richtig.
☐ E) Alle Aussagen sind richtig.

38. **Welcher der folgenden Aussagen zu den Erythrozyten treffen zu?**

1. In der Regel werden sie nach 70 Tagen abgebaut.
2. Rote Blutkörperchen bestehen funktionell praktisch nur aus dem Blutfarbstoff Hämoglobin.
3. Sie werden im Rückenmark gebildet.
4. In der Lunge nehmen sie Kohlendioxyd auf.
5. Jede Minute werden im Menschen an die 100 000 Erythrozyten neu gebildet.

☐ A) Nur die Aussage 2 ist richtig.
☐ B) Nur die Aussagen 1 und 2 sind richtig.
☐ C) Nur die Aussagen 1, 2 und 3 sind richtig.
☐ D) Nur die Aussagen 1, 2 und 5 sind richtig.
☐ E) Nur die Aussagen 1, 2, 4 und 5 sind richtig.

Antwort 36

Die Lösung **C** ist richtig.

✓ Zu 1: Eine verlangsamte BSG tritt auf bei Polyglobulie, Polyzythämie, Lebererkrankungen, Herzinsuffizienz, Allergien, vegetativer Labilität und bestimmter Medikamenteneinnahme (z. B. ASS, Kortison, Schmerzmittel).

✓ Zu 2: Richtig.

Zu 3: Wenn eine Metastasenbildung über das Blut erfolgt, lässt sich vermutlich eine Sturzsenkung nachweisen (über 100 mm in der ersten Stunde).

Zu 4: Bei der rheumatoiden Arthritis ist die BSG erhöht; bei einem akuten Schub kann sogar mit einer Sturzsenkung gerechnet werden.

Zu 5: Rheumatisches Fieber macht auch hohe BSG-Werte.

Antwort 37

Die Lösung **B** ist richtig.

✓ Zu 1: 3000/mm^3 sind eine Leukopenie.

Zu 2: 5000/mm^3 sind noch im normalen Bereich und nicht erniedrigt.

✓ Zu 3: 6000/mm^3 sind im normalen Bereich.

✓ Zu 4: Laut Pschyrembel sind 10000/mm^3 normal. Allerdings gibt es Labore, die 10000/mm^3 als pathologisch einstufen.

Zu 5: 12000/mm^3 sind eine Leukozytose.

! Die Angaben über die wichtigsten Blutwerte am besten kurz vor der schriftlichen Prüfung (2 Wochen vorher) auswendig lernen.

Antwort 38

Die Lösung **A** ist richtig.

Zu 1: Die Lebensdauer der Erythrozyten beträgt 120 Tage.

✓ Zu 2: Diese Aussage ist so richtig. Erythrozyten haben keinen Zellkern mehr und auch sehr wenig Zellorganellen.

Zu 3: Die Erythropoese findet im roten Knochenmark der platten Knochen und in den Epiphysen der Röhrenknochen statt.

Zu 4: In der Lunge nehmen sie O_2 auf und geben CO_2 ab.

Zu 5: Jede Minute werden etwa 160 Millionen Erythrozyten neu gebildet und gleichzeitig auch abgebaut.

39. **Welche der folgenden Aussagen zum Blut treffen zu?**

1. Es ist ein Transportmedium.
2. 2–3 l Blut kreisen im Körper eines erwachsenen Menschen (70 kg Körpergewicht).
3. Die Blut-Hirn-Schranke ist eine Schutzeinrichtung, um schädliche Stoffe von den Nervenzellen abzuhalten.
4. Das Blut besteht ungefähr zu einem Viertel aus Blutzellen.
5. Beim erwachsenen Menschen ist normalerweise ein Drittel des Gesamtblutvolumens in der Milz gespeichert.

❑ A) Nur die Aussage 1 ist richtig.
❑ B) Nur die Aussagen 1 und 3 sind richtig.
❑ C) Nur die Aussagen 1, 2 und 3 sind richtig.
❑ D) Nur die Aussagen 2, 3, 4 und 5 sind richtig.
❑ E) Alle Aussagen sind richtig.

40. **Kreuzen Sie an, was zu einem erhöhten Hämatokritwert führen kann:**

1. Eisenmangel
2. Schwangerschaft
3. Extrem starkes Schwitzen
4. Polyglobulie
5. Vermehrt auftretender Brechdurchfall

❑ A) Nur die Aussagen 1, 2, 3 und 5 sind richtig.
❑ B) Nur die Aussagen 2, 3 und 4 sind richtig.
❑ C) Nur die Aussagen 3 und 4 sind richtig.
❑ D) Nur die Aussagen 3, 4 und 5 sind richtig.
❑ E) Alle Aussagen sind richtig.

41. **Was stimmt für die neutrophilen Granulozyten?**

1. Segmentkernige Granulozyten sind jung.
2. Stabkernige Granulozyten sind jung.
3. Übersegmentierte Granulozyten sind bei der Linksverschiebung erhöht.
4. Stabkernige Granulozyten sind bei der Linksverschiebung erhöht.
5. Übersegmentierte Granulozyten sind alt.

❑ A) Nur die Aussagen 1, 3 und 4 sind richtig.
❑ B) Nur die Aussagen 1, 4 und 5 sind richtig.
❑ C) Nur die Aussagen 1 und 3 sind richtig.
❑ D) Nur die Aussagen 2, 3 und 4 sind richtig.
❑ E) Nur die Aussagen 2, 4 und 5 sind richtig.

Antwort 39

Die Lösung **B** ist richtig.

✓ Zu 1: Das Blut ist das Transportmedium im Körper. Zu vergleichen in unserer Welt mit den Straßen.

Zu 2: 5–6 l Blut befindet sich im menschlichen Körper. Das sind ungefähr 8 % des Körpergewichts.

✓ Zu 3: Die Blut-Hirn-Schranke wird von den Gliazellen (genauer: Ependym-Zellen) kreiert.

Zu 4: Das Blut besteht ca. zu 45 % aus Blutzellen. Der zellige Anteil des Blutes am Blutvolumen wird durch den Hämatokritwert ausgedrückt: bei der Frau 37–48 %, beim Mann 40–52 %, beim Neugeborenen 45–65 %.

Zu 5: In der Milz und in der Leber können zusammen über 1 l Blut gespeichert werden.

Antwort 40

Die Lösung **D** ist richtig.

Zu 1: Ein Eisenmangel hat nichts mit einem erhöhten HK-Wert zu tun. Die Erythrozyten sind klein und unterfärbt (mikrozytär und hypochrom).

Zu 2: In der Schwangerschaft findet sich manchmal eine Hypervolämie, aber kein erhöhter HK-Wert.

✓ Zu 3: Bei starkem Flüssigkeitsverlust (z. B. Schwitzen, Erbrechen, Durchfall) erhöht sich der Anteil der Blutzellen am Gesamtblutvolumen, der HK-Wert ist erhöht.

✓ Zu 4: Unter Polyglobulie wird eine kompensatorische Erhöhung der Erythrozyten verstanden. Die Blutzellzahl steigt und somit auch der HK-Wert.

✓ Zu 5: Richtig.

! Ein erhöhter HK-Wert kann auch bei einer Leukämie nachgewiesen werden.

Antwort 41

Die Lösung **E** ist richtig.

Zu 1: Segmentkernige Granulozyten sind „erwachsene" Granulozyten.

✓ Zu 2: Stabkernige Granulozyten sind junge Granulozyten; sie heißen so, weil ihr Kern im Zellinneren in der Form eines halbmondförmigen Stabs vorliegt. Innerhalb von wenigen Stunden verändert der Kern seine Form in segmentkernige Gebilde; jetzt sind die Granulozyten ausgereift.

Zu 3: Übersegmentierte Granulozyten sind alte Granulozyten; sind diese zahlreich erhöht, spricht man von einer Rechtsverschiebung (z. B. bei perniziöser Anämie durch verlangsamte Zellteilung aufgrund von B_{12}-Mangel).

✓ Zu 4: Richtig. Gilt immer als akutes Entzündungs- bzw. Abwehrzeichen.

✓ Zu 5: Übersegmentierte sind überalterte Granulozyten.

! Das Granulozytenalter wird unter dem Mikroskop anhand der Kernform erkannt.

42. **Von der STIKO (Ständige Impfkommission) wird für Säuglinge welche Schutzimpfung empfohlen?**

❏ A) Influenza
❏ B) Pneumokokken
❏ C) Tuberkulose
❏ D) Hepatitis A
❏ E) Hepatitis B

43. **Ein Retikulozytenanstieg im Blut kann bei welchen Erkrankungen vorkommen?**

1. Chronische Blutungen
2. Bakterielle Entzündung
3. Hämolytische Anämie
4. Allergie
5. Wurmerkrankungen

❏ A) Nur die Aussagen 1 und 3 sind richtig.
❏ B) Nur die Aussagen 1 und 4 sind richtig.
❏ C) Nur die Aussagen 1, 2 und 3 sind richtig.
❏ D) Nur die Aussagen 2 und 5 sind richtig.
❏ E) Keine der Aussagen ist richtig.

Antwort 42

Die Lösung **E** ist richtig.

Zu A: Influenza gehört zu den Indikationsimpfungen, das heißt, eine Schutzimpfung wird nur bei erhöhter Gefährdung von Personen aus Risikogruppen empfohlen.

Zu B: Die Pneumokokken-Schutzimpfung für Kinder wird nur dann empfohlen, wenn diese bestimmten Risikogruppen angehören, z. B. bei Säuglingen mit niedrigem Geburtsgewicht, Frühgeborenen oder Kindern mit Gedeihstörungen.

Zu C: Eine Schutzimpfung mit BCG (Lebendimpfstoff für Tbc-Schutzimpfung) wird nicht mehr empfohlen.

Zu D: Eine Schutzimpfung gegen Hepatitis A wird nur Personen empfohlen, die eine erhöhte Exposition gegenüber den Hepatitis-Viren aufweisen (z. B. medizinisches Personal).

✓ Zu E: Richtig.

❗ Der Impfkalender wird jährlich von der Ständigen Impfkommission des Robert-Koch-Instituts (STIKO) veröffentlicht. In diesem Impfprogramm für Ärzte werden die Impfungen und deren zeitliche Reihenfolge empfohlen. Für Säuglinge: Diphtherie, Pertussis, Tetanus, Haemophilus influenzae Typ b, Hepatitis B und Poliomyelitis. Für Kleinkinder zwischen 11 und 14 Monaten: Masern, Mumps und Röteln. Für 12–15-Jährige: Windpocken (falls die Erkrankung noch nicht durchgemacht worden ist).

Antwort 43

Die Lösung **A** ist richtig.

✓ Zu 1: Retikulozyten sind junge Erythrozyten. Physiologische Erhöhung bei Neugeborenen und in den ersten Lebensmonaten; pathologische Erhöhung bei gesteigerter Erythropoese nach Blutverlusten und bei hämolytischer Anämie.

Zu 2: Eine bakterielle Entzündung kann zur Leukozytose führen. Außerdem ist in der Regel das CRP erhöht.

✓ Zu 3: Richtig.

Zu 4: Bei einem allergischen Geschehen tritt eine Eosinophilie auf.

Zu 5: Auch Wurmerkrankungen (z. B. Echinokokkose, Trichinose) zeigen eine Eosinophilie, haben jedoch mit einem Retikulozytenanstieg nichts zu tun.

❗ Erniedrigte Retikulozytenwerte finden sich bei verringerter Erythropoese (z. B. aplastische Anämie, Plasmozytom und Leukämie).

44. **Bei einer Eisenmangelanämie sind typischerweise folgende Parameter verändert:**

1. Der Transferrinspiegel ist erhöht (Transferrin: transportiert im Serum Eisen).
2. Der Serumferritinspiegel ist erniedrigt (Ferritin: Speicher- und Transportform des Eisens).
3. Der Serumeisenspiegel ist erhöht.

❏ A) Nur die Aussage 2 ist richtig.
❏ B) Nur die Aussage 3 ist richtig.
❏ C) Nur die Aussagen 1 und 2 sind richtig.
❏ D) Nur die Aussagen 2 und 3 sind richtig.
❏ E) Alle Aussagen sind richtig.

45. **Beurteilen Sie die folgenden Aussagen zum Lymphsystem:**

1. Bei einem Lymphstau kann es zum Ödem kommen.
2. Es werden 2–3 l Lymphe pro Tag transportiert.
3. Die Lymphgefäße haben Klappen.
4. Die Lymphgefäße besitzen eine glatte Muskulatur.

❏ A) Nur die Aussagen 1, 2 und 3 sind richtig.
❏ B) Nur die Aussagen 1 und 2 sind richtig.
❏ C) Nur die Aussage 1 ist richtig.
❏ D) Nur die Aussagen 2 und 3 sind richtig.
❏ E) Alle Aussagen sind richtig.

46. **Folgende Aussage zum Morbus Hodgkin ist richtig:**

❏ A) Es kommt oft zu einem hartnäckigen Juckreiz.
❏ B) Als Ursache der Erkrankung ist eine Virusinfektion nachgewiesen.
❏ C) Es handelt sich um eine gutartige Erkrankung des lymphatischen Gewebes.
❏ D) Bei der Erkrankung finden sich typischerweise eine oder mehrere schmerzhafte Schwellungen einzelner Lymphknotenregionen.

▤ Antwort 44

Die Lösung **C** ist richtig.

- ✓ Zu 1: Typisch für eine Eisenmangelanämie ist der kompensatorisch erhöhte Transferrinspiegel.
- ✓ Zu 2: Bei einer Eisenmangelanämie müssen die Eisenspeicher (Ferritin) leer sein, sonst wäre es kein Eisenmangel. Volle Eisenspeicher reichen in der Regel für mehrere Monate. Die Ausnahme ist die Eisenfehlverwertung bei Tumor- oder Infektanämie.
- Zu 3: Der Serumeisenspiegel ist erniedrigt.

! Weitere Laborergebnisse: Hypochrome und mikrozytäre Anämie, Erythrozytenzahl vermindert (nicht unbedingt, durch Kompensation kann die Zahl auch normal oder erhöht sein), Hb-Wert erniedrigt, HK-Wert i. d. R. erniedrigt.

▤ Antwort 45

Die Lösung **E** ist richtig.

- ✓ Zu 1: Das Lymphödem, eine Ansammlung von Lymphflüssigkeit im Interstitium, entsteht durch einen Rückstau. Beim primären Lymphödem ist die Ursache unbekannt. Das sekundäre Lymphödem entsteht z. B. durch Tumore, Entzündungen, Würmer.
- ✓ Zu 2: Etwa 10 % der interstitiellen Blutplasmamenge, das sind 2–3 l Lymphe innerhalb von 24 Stunden, fließt über Lymphkapillaren, Lymphgefäße und Lymphknoten ab und wird am Ende wieder dem venösen System zugeführt.
- ✓ Zu 3: Lymphgefäße verlaufen meist parallel zu den Venen und besitzen in kurzen Abständen Lymphklappen zur Unterstützung des Lymphabflusses.
- ✓ Zu 4: Eine kleine Schicht glatter Muskulatur sorgt für die Aufrechterhaltung des Lumens der Lymphgefäße.

▤ Antwort 46

Die Lösung **A** ist richtig.

- ✓ Zu A: Neben den typischen Symptomen, wie z. B. schmerzlose Lymphknotenschwellungen, Nachtschweiß, Fieber, Gewichtsverlust, Leistungsabfall und Milzschwellung, gibt es zwei Symptome, die aus der Reihe fallen, jedoch öfters bei dieser Erkrankung zu finden sind: generalisierter Juckreiz und Alkoholschmerz (Lymphknotenschmerzen nach Alkoholgenuss; treten bei einem Drittel der Patienten auf).
- Zu B: Die Ursache ist unbekannt.
- Zu C: Es handelt sich um eine bösartige Erkrankung des lymphatischen Gewebes.
- Zu D: Die Lymphknotenschwellungen sind schmerzlos. Die Erkrankung kann auch ohne sichtbare Lymphknotenschwellung auftreten.

47. **Folgende Aussagen über die chronische lymphatische Leukämie (CLL) sind richtig:**

1. Von der Erkrankung sind vorwiegend Frauen betroffen.
2. Der Krankheitsbeginn ist meist akut.
3. In fast allen Fällen findet man Lymphknotenschwellungen.
4. Tritt vorwiegend im Alter von über 50 Jahren auf.
5. Es handelt sich um die bösartigste Leukämieart.

❑ A) Nur die Aussagen 1, 3, 4 und 5 sind richtig.
❑ B) Nur die Aussagen 1 und 5 sind richtig.
❑ C) Nur die Aussagen 2, 3 und 4 sind richtig.
❑ D) Nur die Aussagen 3 und 4 sind richtig.
❑ E) Alle Aussagen sind richtig.

48. **Welche Symptome sind für eine Eisenmangelanämie typisch?**

1. Blässe der Haut
2. Tachykardie
3. Eventuell Atemnot bei Belastung
4. Polyneuropathie
5. Ikterus durch vorzeitige Hämolyse

❑ A) Nur die Aussagen 1, 2 und 3 sind richtig.
❑ B) Nur die Aussagen 1, 2, 3 und 4 sind richtig.
❑ C) Nur die Aussagen 1 und 2 sind richtig.
❑ D) Nur die Aussagen 1, 2, 3 und 5 sind richtig.
❑ E) Alle Aussagen sind richtig.

▓▓ Antwort 47

Die Lösung **D** ist richtig.

Zu 1: Von der Erkrankung sind vorwiegend Männer im fortgeschrittenen Alter betroffen.

Zu 2: Der Krankheitsbeginn ist chronisch (sonst wäre es die akute lymphatische Leukämie).

✓ Zu 3: Die CLL zeichnet sich als die Leukämieform aus, die fast immer mit Lymphknotenschwellungen einhergeht. Die anderen drei Leukämieformen können Lymphknotenschwellungen aufweisen, müssen aber nicht.

✓ Zu 4: Die CLL befällt meist Männer im fortgeschrittenen Alter.

Zu 5: Von allen Leukämiearten gilt die CLL als gutartigste Leukämieform (niedriger Malignitätsgrad).

> **!** Die vier verschiedenen Leukämiearten sind in der Klinik nur schwer auseinander zu halten. Für die MC-Fragen gibt es einige wenige Anhaltspunkte:
> ALL → akuter Verlauf, Kinder
> AML → akuter Verlauf, ältere Erwachsene
> CLL → fast immer Lymphknotenschwellungen, Juckreiz, Hauterscheinungen, meist ältere Männer
> CML → fast immer Leukozytose, Milzschwellung, Philadelphia-Chromosom

▓▓ Antwort 48

Die Lösung **A** ist richtig.

✓ Zu 1: Symptome der Eisenmangelanämie: Anämiesymptome (Blässe, Leistungsmangel, Müdigkeit, Atemnot), brüchige und gefurchte Nägel, trockene und rissige Haut, glanzloses Haar, Haarausfall, Mundwinkelrhagaden, evtl. Glossitis (rot-geschwollene brennende Zunge) und Schluckbeschwerden.

✓ Zu 2: Vor allem bei kleinen körperlichen Anstrengungen wird plötzlich ein Herzjagen bemerkt.

✓ Zu 3: Bei größerer Belastung kommt es schnell zur Atemnot.

Zu 4: Polyneuropathie bei der perniziösen Anämie (Vitamin-B_{12}-Mangelanämie) durch Untergang der Schwann-Zelle (sog. funikuläre Myelose), da Vitamin B_{12} für die Zellteilung notwendig ist.

Zu 5: Ikterus durch vorzeitige Hämolyse bei der perniziösen Anämie. Durch den Vitamin-B_{12}-Mangel kommt es zu großen Erythrozyten, die vorzeitig abgebaut werden (makrozytäre Anämie).

49. **Was trifft für die Eisenmangelanämie zu?**

❏ A) Hämoglobin vermindert und Erythrozyten vergrößert.
❏ B) Hämoglobin vermindert und Erythrozyten verkleinert.
❏ C) Hämoglobin vermindert und Erythrozyten überfärbt.
❏ D) Hämoglobin vermehrt und Erythrozyten vermindert.
❏ E) Erythrozyten vergrößert und überfärbt.

50. **Was stimmt für die akute lymphatische Leukämie?**

1. Es sind in der Regel Kinder betroffen.
2. Es sind in der Regel Erwachsene betroffen.
3. Die entartete Ursprungszelle entspringt aus der Lymphozytenreihe.
4. Die entartete Ursprungszelle entspringt aus der Monozyten- oder Granulozytenreihe.
5. Es finden sich fast immer Laborwerte einer Anämie und Thrombozytopenie.

❏ A) Nur die Aussagen 1, 3 und 5 sind richtig.
❏ B) Nur die Aussagen 1 und 4 sind richtig.
❏ C) Nur die Aussagen 2, 3 und 5 sind richtig.
❏ D) Nur die Aussagen 1 und 3 sind richtig.
❏ E) Nur die Aussagen 2, 4 und 5 sind richtig.

Antwort 49

Die Lösung **B** ist richtig.

Zu A: Die Erythrozyten sind verkleinert, weil nicht mehr genügend „Füllstoff" (Hb) vorhanden ist.

✓ Zu B: Richtig. Eine hypochrome und mikrozytäre Anämie.

Zu C: Die Erythrozyten sind unterfärbt, weil der Blutfarbstoff (Hb) nicht mehr genügend vorhanden ist.

Zu D: Als Folge einer Eisenmangelanämie entsteht eine Verminderung des Hb.

Zu E: Völlig falsch. Noch einmal lernen.

! Durch das fehlende Eisen kann der Blutfarbstoff Hämoglobin nicht mehr genügend aufgebaut werden. Der Hb-Wert eines einzelnen Erythrozyten (Hb$_E$) ist vermindert; es entstehen kleine Erythrozyten (mikrozytäre Anämie), die unterfärbt und blass aussehen (hypochrome Anämie).

Antwort 50

Die Lösung **A** ist richtig.

✓ Zu 1: Bei der ALL sind zu 80 % Kleinkinder erkrankt.

Zu 2: Bei den drei anderen Leukämieformen sind Erwachsene betroffen.

✓ Zu 3: Bei der lymphatischen Leukämie entspringt die entartete Ursprungszelle aus der Lymphozytenreihe.

Zu 4: Eine Leukämieart mit der entarteten Ursprungszelle aus der Monozyten- oder Granulozytenreihe wird myeloische Leukämie genannt.

✓ Zu 5: Die Laborwerte bei Leukämien sind recht uncharakteristisch. Ausnahme: Die CML geht fast immer mit erhöhten Leukozytenwerten (500 000 μl) einher und alle Leukämiearten weisen eine verminderte Erythrozyten- und Thrombozytenzahl (Thrombozytopenie) auf. Daraus resultieren Anämie und hämorrhagische Diathese.

51. **Welche Aussagen über die Hämophilie sind richtig?**

1. Die Erkrankung ist erworben.
2. Das Gerinnungseiweiß Prothrombin ist defekt.
3. Meist sind Männer von der Krankheit betroffen.
4. Die Söhne von Blutern sind in der Regel nicht von der Krankheit betroffen.
5. Kann mit einer Arthritis einhergehen.

❏ A) Nur die Aussagen 1, 2, 3 und 5 sind richtig.
❏ B) Nur die Aussagen 1, 3 und 5 sind richtig.
❏ C) Nur die Aussagen 2, 4 und 5 sind richtig.
❏ D) Nur die Aussagen 3, 4 und 5 sind richtig.
❏ E) Nur die Aussage 3 ist richtig.

52. **Welche Schutzimpfungen werden von der ständigen Impfkommission (STIKO) für Kinder empfohlen?**

1. Pertussis
2. Poliomyelitis
3. Diphtherie
4. BCG-Impfstoff (Tuberkulose)
5. Haemophilus influenzae Typ b

❏ A) Nur die Aussagen 1, 2, 3 und 4 sind richtig.
❏ B) Nur die Aussagen 1, 2 und 3 sind richtig.
❏ C) Nur die Aussagen 1, 2, 3 und 5 sind richtig.
❏ D) Nur die Aussagen 2 und 3 sind richtig.
❏ E) Alle Aussagen sind richtig.

53. **Welche Aussagen sind richtig?**

1. Die Eisenmangelanämie ist eine mikrozytäre Anämie.
2. Die Eisenmangelanämie ist eine hyperchrome Anämie.
3. Die Vitamin-B_{12}-Mangelanämie ist eine makrozytäre Anämie.
4. Die Vitamin-B_{12}-Mangelanämie ist eine hyperchrome Anämie.

❏ A) Nur die Aussagen 1, 2 und 3 sind richtig.
❏ B) Nur die Aussagen 2 und 4 sind richtig.
❏ C) Nur die Aussagen 3 und 4 sind richtig.
❏ D) Nur die Aussagen 1, 3 und 4 sind richtig.
❏ E) Nur die Aussagen 2 und 3 sind richtig.

Antwort 51

Die Lösung **D** ist richtig.

Zu 1: Die Erkrankung wird X-chromosomal-rezessiv vererbt.

Zu 2: Die Hämophilie ist eine Blutgerinnungsstörung mit Mangel an Blutgerinnungsfaktor VIII (Hämophilie A) oder Faktor IX (Hämophilie B). Das Gerinnungseiweiß Prothrombin hat nichts mit der Hämophilie zu tun.

✓ Zu 3: In der Regel sind Männer davon betroffen. Männer haben nur ein X-Chromosom und sind automatisch erkrankt, wenn das X-Chromosom den Defekt hat. Frauen sind nicht erkrankt. Sie geben das defekte Chromosom an ihre Kinder weiter (Konduktorin).

✓ Zu 4: Die männlichen Nachkommen eines Bluters (Voraussetzung ist, dass die Frau nicht Konduktorin ist) sind nie von der Krankheit betroffen. Ihr X-Chromosom kommt von der Frau, und die ist gesund.

✓ Zu 5: Gelenkblutungen können zu einer Arthropathie mit Versteifung führen, besonders die Kniegelenke sind betroffen (hämophile Arthritis = Blutergelenk).

Antwort 52

Die Lösung **C** ist richtig.

✓ Zu 1: Richtig.
✓ Zu 2: Richtig.
✓ Zu 3: Richtig.

Zu 4: Die Tuberkulose-Schutzimpfung mit dem BCG-Impfstoff wird heute nicht mehr empfohlen.

✓ Zu 5: Richtig.

! Die von der STIKO empfohlenen Schutzimpfungen werden sehr oft gefragt, auch in der mündlichen Prüfung. Bitte vergessen Sie nicht, dass die Empfehlung immer jährlich neu herauskommt. Sie können im Internet unter www.bund.de oder www.rki.de jederzeit die betreffenden Informationen abfragen. Zurzeit für Ärzte empfohlenes Impfprogramm: Diphtherie, Haemophilus influenzae Typ b (Abk. HIB), Hepatitis B, Masern, Mumps, Pertussis, Poliomyelitis, Röteln und Tetanus.

Antwort 53

Die Lösung **D** ist richtig.

✓ Zu 1: Richtige Aussage.

Zu 2: Die Eisenmangelanämie ist eine hypochrome Anämie.

✓ Zu 3: Durch das fehlende Vitamin B_{12} ist die Mitoserate (Zellteilung) gestört und es kommt zu großen Erythrozyten, die mit Blutfarbstoff „vollgestopft" sind. Diese großen Erythrozyten führen zur frühzeitigen Hämolyse (leichter Ikterus plus blasse Hautfarbe = Café-au-lait-Farbe).

✓ Zu 4: Richtig.

54. **Was stimmt am ehesten für die Agranulozytose?**

    ❑ A) Leistungsmangel, Blässe und Müdigkeit
    ❑ B) Gerötetes Gesicht, Kopfschmerzen, Hitzewallungen, Juckreiz
    ❑ C) Geschwächte Abwehr
    ❑ D) Anämie und neurologische Symptome
    ❑ E) Thrombozytopenie

55. **Welche Ursachen einer Eisenmangelanämie kennen Sie?**

1. Chronische Sickerblutungen im Magen-Darm-Trakt
2. Mangelernährung
3. Störungen der Erythrozytenbildung im roten Knochenmark
4. Malabsorptionssyndrome des oberen Dünndarms
5. Hämolytische Anämie

    ❑ A) Nur die Aussagen 1, 2, 3 und 4 sind richtig.
    ❑ B) Nur die Aussagen 1 und 5 sind richtig.
    ❑ C) Nur die Aussagen 1, 2 und 4 sind richtig.
    ❑ D) Nur die Aussagen 1, 3 und 4 sind richtig.
    ❑ E) Alle Aussagen sind richtig.

Antwort 54

Die Lösung **C** ist richtig.

Zu A: Diese Symptome geben den Verdacht auf eine Anämie.

Zu B: Diese Symptome geben den Verdacht auf eine erhöhte Viskosität des Blutes, wie z. B. bei der Polyglobulie.

✓ Zu C: Die Abwehrschwäche tritt in der Regel plötzlich, innerhalb von wenigen Stunden, auf. Es kommt zu Fieber mit schnell auftretenden Schleimhautgeschwüren, Hautnekrosen und Lymphknotenschwellungen.

Zu D: Hier ist der Verdacht auf perniziöse Anämie gegeben.

Zu E: Eine Thrombopenie findet sich z. B. bei aplastischer Anämie, Leukämien, Infektionen des Knochenmarks, enteropathischem hämolytisch-urämischem Syndrom (HUS), Alkoholkrankheit und Autoimmunkrankheiten.

! Die Agranulozytose wird auch als perniziöse (bösartige) Neutropenie bezeichnet. Sie entsteht durch eine Störung in der Granulozytenbildung im roten Knochenmark. Die Ursache ist eine allergische Reaktion auf bestimmte Medikamente (z. B. Antibiotika, Antirheumatika, Antidiabetika, Diuretika, Schmerzmittel, Beruhigungsmittel).

Antwort 55

Die Lösung **C** ist richtig.

✓ Zu 1: Chronische Sickerblutungen im Magen-Darm-Trakt sind die häufigsten Ursachen einer Eisenmangelanämie!

✓ Zu 2: Mangelnde Zufuhr von Eisen tritt meist im Rahmen einer einseitigen Ernährung auf (v. a. bei Säuglingen und Kindern).

Zu 3: Störungen der Blutbildung im Knochenmark gehören zum aplastischen Syndrom und führen zur Verringerung aller 3 Blutzellreihen (Panzytopenie).

✓ Zu 4: Ein Malabsorptionssyndrom, wie es z. B. bei der Zöliakie oder Morbus Crohn vorkommt, kann ohne weiteres zum Eisenmangel führen.

Zu 5: Eine hämolytische Anämie hat nichts mit einem Eisenmangel zu tun.

56. **Eine 54-jährige Herzpatientin mit einem Quick-Wert von ca. 25%
kommt zu Ihnen. Welche Injektion dürfen Sie als HP durchführen?**

- ❑ A) Intravenöse Injektion
- ❑ B) Intramuskuläre Injektion
- ❑ C) Subkutane Injektion
- ❑ D) Dem HP ist keine der oben genannten Injektionen bei dieser Herzpatientin
  erlaubt.

57. **Kreuzen Sie die richtigen Aussagen in Bezug zur Leukämie an:**

1. Die Leukozytenwerte sind meist erhöht.
2. Fast alle Patienten mit einer Leukämie weisen auch Lymphknotenschwellungen auf.
3. Meist besteht eine Anämie.
4. Meist besteht eine erhöhte Blutungsneigung.
5. Meist besteht eine Abwehrschwäche.

- ❑ A) Nur die Aussagen 1 und 2 sind richtig.
- ❑ B) Nur die Aussagen 1, 2 und 5 sind richtig.
- ❑ C) Nur die Aussagen 3 und 4 sind richtig.
- ❑ D) Nur die Aussagen 3, 4 und 5 sind richtig.
- ❑ E) Alle Aussagen sind richtig.

▓▓ Antwort 56

Die Lösung **A** ist richtig.

✓ Zu A: Bei der intravenösen Injektion wird zwar das Gefäß verletzt, aber die Muskelschicht der Vene verschließt sofort den Einstich nach Herausziehen der Nadel. Trotzdem ist **erhöhte Vorsicht** geboten!

Zu B: Bei „eingestellten" Patienten darf auf keinen Fall in das Gewebe gespritzt werden, kleine Gefäße können verletzt werden und die Gefahr einer hämorrhagischen Diathese ist gegeben.

Zu C: Eine intrakutane Injektion wird in den ärztlichen Praxen auch bei einem erniedrigten Quick-Wert vorgenommen. Ein Heilpraktiker sollte jedoch äußerste Vorsicht walten lassen. Der Amtsarzt sieht hier gerne, dass der HP aus der Sorgfaltspflicht heraus diese Behandlung ablehnt.

Zu D: Es gibt kein Gesetz, das dem HP eine Injektion direkt verbietet. Die Sorgfaltspflicht schränkt jedoch eine Behandlung ein.

! Der Quick-Test (Thromboplastinzeit) überprüft die Funktion des exogenen Systems der Blutgerinnung. Ein Quick-Wert dient v. a. der Überwachung einer Marcumar-Therapie und der Leberfunktion. Norm: 70–120 %. Seit neuerem hat sich die Maßeinheit INR (International Normalized Ratio) durchgesetzt. INR-Werte haben im Gegensatz zum Quick-Wert keine labortechnischen Schwankungen. Norm: 0,8. Unter Cumarin-Therapie eingestellte Patienten: 2,5 (Quick-Wert ca. 30 %) bis 4,5 (Quick-Wert 18 %).

▓▓ Antwort 57

Die Lösung **D** ist richtig.

Zu 1: Die Leukozytenwerte können erniedrigt, normal oder erhöht sein. Eine Ausnahme ist die CML. Bei dieser Leukämieart sind fast immer erhöhte Werte zu finden ($500\,000$ µl).

Zu 2: Lymphknotenschwellungen treten mit ziemlich großer Wahrscheinlichkeit bei der CLL auf. Die anderen Leukämiearten können mit Schwellungen an den Lymphknoten einhergehen, müssen aber nicht.

✓ Zu 3: Durch die zahlreiche Vermehrung der Leukozyten im Knochenmark kommt es zur Verdrängung bzw. Störung der Blutbildung. Daraus resultieren eine Anämie und eine erhöhte Blutungsneigung. Dies gilt für alle Leukämiearten.

✓ Zu 4: Eine erhöhte Blutungsneigung macht sich durch Hämatome, Petechien, Nasenbluten, Zahnfleischbluten und gastrointestinale Blutungen bemerkbar.

✓ Zu 5: Die Infektanfälligkeit macht sich zu Beginn durch Pilzerkrankungen, Haut- und Schleimhautentzündungen bemerkbar.

58. **Welches Vitamin fehlt bei der perniziösen Anämie?**

❑ A) Vitamin D
❑ B) Vitamin B_6
❑ C) Vitamin A
❑ D) Vitamin C
❑ E) Vitamin B_{12}

59. **Als Heilpraktiker können Sie einen Aderlass bei bestimmten Krankheiten durchführen. Welche Aussagen dazu sind richtig?**

1. Bei einer Polyglobulie durch obstruktive Lungenerkrankungen kann ein Aderlass durchgeführt werden.
2. Ist bei bestimmten Erkrankungen unter Umständen mehrfach angezeigt.
3. Bei einer Hämochromatose (Eisenspeicherkrankheit) kann ein Aderlass durchgeführt werden.
4. Bei einem Lungenödem ist die Blutentnahme kontraindiziert.
5. Es werden dabei in der Regel 300–500 ml Blut entnommen.

❑ A) Nur die Aussagen 1, 2, 3 und 4 sind richtig.
❑ B) Nur die Aussagen 1, 2, 3 und 5 sind richtig.
❑ C) Nur die Aussagen 1 und 5 sind richtig.
❑ D) Nur die Aussagen 1, 4 und 5 sind richtig.
❑ E) Nur die Aussage 5 ist richtig.

Antwort 58

Die Lösung **E** ist richtig.

Zu A: Ein Vitamin-D-Mangel führt zur Rachitis bzw. Osteomalazie.

Zu B: Vitamin B_6 (Pyridoxin) hat Einfluss auf den Aminosäurestoffwechsel und führt bei einer Hypovitaminose auch zu Anämiesymptomen und neurologischen Symptomen.

Zu C: Ein Vitamin-A-Mangel führt v. a. zur Nachtblindheit.

Zu D: Ein Vitamin-C-Mangel führt zu Skorbut (Auftreten von Blutungen, Gewichtsverlust, Gingivitis, Ausfall der Zähne, erhöhte Infektionsanfälligkeit).

✓ Zu E: Vitamin B_{12} (Kobalamin) ist zuständig für die Mitoseteilung aller unserer Körperzellen. Fehlt dieses Vitamin, macht sich das natürlich bei den Geweben mit der höchsten Mitoserate zuerst bemerkbar, später auch bei anderem Gewebe (v. a. bei den Gliazellen).

Antwort 59

Die Lösung **B** ist richtig.

✓ Zu 1: Beim Aderlass wird eine intravenöse Blutabnahme von ca. 300–500 ml, maximal 800 ml, zur Kreislaufentlastung als therapeutische Maßnahme z. B. bei Polyzythämie, Polyglobulie, Lungenödem, Hämochromatose und Urämie vorgenommen.

✓ Zu 2: Richtig. Zum Beispiel bei der Polyzythämie ist der Aderlass die einzige erleichternde Therapiemaßnahme, auch wenn sie nur kurzfristig wirkt.

✓ Zu 3: Die Hämochromatose ist eine erblich bedingte Eisenspeicherkrankheit, die mit einer krankhaft vermehrten Eisenresorption einhergeht. Regelmäßige Aderlässe sind die einzige erleichternde Therapieform.

Zu 4: Bei einem Lungenödem, welches infolge einer Stauung (Linksherzinsuffizienz) oder einer Hypervolämie (terminale Niereninsuffizienz) entsteht, ist ein Aderlass sehr wohl erleichternd. Nicht jedoch bei einem Lungenödem, welches infolge einer erhöhten Permeabilität der Kapillaren (z. B. Intoxikation) entstanden ist.

✓ Zu 5: Richtig. Beachte: Mehr als 800 ml Blutentnahme bei einem Aderlass ist lebensgefährlich.

! Kontraindikation bei einem Aderlass sind: Anämie, Hypotonie, Hypovolämie (z. B. bei starken Durchfällen oder Erbrechen), Herzrhythmusstörungen, schwere Kreislaufstörungen, KHK, Infektionskrankheiten, Fieber, Schwangerschaft, allgemeine Schwäche, allgemeiner Kräfteverfall.

60. In neuester Zeit wird angenommen, dass das HIV-Virus durch Küssen übertragbar ist
weil
das Aids-Virus in der Tränenflüssigkeit und im Speichel feststellbar ist.

- ❏ A) Die Aussage 1 ist richtig, die Aussage 2 ist richtig, die Verknüpfung ist richtig.
- ❏ B) Die Aussage 1 ist richtig, die Aussage 2 ist richtig, die Verknüpfung ist falsch.
- ❏ C) Die Aussage 1 ist richtig, die Aussage 2 ist falsch.
- ❏ D) Die Aussage 1 ist falsch, die Aussage 2 ist richtig.
- ❏ E) Die Aussage 1 ist falsch, die Aussage 2 ist falsch.

61. Typische lokale Entzündungszeichen sind:

1. Sensibilitätsstörungen
2. Schwellung
3. Schmerz
4. Wärme
5. Beeinträchtigung der Funktion

- ❏ A) Nur die Aussagen 1, 2, 3 und 4 sind richtig.
- ❏ B) Nur die Aussagen 2, 3 und 4 sind richtig.
- ❏ C) Nur die Aussagen 2, 3, 4 und 5 sind richtig.
- ❏ D) Nur die Aussagen 2 und 4 sind richtig.
- ❏ E) Alle Aussagen sind richtig.

62. Kreuzen Sie die richtigen Aussagen zur Lymphogranulomatose an:

1. Darunter versteht man eine bösartige Erkrankung des lymphatischen Systems.
2. Betrifft fast nur Männer.
3. Befällt immer alle Lymphknotenregionen gleichzeitig.
4. Tritt bevorzugt im 3. Lebensjahrzehnt auf.
5. Bei der körperlichen Untersuchung wird häufig eine Splenomegalie (vergrößerte Milz) gefunden.

- ❏ A) Nur die Aussagen 1, 4 und 5 sind richtig.
- ❏ B) Nur die Aussagen 1, 3 und 4 sind richtig.
- ❏ C) Nur die Aussagen 2, 3 und 5 sind richtig.
- ❏ D) Nur die Aussagen 4 und 5 sind richtig.
- ❏ E) Alle Aussagen sind richtig.

▦ Antwort 60

Die Lösung **D** ist richtig.

Zu Aussage 1: Nach wie vor gilt: AIDS wird nicht durch Küssen übertragen, außer es handelt sich um exzessives Küssen bei bestehenden Schleimhautläsionen. Die HIV-Infektion wird übertragen durch sexuellen Verkehr, parenteral oder über die HIV-infizierte Mutter auf ihr Kind.

✓ Zu Aussage 2: HIV (*human immunodeficiency virus*) ist bis jetzt in fast allen Körperflüssigkeiten nachgewiesen worden, auch im Speichel.

▦ Antwort 61

Die Lösung **C** ist richtig.

Zu 1: Sensibilitätsstörungen (Parästhesien) sind sicherlich keine Entzündungszeichen.

✓ Zu 2: Die klassischen Entzündungszeichen sind im Wesentlichen durch Histamin bedingt: Schwellung (Tumor), Schmerz (Dolor), Rötung (Rubor), Wärme (Calor) und gestörte Funktion (Functio laesa).

✓ Zu 3: Richtig.

✓ Zu 4: Richtig.

✓ Zu 5: Richtig.

▦ Antwort 62

Die Lösung **A** ist richtig.

✓ Zu 1: Lymphogranulomatose ist eine bösartige Erkrankung des lymphatischen Systems.

Zu 2: M : F = 10 : 6. Männer sind häufiger betroffen als Frauen. Die Aussage, die Erkrankung betrifft fast nur Männer, ist jedoch so nicht richtig.

Zu 3: Es kann zum Befall einer oder mehrerer Lymphknotenregionen oberhalb und unterhalb des Zwerchfells kommen. Dieser Befall führt zu einer klinischen Stadieneinteilung.

✓ Zu 4: Die Erkrankung tritt am häufigsten zwischen 20 und 40 Jahren auf, findet sich aber auch gehäuft um das 6. Lebensjahrzehnt.

✓ Zu 5: Nicht selten findet sich bei der körperlichen Untersuchung einer Vergrößerung der Milz und/oder der Leber.

! Weitere Symptome: Nachtschweiß, Fieberschübe, Gewichtsverlust, Leistungsabfall, Müdigkeit, Abwehrschwäche, generalisierter Juckreiz, evtl. Leber- und Milzschwellung, Alkoholschmerz (Lymphknotenschmerzen nach Alkoholgenuss).

63. **Folgende Aussagen zu den Herzklappen sind richtig:**

1. Die Herzklappen hindern das Blut am Zurückströmen (Ventilfunktion).
2. Die Mitralklappe liegt zwischen linkem Vorhof und rechter Kammer.
3. Die Mitralklappe ist eine Segelklappe.
4. Die Pulmonalklappe ist eine Taschenklappe.
5. Die Segelklappen sind durch Sehnenfäden an den Papillarmuskeln befestigt.

❏ A) Nur die Aussage 1 ist richtig.
❏ B) Nur die Aussagen 2 und 4 sind richtig.
❏ C) Nur die Aussagen 1, 3 und 5 sind richtig.
❏ D) Nur die Aussagen 1, 3, 4 und 5 sind richtig.
❏ E) Alle Aussagen sind richtig.

64. **Welche der folgenden Aussagen trifft für das Vorhofflimmern zu?**

Wählen Sie zwei Aussagen!

❏ A) Als Komplikation ist die Entstehung eines Blutgerinnsels mit der Gefahr auf einen Schlaganfall zu befürchten.
❏ B) Führt in der Regel schnell zum Herzstillstand.
❏ C) Lässt in der Regel bei der Auskultation ein diastolisches Geräusch hören.
❏ D) Kann als Ursache ein Mitralklappenfehler haben.
❏ E) Als Komplikation ist eine Herzbeuteltamponade zu befürchten.

Antwort 63

Die Lösung **D** ist richtig.

✓ Zu 1: Die Herzklappen sind so gebaut, dass das Blut bei einer Kontraktion der Herzhöhlen immer nur in eine Richtung fließen kann; von den Vorhöfen in die Kammern und von den Kammern in die weiterleitenden Gefäße (Truncus pulmonalis und Aorta).

Zu 2: Die Mitralklappe befindet sich zwischen linkem Vorhof und linker Kammer.

✓ Zu 3: Die Mitralklappe gehört zu den Atrioventrikularklappen (Segelklappen).

✓ Zu 4: Die Pulmonalklappe gehört zu den Semilunarklappen (Taschenklappen).

✓ Zu 5: Die Segelklappen sind durch Sehnenfäden an den Papillarmuskeln befestigt.

Antwort 64

Die Lösungen **A** und **D** sind richtig.

✓ Zu A: Eine arterielle Embolie entsteht in der Regel im linken Herzen durch z. B. Vorhofflimmern oder Mitralklappenfehler. Beides führt zur Stase und somit zur Gefahr der Thrombusbildung.

Zu B: Wenn der Sinusknoten „spinnt", kann der AV-Knoten ohne weiteres den Takt übernehmen. Ein Kammerflimmern führt jedoch schnell zum Herzstillstand.

Zu C: Herzgeräusche lassen sich in der Regel beim Vorhofflimmern nicht auskultieren.

✓ Zu D: Mitralklappenfehler können – bedingt durch die Stase – den Sinusknoten beeinträchtigen und ein Vorhofflimmern auslösen.

Zu E: Eine Herzbeuteltamponade ist ein Perikarderguss mit den typischen Symptomen: venöse Stauung, leise Herztöne und niedriger arterieller Blutdruck.

65. **Welche Aussagen über das Herz sind richtig?**

1. Die drei Schichten des Herzens sind Endokard, Myokard und Pleura.
2. Der Sinusknoten befindet sich im linken Vorhof.
3. Die Taschenklappen befinden sich zwischen den Vorhöfen und den Kammern.
4. Die Pulmonalklappe liegt zwischen rechtem Vorhof und rechter Kammer.
5. Die Koronararterien werden in der Systole durchblutet.

❏ A) Nur die Aussagen 1, 2 und 3 sind richtig.
❏ B) Nur die Aussagen 2, 3 und 5 sind richtig.
❏ C) Nur die Aussagen 3 und 4 sind richtig.
❏ D) Nur die Aussage 5 ist richtig.
❏ E) Keine Aussage ist richtig.

66. **Welche Aussagen über das Herz treffen zu?**

1. Die Herzklappen werden vom Herzmuskel aus ernährt.
2. Das Herz liegt im Mediastinum.
3. Das Herz liegt zu zwei Drittel rechts der Körpermittellinie.
4. Die Herzspitze ist mit dem Zwerchfell verwachsen.
5. Die linke Herzkammer ist größer als die rechte.

❏ A) Nur die Aussagen 1, 2, 3 und 4 sind richtig.
❏ B) Nur die Aussagen 2, 3 und 5 sind richtig.
❏ C) Nur die Aussagen 2, 3 und 4 sind richtig.
❏ D) Nur die Aussagen 2 und 4 sind richtig.
❏ E) Nur die Aussagen 3, 4 und 5 sind richtig.

67 **Wann öffnen sich die Semilunarklappen?**

❏ A) Erschlaffungsphase
❏ B) Füllungsphase
❏ C) Austreibungsphase
❏ D) Anspannungsphase
❏ E) In der Austreibungs- und Anspannungsphase

Antwort 65

Die Lösung **E** ist richtig.

Zu 1: Die drei Schichten des Herzens sind Endokard, Myokard und Perikard. Pleura ist das Brustfell, welches die Lungen einhüllt.

Zu 2: Der Sinusknoten befindet sich im rechten Vorhof.

Zu 3: Die Taschenklappen befinden sich zwischen den Kammern und den abführenden Gefäßen.

Zu 4: Die Pulmonalklappe liegt zwischen rechter Kammer und Truncus pulmonalis.

Zu 5: Die Koronararterien werden in der Diastole durchblutet. Die beiden Koronarabgänge liegen direkt hinter der Aortenklappe. Wenn sich diese in der Systole öffnet, werden die Koronararterien verschlossen.

Antwort 66

Die Lösung **D** ist richtig.

Zu 1: Die Herzklappen (Endokard) werden in der Diastole vom Blut aus ernährt.

✓ Zu 2: Das Herz liegt im Mediastinum (Mittelfellraum der Brusthöhle zwischen den Lungenflügeln) hinter dem Brustbein und vor der Speiseröhre.

Zu 3: $2/3$ des Herzens liegen in der linken Hälfte des Brustkorbs.

✓ Zu 4: Die Herzspitze liegt im 5. ICR innerhalb der linken Medioklavikularlinie und ist nach unten mit dem Zwerchfell verwachsen.

Zu 5: Die linke Herzkammer ist nicht größer als die rechte, jedoch ist der linke Herzmuskel wesentlich kräftiger als der rechte.

Antwort 67

Die Lösung **C** ist richtig.

Zu A: Die Erschlaffungsphase gehört zur Diastole. In dieser Phase sind alle Klappen geschlossen.

Zu B: Die Füllungsphase erfolgt nach der Erschlaffungsphase; die Segelklappen sind geöffnet, die Taschenklappen (Semilunarklappen) geschlossen, das Blut strömt in die Kammern hinein.

✓ Zu C: In der Austreibungsphase sind die Taschenklappen geöffnet, die Segelklappen geschlossen; die Kammermuskulatur kontrahiert sich und befördert das Blut in die zugehörigen Gefäße.

Zu D: Die Anspannungsphase ist der Beginn der Systole und liegt vor der Austreibungsphase. In der Anspannungsphase sind alle Klappen geschlossen.

Zu E: Falsch.

68. **Welche Aussagen über das Herzminutenvolumen (HMV) sind richtig?**

1. Das HMV ist bei einer Schilddrüsenüberfunktion vermehrt.
2. Das HMV beträgt bei gesunden ruhenden Menschen ca. 5 l.
3. Das HMV ist rechts kleiner als links.
4. Das HMV ist vermehrt bei körperlicher Anstrengung.
5. Das HMV errechnet sich aus den beiden Werten Schlagvolumen und Schlagfrequenz.

- ❏ A) Nur die Aussagen 1, 2, 3 und 4 sind richtig.
- ❏ B) Nur die Aussagen 1, 2, 4 und 5 sind richtig.
- ❏ C) Nur die Aussagen 2, 3 und 4 sind richtig.
- ❏ D) Nur die Aussagen 2 und 4 sind richtig.
- ❏ E) Alle Aussagen sind richtig.

69. **Der Weg des Blutes durch das Herz. Welche Aussage ist richtig?**

- ❏ A) V. cava superior → Pulmonalklappe → Lunge → Lungenarterie → linke Kammer → Aortenklappe
- ❏ B) Rechter Vorhof → Pulmonalklappe → Lungenvene → Lunge → Mitralklappe → Aortenklappe
- ❏ C) V. cava inferior → rechte Herzkammer → Trikuspidalklappe → Lunge → linker Vorhof → Aorta
- ❏ D) Rechter Vorhof → Mitralklappe → Pulmonalklappe → Lunge → linker Vorhof → linke Kammer → Aorta
- ❏ E) Trikuspidalklappe → Pulmonalklappe → Truncus pulmonalis → linker Vorhof → Mitralklappe → Aorta

70. **Welche Aussage zu den Auskultationsstellen des Herzens ist richtig?**

ICR = Zwischenrippenraum
- ❏ A) Die Aortenklappe wird am deutlichsten im 2. ICR parasternal rechts gehört.
- ❏ B) Die Mitralklappe wird am deutlichsten im 5. ICR rechts der Medioklavikularlinie gehört.
- ❏ C) Die Pulmonalklappe wird am deutlichsten im 2. ICR medioklavikular gehört.
- ❏ D) Die Trikuspidalklappe wird am deutlichsten im 3. ICR parasternal rechts gehört.
- ❏ E) Der Erb-Punkt wird am deutlichsten im 2. ICR parasternal rechts gehört.

Antwort 68

Die Lösung **B** ist richtig.

Das Herzminutenvolumen ist die Bezeichnung für die Menge Blut, die der linke Ventrikel pro Minute fördert.

✓ Zu 1: Schilddrüsenhormone führen allgemein zu einer Steigerung des Stoffwechsels und des Grundumsatzes. Unter anderem kommt es zur Beschleunigung der Herztätigkeit.

✓ Zu 2: Die Aussage ist richtig. Das HMV errechnet sich durch Schlagkraft (ca. 70 ml pro Systole) mal Schlagfrequenz (ca. 70 pro Minute).

Zu 3: Die Aussage ist falsch. Das Volumen in beiden Kammern muss immer gleich sein. Schließlich kommt das Blut der linken Kammer aus der rechten und beide Kammern schlagen gleichzeitig.

✓ Zu 4: Im Extremfall kann das Herz bis zu 20 l Blut pro Minute fördern.

✓ Zu 5: Die Aussage ist richtig.

Antwort 69

Die Lösung **E** ist richtig.

Hier darf man sich nicht beirren lassen. Die richtige Reihenfolge wurde gefragt, nicht die korrekte Aufeinanderfolge. In allen Aussagen sind mehrere anatomische Strukturen ausgelassen worden. Nur in einer Aussage stimmt die Reihenfolge beim Weg des Blutes durch das Herz.

Zu A: Falsch in der Reihenfolge ist die Lungenarterie.

Zu B: Falsch in der Reihenfolge ist die Lungenvene.

Zu C: Falsch in der Reihenfolge ist die Trikuspidalklappe.

Zu D: Falsch in der Reihenfolge ist die Mitralklappe.

✓ Zu E: Diese Anordnung stimmt in der Reihenfolge.

Antwort 70

Die Lösung **A** ist richtig.

✓ Zu A: Die Aortenklappe wird am deutlichsten im 2. ICR parasternal rechts gehört.

Zu B: Die Mitralklappe wird am deutlichsten im 5. ICR medioklavikular links gehört.

Zu C: Die Pulmonalklappe wird am deutlichsten im 2. ICR parasternal links gehört.

Zu D: Die Trikuspidalklappe wird am deutlichsten im 4. ICR parasternal rechts gehört.

Zu E: Der Erb-Punkt wird am deutlichsten im 3. ICR parasternal links gehört.

Der Merksatz zu den Auskultationspunkten kann hilfreich sein: **Anton** (Aortenklappe) **Pullmann** (Pulmonalklappe) **trinkt** (Trikuspidalklappe) **Milch** (Mitralklappe) **um 22.45 Uhr** (Zahlen stehen für den ICR, in dem die jeweilige Herzklappe abzuhorchen ist).

71. **Welche Aussagen zur korrekten Durchführung einer Blutdruckmessung mit einer aufblasbaren Gummimanschette sind richtig?**

1. Das Stethoskop muss sich auf Höhe des Herzens befinden.
2. Bei adipösen Patienten mit sehr dicken Armen muss eine extrabreite Manschette benutzt werden.
3. Bei der Erstuntersuchung reicht es aus, nur an einem Arm den Blutdruck zu messen.
4. Die Ablassgeschwindigkeit der Druckluft sollte 35 mm pro Sekunde betragen.
5. Wenn der Korotkow-Ton erstmals auftritt, wird der systolische Blutdruck bestimmt.

- ❏ A) Nur die Aussagen 1, 2, 3 und 4 sind richtig.
- ❏ B) Nur die Aussagen 1, 2 und 5 sind richtig.
- ❏ C) Nur die Aussagen 2, 3 und 4 sind richtig.
- ❏ D) Nur die Aussagen 4 und 5 sind richtig.
- ❏ E) Alle Aussagen sind richtig.

72. **Was würden Sie zur Förderung der Wasserausscheidung bei Herzkranken (Linksherzinsuffizienz) empfehlen?**

- ❏ A) Natriumarme Ernährung
- ❏ B) Natriumreiche Ernährung
- ❏ C) Kaliumarme Ernährung
- ❏ D) Jodreiche Ernährung

3 Herz und Kreislauf

Antwort 71

Die Lösung **B** ist richtig.

✓ Zu 1: Das Stethoskop wird in der Ellenbeuge über der A. brachialis ungefähr in Herzhöhe aufgesetzt.

✓ Zu 2: Bei sehr dicken Armen muss eine extrabreite Manschette verwendet werden, sonst werden möglicherweise höhere Blutdruckwerte gemessen. Wenn eine solche Manschette nicht vorhanden ist, muss nach der Messung vom systolischen Wert ca. 10–15 mmHg abgezogen werden.

Zu 3: Bei der Erstuntersuchung wird immer an beiden Armen gemessen, um eine Aortenisthmusstenose, bei der die Verengung vor der A. subclavia sinistra liegt, auszuschließen.

Zu 4: Die Ablassgeschwindigkeit der Druckluft sollte 2–4 mm pro Sekunde betragen.

✓ Zu 5: Der Wert des systolischen Blutdruckes ist beim ersten rhythmischen Auftreten der Gefäßgeräusche (Korotkow-Ton) abzulesen. Das Verschwinden der Geräusche geht mit dem diastolischen Blutdruckwert einher.

Antwort 72

Die Lösung **A** ist richtig.

✓ Zu A: Für die Diät bei Patienten mit Linksherzinsuffizienz gilt: Kleine Mahlzeiten (fettarm), am Abend möglichst keine Mahlzeiten mehr, kochsalzarm (nur wenn keine Einnahme von Diuretika) und kaliumreich, Trinkmenge nicht mehr als 1 l täglich.

Zu B: Eine natriumreiche Ernährung bei Personen mit Herzschwäche würde belastend wirken.

Zu C: Kaliumreiche Mahlzeiten sind wichtig.

Zu D: Jodreiche Ernährung ist z. B. bei einer Jodmangelstruma notwendig.

! Behandlung einer chronischen Herzschwäche: Ursachenabklärung, medikamentöse Therapie (herzstärkend = Digitalis, harntreibend = Diuretika, gefäßerweiternd = ACE-Hemmer, Thromboseprophylaxe), geeignete Diät, Gewichtsnormalisierung, Stuhlregulierung, submaximales Ausdauertraining für 10 min, für körperliche und seelische Entlastung sorgen.

73. Welche Wirkung kann eine Überdosierung von Digitalis hervorrufen?

1. Appetitlosigkeit
2. Übelkeit
3. Farbensehen
4. Bradykardie
5. Kammerflimmern

- ❏ A) Nur die Aussagen 1, 2, 3 und 4 sind richtig.
- ❏ B) Nur die Aussagen 1, 2 und 3 sind richtig.
- ❏ C) Nur die Aussagen 2, 3 und 4 sind richtig.
- ❏ D) Nur die Aussagen 2 und 4 sind richtig.
- ❏ E) Alle Aussagen sind richtig.

74. Die Gefäßschädigungen, die durch länger bestehenden Bluthochdruck ausgelöst werden, können an welchem der im Folgenden genannten Organe durch eine klinische Untersuchung am besten beurteilt werden?

- ❏ A) Herz
- ❏ B) Niere
- ❏ C) Lunge
- ❏ D) Leber
- ❏ E) Augen

Antwort 73

Die Lösung **E** ist richtig.

✓ Zu 1: Die drei wichtigsten Symptome einer Digitalisintoxikation: Herzrhythmusstörungen (90 %), gastrointestinale Beschwerden (70 %) und neurozerebrale Symptome (20 %), wie z. B. Augenflimmern, Wolkensehen, Rot-Gelb-Grün-Sehen, Verwirrtheit, Reizbarkeit, Nervenschmerzen, Kopfschmerzen.

✓ Zu 2: Neben dem Gefühl der Übelkeit bestehen Erbrechen, Durchfälle und Appetitlosigkeit.

✓ Zu 3: Kann entstehen, wenn der Pulsschlag unter 40 fällt.

✓ Zu 4: Bradykardie ist eine Herzrhythmusstörung, die bei der Digitalisvergiftung zu finden ist; der Pulsschlag beträgt nur 40 Schläge pro Minute, teilweise auch darunter.

✓ Zu 5: Bei schwerer Vergiftung kann sich auch ein Kammerflimmern einstellen (Notfall, akute Lebensgefahr).

! Kalzium verstärkt die Digitaliswirkung. Kalium und Magnesium vermindern die Digitaliswirkung. Einem digitalisierten Patienten niemals Kalzium intravenös geben, da sonst schwere Arrhythmien bis hin zum Kammerflimmern auftreten können!

Antwort 74

Die Lösung **E** ist richtig.

Zu A: Die Schädigungen durch länger bestehenden Bluthochdruck am Herzen sind Herzmuskelschwäche und die Begünstigung bzw. Entstehung von KHK.

Zu B: Bluthochdruck kann zur Schrumpfniere führen.

Zu C: Durch eine Untersuchung der Lunge kann die Gefäßschädigung nicht beurteilt werden.

Zu D: Durch eine Untersuchung der Leber kann die Gefäßschädigung nicht beurteilt werden.

✓ Zu E: Die Gefäßschädigungen, die durch länger bestehenden Bluthochdruck ausgelöst worden sind, können am besten bei der Untersuchung des Augenhintergrunds mittels einer Ophthalmoskopie ermittelt werden.

! Die Untersuchung des Augenhintergrunds ist außerdem noch wichtig bei Diabetes mellitus, Arteriosklerose, Multiple Sklerose, zur Erkennung einer Stauungspapille und bei Augenerkrankungen (z. B. Glaukom, Netzhautablösung, Makuladegeneration).

75. **Als stabile Angina pectoris bezeichnet man:**

❏ A) Eine Erstmanifestation einer Angina pectoris
❏ B) Eine Angina pectoris von zunehmender Schwere, Dauer und Häufigkeit
❏ C) Regelmäßig durch bestimmte Mechanismen (z. B. körperliche Anstrengung) auslösbare Angina-pectoris-Anfälle, die sich nach Gabe von Medikamenten (Nitrate) rasch bessern
❏ D) Eine Ruheangina
❏ E) Eine Angina pectoris mit regelmäßig zunehmendem Bedarf und schlechterem Ansprechen auf Medikamente

76. **Welche Aussagen zum Myokardinfarkt sind richtig?**

1. Geht immer mit starken retrosternalen Schmerzen einher.
2. Häufigste Todesursache ist das Kammerflimmern.
3. Ein akutes Abdomen schließt einen Myokardinfarkt aus.
4. Die Schmerzen können bis in den Unterkiefer ausstrahlen.
5. Es kommt zum Absterben von Herzmuskelgewebe aufgrund einer ungenügenden Blutzufuhr in den Herzkranzgefäßen.

❏ A) Nur die Aussagen 1, 2, 4 und 5 sind richtig.
❏ B) Nur die Aussagen 1, 2 und 3 sind richtig.
❏ C) Nur die Aussagen 4 und 5 sind richtig.
❏ D) Nur die Aussagen 2, 4 und 5 sind richtig.
❏ E) Alle Aussagen sind richtig.

▒▒▒ Antwort 75

Die Lösung **C** ist richtig.

> Zu A: Hat keine besondere Bezeichnung.

> Zu B: Es handelt sich um eine instabile Angina pectoris, welche sich durch zunehmende Schwere, Dauer und Häufigkeit auszeichnet. Sie gilt als akutes Herzinfarktrisiko.

> ✓ Zu C: Eine stabile Angina pectoris entsteht regelmäßig durch bestimmte Mechanismen (z. B. körperliche Belastung) und ist gut mit Nitratgabe therapierbar.

> Zu D: Eine Ruheangina entwickelt sich häufig in der Nacht und gilt als akutes Herzinfarktrisiko (instabile Angina pectoris).

> Zu E: Spricht auch für die instabile Angina pectoris.

! Unter Angina pectoris versteht man eine akute vorübergehende Sauerstoffunterversorgung des Herzens mit plötzlich einsetzenden Schmerzen im Brustkorb, welche häufig in andere Körperregionen ausstrahlen können. Ein Angina-pectoris-Anfall ist meist als Vorbote eines Herzinfarktes zu sehen, jedoch nur die Hälfte der Patienten mit Herzkranzgefäßverengung entwickeln Angina-pectoris-Beschwerden.

▒▒▒ Antwort 76

Die Lösung **D** ist richtig.

> Zu 1: Circa 20 % der Infarkte verlaufen stumm (besonders bei Patienten mit Diabetes mellitus).

> ✓ Zu 2: Die häufigste Todesursache ist das Kammerflimmern.

> Zu 3: In ca. 8 % der Fälle kommt es zur Schmerzausstrahlung in das Abdomen, welche dann ein akutes Abdomen vortäuscht.

> ✓ Zu 4: Die Schmerzlokalisation beim Herzinfarkt ist am häufigsten retrosternal, im linken Brustbereich, der linken Schulter und im linken Arm (Kleinfingerseite), aber auch zu finden im Abdomen (8 %), in der Kiefer- und Halsregion (6 %), im Rücken (16 %), in der rechten Brust- und Schulterseite (18 %) und sogar im rechten Arm.

> ✓ Zu 5: Eine korrekte Definition des Myokardinfarkts.

77. **Welche Erscheinungen können bei einem Patienten mit Rechtsherz-insuffizienz vorliegen?**

1. Halsvenenstau
2. Pfortaderhochdruck
3. Nykturie
4. Lungenödem
5. Klopfender Karotispuls

- ❏ A) Nur die Aussagen 1, 2, 3 und 4 sind richtig.
- ❏ B) Nur die Aussagen 1, 3 und 5 sind richtig.
- ❏ C) Nur die Aussagen 1, 2 und 5 sind richtig.
- ❏ D) Nur die Aussagen 1, 2 und 3 sind richtig.
- ❏ E) Nur die Aussagen 1, 2, 3 und 5 sind richtig.

78. **Welche Aussagen zur Erkrankung Arteriitis temporalis sind richtig?**

1. Symptome sind u. a. Schläfenkopfschmerz, Augenschmerzen und Sehstörun-gen.
2. Kann zur Erblindung führen.
3. Viele Patienten leiden auch unter Polymyalgia rheumatica.
4. Als Ursache gilt eine Autoimmunerkrankung.
5. Betrifft meist ältere Frauen.

- ❏ A) Nur die Aussagen 1, 2, 3 und 4 sind richtig.
- ❏ B) Nur die Aussagen 1, 2 und 5 sind richtig.
- ❏ C) Nur die Aussagen 2, 3 und 5 sind richtig.
- ❏ D) Nur die Aussagen 2, 3, und 4 sind richtig.
- ❏ E) Alle Aussagen sind richtig.

Antwort 77

Die Lösung **D** ist richtig.

✓ Zu 1: Gestaute Jugularisvenen zeigen den Verdacht auf eine Rechtsherzinsuffizienz.

✓ Zu 2: Das Blut kann sich durch die Leber „durchstauen" und zu einem Pfortaderhochdruck führen.

✓ Zu 3: Ein häufiges nächtliches Wasserlassen ist typisch für die Rechtsherzinsuffizienz. Während des Tages entstehen Ödeme, v. a. an den Beinen. In der Nacht hebt sich der Rückstau wieder auf, weil das Herz nicht solche Leistungen liefern muss wie tagsüber. Das Wasser im Extrazellulärraum wird wieder dem Kreislauf zugeführt und wird infolge der Wasserregulation der Niere jetzt ausgeschieden.

Zu 4: Ursachen Lungenödem: Linksherzinsuffizienz, Niereninsuffizienz, große Höhen (Höhenlungenödem), erhöhte Permeabilität der Gefäße durch z. B. Toxine oder allergische Reaktionen (anaphylaktischer Schock).

Zu 5: Einen sichtbaren Karotispuls findet man bei einem erhöhten Schlagvolumen, z. B. bei starker körperlicher Anstrengung, bei Aortenklappeninsuffizienz oder Hyperthyreose.

! Weitere Symptome der Rechtsherzinsuffizienz: gestaute Hals- und Zungengrundvenen, Pleuraerguss, Stauungsleber (Stauungshepatitis, kardiale Zirrhose), Aszites, Stauungsgastritis, Stauungsenteritis, Stauungsniere.

Antwort 78

Die Lösung **E** ist richtig.

✓ Zu 1: Die Aussage ist richtig. Der Schläfenkopfschmerz ist i. d. R. isoliert. Hinzu kommen intermittierende Schmerzen beim Kauen, Abgeschlagenheit, Fieber, BSG stark erhöht. Als Leitsymptom ist die verdickt hervortretende Schläfenschlagader zu betrachten. Sie ist i. d. R. verhärtet, schmerzhaft tastbar und ohne Puls.

✓ Zu 2: Eine Erblindungsgefahr besteht v. a. bei Nichtbehandlung.

✓ Zu 3: Die Polymyalgia rheumatica ist eine unklare entzündliche Multiorganerkrankung, die ebenfalls bei älteren Patienten zu finden ist und häufig mit Arteriitis temporalis in Erscheinung tritt.

✓ Zu 4: Die Erkrankung gilt als Autoimmunerkrankung, vermutet wird eine Immunkomplexvaskulitis.

✓ Zu 5: Hauptsächlich sind ältere Menschen betroffen, davon zu 70 % Frauen.

! Die Arteriitis temporalis hat zwei Synonyme, Polymyalgia arteriitica und Horton-Riesenzellarteriitis. Sie gilt als Autoimmunerkrankung und befällt v. a. die Schläfenarterien (= A. temporalis) und die Augenschlagader (= A. ophthalmica). Polymyalgia rheumatica, eine unklare entzündliche Muskelerkrankung, tritt häufig in Verbindung mit Arteriitis temporalis auf.

79. **Wann entsteht ein diastolisches Herzgeräusch?**

- ❏ A) Aortenklappenstenose
- ❏ B) Aortenklappeninsuffizienz
- ❏ C) Mitralklappeninsuffizienz
- ❏ D) Trikuspidalklappeninsuffizienz
- ❏ E) Offener Ductus botalli

80. **Was kann die Ursache von Extrasystolen sein?**

1. Wachstumsphase
2. Herzfehler
3. Digitalisüberdosierung
4. Vegetative Labilität
5. Koronare Herzkrankheit

- ❏ A) Nur die Aussagen 1, 2, 3 und 4 sind richtig.
- ❏ B) Nur die Aussagen 1, 2 und 5 sind richtig.
- ❏ C) Nur die Aussagen 2, 3 und 5 sind richtig.
- ❏ D) Nur die Aussagen 2, 3 und 4 sind richtig.
- ❏ E) Alle Aussagen sind richtig.

Antwort 79

Die Lösung **B** ist richtig.

Zu A: Bei isolierter Aortenklappenstenose tritt i. d. R. ein Systolikum auf. Die Aortenklappe kann sich in der Systole nicht richtig öffnen (Stenose = verengt) und erzeugt dadurch ein Herzgeräusch.

✓ Zu B: In der Diastole ist die Aortenklappe bei dieser Erkrankung nicht geschlossen, das führt zu einem Herzgeräusch in dieser Arbeitsphase des Herzens.

Zu C: Die Mitralklappe sollte im gesunden Zustand in der Systole geschlossen sein. Das ist bei der Mitralklappeninsuffizienz nicht der Fall; daher ein Systolikum.

Zu D: Die Trikuspidalklappe sollte im gesunden Zustand in der Systole geschlossen sein. Das ist bei der Trikuspidalklappeninsuffizienz nicht der Fall; daher ein Systolikum.

Zu E: Beim offenen Ductus botalli (Ductus arteriosus apertus) ist ein sog. Lokomotiv- oder Maschinengeräusch zu hören, das heißt ein Herzgeräusche in der Systole und der Diastole.

Antwort 80

Die Lösung **E** ist richtig.

✓ Zu 1: Bei Kindern und Jugendlichen sind kurzfristig auftretende Extrasystolen nicht selten und haben in der Regel keinen pathologischen Wert.

✓ Zu 2: Herzfehler können eine Ursache von Extrasystolen sein.

✓ Zu 3: Herzrhythmusstörungen treten bei einer Digitalisüberdosierung in 90 % der Fälle auf.

✓ Zu 4: Kurzfristige oder einzelne Extrasystolen werden nicht als pathologisch betrachtet, da sie relativ häufig beim Gesunden auftreten können (auslösende Faktoren: emotionale Erregung, Übermüdung, vegetative Labilität, körperliche Aktivität, Genussmittel).

✓ Zu 5: Bei häufiger auftretenden Extrasystolen muss eine KHK ausgeschlossen werden (v. a. dann, wenn die Anamnese positiv ist: Alter, metabolisches Syndrom).

Extrasystolen sind außerhalb des regulären Grundrhythmus auftretende Herzaktionen. Sie werden nach dem Ursprungsort im Reizleitungssystem in supraventrikuläre und ventrikuläre Extrasystolen unterschieden (Unterscheidung nur durch EKG).

81. **Welche Auswirkungen können sich aus einer lang andauernden schweren Hypertonie entwickeln?**

1. Lungenembolie
2. Erkrankungen der Niere
3. Erkrankungen der Netzhaut
4. Arteriosklerose
5. Schlaganfall

❏ A) Nur die Aussagen 1, 2, 3 und 4 sind richtig.
❏ B) Nur die Aussagen 1, 3 und 4 sind richtig.
❏ C) Nur die Aussagen 2, 3 und 5 sind richtig.
❏ D) Nur die Aussagen 2, 3, 4 und 5 sind richtig.
❏ E) Alle Aussagen sind richtig.

82. **Welche der folgenden Aussagen treffen für das Vorhofflimmern zu?**

1. Führt unbehandelt in wenigen Minuten zum Tod.
2. Kann zum unrhythmischen Herzschlag führen.
3. Eine typische Komplikation ist der Schlaganfall durch arterielle Embolie.
4. Eine typische Komplikation ist die Herzbeuteltamponade.
5. Kann anfallsartig auftreten (mit plötzlichem Beginn und plötzlichem Ende).

❏ A) Keine der vorstehenden Aussagen ist richtig.
❏ B) Nur die Aussage 1 ist richtig.
❏ C) Nur die Aussagen 2 und 4 sind richtig.
❏ D) Nur die Aussagen 4 und 5 sind richtig.
❏ E) Nur die Aussagen 2, 3 und 5 sind richtig.

Antwort 81

Die Lösung **D** ist richtig.

Zu 1: Eine Lungenembolie entsteht durch Verschleppung thrombotischen Materials aus dem venösen System.

✓ Zu 2: Arterieller Hochdruck kann in der Niere zu erheblichen Schäden führen, z. B. Nephrosklerose, Schrumpfniere.

✓ Zu 3: Auch die Gefäße der Netzhaut können betroffen sein (hypertensive Retinopathie mit Fundus hypertonicus).

✓ Zu 4: Im Wesentlichen führt der dauernd erhöhte Druck in den Gefäßen zu Gefäßwandschäden mit Entstehung einer Arteriosklerose.

✓ Zu 5: Hypertonie bedingt Arteriosklerose und arteriosklerotische Veränderungen der Hirngefäße können einen Schlaganfall verursachen.

! Folgende Komplikationen sind typisch: koronare Herzkrankheit, Angina pectoris, Herzinfarkt (häufigste Todesursache), Linksherzinsuffizienz, Niereninsuffizienz, Schrumpfniere, hypertensive Retinopathie (Schädigungen der Netzhaut), Apoplexie, Hochdruckenzephalopathie, Bildung von Aneurysmen mit Gefahr der Ruptur.

Antwort 82

Die Lösung **E** ist richtig.

Zu 1: In der Regel ist Vorhofflimmern asymptomatisch, in einigen Fällen kann es jedoch auch zur Symptomatik führen: Herzklopfen, Herzstolpern, Blutdruckabfall, Schweißausbruch, Schwindel, Atemnot, Angst, Bewusstseinstrübung.

✓ Zu 2: Herzstolpern kann vorkommen.

✓ Zu 3: Die größte Gefahr bei Vorhofflimmern besteht in einer Thrombenbildung im linken Vorhof. Dieser Thrombus wird dann zum Embolus und lässt eine arterielle Embolie entstehen. Am häufigsten entsteht diese im Gehirn. Eine arterielle Embolie wäre jedoch auch in anderen Organen bzw. in den Extremitäten möglich.

Zu 4: Bei der Herzbeuteltamponade kommt es zum Flüssigkeitseintritt in den Perikardspalt. Je nach Menge kann die Kammerfüllung und damit die Herzarbeit behindert werden. Ursachen: Perikarditis, Herzinfarkt, Trauma.

✓ Zu 5: Die Aussage ist korrekt.

! Vorhofflimmern ist eine Erregungsbildungsstörung der Vorhöfe des Herzens, bei der es zu unkontrollierten und flimmerhaften Vorhofkontraktionen mit einer Frequenz von über 300 Schlägen pro Minute kommt.

83 **Welche der folgenden Aussagen über den Mitralklappenprolaps sind richtig?**

1. Es handelt sich um die systolische Vorwölbung des Mitralsegels in den linken Vorhof.
2. Klinisch und hämodynamisch ist die Veränderung oft unbedeutend.
3. Es kommt häufig zu Mitralinsuffizienz mit klinischen Beschwerden.
4. Die Mehrzahl der Betroffenen ist beschwerdefrei.
5. Auskultatorisch können ein oder zwei systolische Klicks und oft ein spätsystolisches Geräusch imponieren.

- ☐ A) Nur die Aussage 1 ist richtig.
- ☐ B) Nur die Aussagen 1 und 3 sind richtig.
- ☐ C) Nur die Aussagen 1, 2 und 3 sind richtig.
- ☐ D) Nur die Aussagen 1, 2, 4 und 5 sind richtig.
- ☐ E) Alle Aussagen sind richtig.

84. **Welche Symptome bzw. Untersuchungsbefunde können Sie bei einem Patienten mit einer Aortenklappeninsuffizienz feststellen?**

1. Sichtbare Pulsation der Karotis
2. Kleine Blutdruckamplitude
3. Knöchelödeme
4. Kapillarpuls am Fingernagel sichtbar
5. Auskultationsbefund: Diastolikum über dem 2. ICR parasternal rechts

- ☐ A) Nur die Aussagen 1, 2, 4 und 5 sind richtig.
- ☐ B) Nur die Aussagen 1, 2, 3 und 4 sind richtig.
- ☐ C) Nur die Aussagen 1, 4 und 5 sind richtig.
- ☐ D) Nur die Aussagen 1, 3 und 5 sind richtig.
- ☐ E) Nur die Aussagen 2, 4 und 5 sind richtig.

▦ Antwort 83

Die Lösung **D** ist richtig.

- ✓ Zu 1: Beim Mitralklappenprolaps (nennt sich auch Klick-Syndrom) handelt es sich um eine Vorwölbung der Mitralsegel in den linken Vorhof während der Systole. Die Ursache ist häufig angeboren, kann aber auch z. B. durch einen Herzinfarkt erworben sein.
- ✓ Zu 2: Diese Aussage ist richtig.
-   Zu 3: Eine Mitralklappeninsuffizienz entsteht im Rahmen einer rheumatischen oder bakteriellen Endokarditis und führt zum Pendelblut. Dies findet sich nicht beim Mitralklappenprolaps.
- ✓ Zu 4: Meist ist dieses Syndrom beschwerdefrei.
- ✓ Zu 5: Das EKG ist i. d. R. normal, jedoch wird häufig bei der Auskultation ein spätsystolischer Klick festgestellt, daher auch der Name Klick-Syndrom.

▦ Antwort 84

Die Lösung **C** ist richtig.

- ✓ Zu 1: Der linke Herzmuskel versucht verzweifelt, das durch das Pendelblut hohe Kammervolumen in den Körperkreislauf zu pumpen. Der systolische Blutdruck steigt. Diese Kraft kann sich durch Pulsation der Karotis, Kapillarpuls und/oder Musset-Zeichen (pulssynchrones Kopfnicken) bemerkbar machen. Der Radialispuls ist schnell und hart (Pulsus celer et altus).
-   Zu 2: Es besteht eine große Blutdruckamplitude. Zu dem hohen systolischen Blutdruck kommt ein niedriger diastolischer Druck. Dieser entsteht durch das Pendelblut. Die Aortenklappe ist nicht richtig geschlossen.
-   Zu 3: Knöchelödeme entstehen z. B. bei der Rechtsherzinsuffizienz.
- ✓ Zu 4: Der Untersucher drückt auf den Fingernagel und kann dann einen Kapillarpuls erkennen. Ist in der Praxis jedoch selten zu sehen.
- ✓ Zu 5: Der hämodynamisch günstigste Auskultationspunkt der Aortenklappe befindet sich im 2. ICR parasternal rechts.

! Bei der Aortenklappeninsuffizienz braucht das linke Herz aufgrund des Pendelblutes wesentlich mehr Kraft, um das Blut in den großen Kreislauf zu pumpen. Das linke Herz hypertrophiert. Eine Symptomatik ist erst bei einer schweren Aorteninsuffizienz feststellbar.

85. **Was ist die häufigste Ursache bei erworbenen Herzklappenfehlern?**

- ❑ A) Tuberkulose
- ❑ B) Arteriosklerose
- ❑ C) Herzinsuffizienz
- ❑ D) Hypertonie
- ❑ E) Rheumatisches Fieber

86. **Welche Symptome sind bei einer Linksherzinsuffizienz zu finden?**

1. Asthma cardiale
2. Halsvenenstauung
3. Lungenödem
4. Pulsierende Halsschlagader
5. Lebervergrößerung

- ❑ A) Nur die Aussagen 1, 2, 3 und 4 sind richtig.
- ❑ B) Nur die Aussagen 1 und 3 sind richtig.
- ❑ C) Nur die Aussagen 2, 3 und 4 sind richtig.
- ❑ D) Nur die Aussagen 2 und 5 sind richtig.
- ❑ E) Alle Aussagen sind richtig.

▄▄▄ Antwort 85

Die Lösung **E** ist richtig.

Zu A: Tuberkulose kann sich in fast allen Organen manifestieren, an den Herzklappen jedoch nicht.

Zu B: Arteriosklerose ist eine Gefäßschädigung in den Arterien; sie führt zur Ischämie des jeweiligen Gebietes bzw. zur Hypertonie.

Zu C: Herzinsuffizienz führt zu Mangel- und Stauungserscheinungen.

Zu D: Hypertonie führt zu Schädigungen im arteriellen System.

✓ Zu E: Die häufigste Ursache von erworbenen Herzklappenfehlern ist rheumatisch bedingt; an zweiter Stelle ist die bakterielle Endokarditis zu nennen.

! Erworbene Herzklappenfehler sind meist durch eine rheumatische Endokarditis verursacht, deren Erstmanifestation sehr oft 10–30 Jahre vorausgegangen ist. Die erworbenen Herzklappenfehler manifestieren sich meist am linken Herzen (Mitral- und Aortenklappe), während die angeborenen Klappenfehler meist zu einer Aorten- oder Pulmonalklappenstenose führen.

▄▄▄ Antwort 86

Die Lösung **B** ist richtig.

✓ Zu 1: Asthma cardiale (anfallsweise nächtliche Atemnot und Husten) ist das klassische Vollbild einer Linksherzinsuffizienz. Es entsteht durch den Rückstau der Blutflüssigkeit in den Lungenkreislauf.

Zu 2: Halsvenenstauung und Lebervergrößerung finden sich bei der Rechtsherzinsuffizienz. Natürlich kann sich eine Linksherzinsuffizienz „durchstauen", also auch zu einer Rechtsherzinsuffizienz führen. Dies nennt man jedoch Globalinsuffizienz.

✓ Zu 3: Infolge der pulmonalen Hypertonie entsteht das kardiale Lungenödem.

Zu 4: Eine pulsierende Halsschlagader ist infolge der Insuffizienz des linken Herzmuskels nicht möglich.

Zu 5: Eine Lebervergrößerung kann z. B. infolge einer Rechtsherzinsuffizienz entstehen.

87. **Ursachen einer Rechtsherzinsuffizienz?**

1. Obstruktive Atemwegserkrankungen
2. Linksherzinsuffizienz
3. Hypertonie im arteriellen Kreislauf
4. Rezidivierende Lungenembolien
5. Pulmonalklappenstenose

❏ A) Nur die Aussagen 1, 2, 4 und 5 sind richtig.
❏ B) Nur die Aussagen 1, 2, 3 und 4 sind richtig.
❏ C) Nur die Aussagen 1, 2 und 4 sind richtig.
❏ D) Nur die Aussagen 2 und 5 sind richtig.
❏ E) Alle Aussagen sind richtig.

88. **Welcher Herzklappenfehler bewirkt eine große Blutdruckamplitude?**

❏ A) Pulmonalklappenstenose
❏ B) Trikuspidalklappeninsuffizienz
❏ C) Mitralklappeninsuffizienz
❏ D) Aortenklappenstenose
❏ E) Aortenklappeninsuffizienz

▪▪▪ Antwort 87

Die Lösung **A** ist richtig.

✓ Zu 1: Obstruktive Atemwegserkrankungen (chronische Bronchitis, Asthma bronchiale) können durch Veränderungen des Lungengewebes (Abbau von Alveolarkapillaren) zur Rechtsherzinsuffizienz führen.

✓ Zu 2: Eine Linksherzinsuffizienz kann sich „duchstauen" und zur Rechtsherzinsuffizienz führen (sog. Globalinsuffizienz).

Zu 3: Eine Hypertonie kann zur Linksherzinsuffizienz führen.

✓ Zu 4: Rezidivierende, meist kleinere, häufig unbemerkt verlaufende Lungenembolien können ohne weiteres zur pulmonalen Hypertonie führen und somit eine Rechtsherzinsuffizienz provozieren.

✓ Zu 5: Richtig. Jedoch sehr selten. Rheumatische und bakterielle Ursachen manifestieren sich viel häufiger an den Herzklappen des linken Herzens.

▪▪▪ Antwort 88

Die Lösung **E** ist richtig.

Der Herzklappenfehler mit der größten Blutdruckamplitude ist die Aortenklappeninsuffizienz.

Zu A: Es kommt zur Hypertrophie des rechten Ventrikels mit Stauung vor dem rechten Herzen.

Zu B: Es kommt zur Hypertrophie des rechten Vorhofs mit venöser Einflussstauung.

Zu C: Es kommt zur Hypertrophie und Dilatation der linken Kammer und des linken Vorhofs mit verstrichener Herztaille (Röntgen) und Lungenstauung.

Zu D: Es entsteht eher ein niedriger Blutdruck mit kleiner Blutdruckamplitude (Pulsus tardus et parvus).

✓ Zu E: Das Leitsymptom der Aortenklappeninsuffizienz. Die Aortenklappeninsuffizienz ist der Herzklappenfehler, der am häufigsten in den Prüfungen gefragt wird!

❗ Eine vergrößerte Blutdruckamplitude kann noch bei folgenden Erkrankungen auftreten: Hyperthyreose, Fieber, chronische Anämie, Ductus arteriosus apertus (offener Ductus Botalli).

89. **Welche der unten aufgeführten Erkrankungen kann als Komplikation ein Cor pulmonale entstehen lassen?**

❑ A) Asthma bronchiale
❑ B) Pulmonalklappenstenose
❑ C) Pulmonalklappeninsuffizienz
❑ D) Lungenödem
❑ E) Bronchialkarzinom

90. **Welche Risikofaktoren für den Herzinfarkt kennen Sie?**

1. Langjähriges Rauchen gilt als Risikofaktor.
2. Ein länger bestehender Bluthochdruck gilt als Risikofaktor.
3. Tiefe Beinvenenthrombose
4. Bei Patienten mit Diabetes mellitus besteht ein erhöhtes Risiko, einen Herzinfarkt zu erleiden.
5. Bewegungsmangel gilt als Risikofaktor.

❑ A) Nur die Aussagen 1, 2, 3 und 5 sind richtig.
❑ B) Nur die Aussagen 1, 2, 4 und 5 sind richtig.
❑ C) Nur die Aussagen 2 und 4 sind richtig.
❑ D) Nur die Aussagen 1 und 4 sind richtig.
❑ E) Alle Aussagen sind richtig.

Antwort 89

Die Lösung **A** ist richtig.

✓ Zu A: Asthma bronchiale zählt zu den chronisch-obstruktiven Lungenerkrankungen. Diese Patienten zeigen pathologische Veränderungen, wie sie beim Emphysem auftreten. Durch Parenchymveränderungen der Lunge kommt es zur Verminderung der Alveolarkapillaren und damit zur Drucksteigerung im Lungenkreislauf. Das rechte Herz wird dadurch mehr belastet.

Zu B: Die Pulmonalklappenstenose hat nichts mit einem Cor pulmonale zu tun. Es handelt sich beim Cor pulmonale um eine Rechtsherzinsuffizienz, welche infolge von chronischen Lungenerkrankungen entsteht.

Zu C: Nicht richtig.

Zu D: Ein Lungenödem kann unterschiedliche Ursachen haben, mit dem Cor pulmonale hat es nichts zu tun.

Zu E: Das Bronchialkarzinom ist eine bösartige Erkrankung mit ungünstiger Prognose; es führt jedoch nicht zum Abbau von Alveolarkapillaren.

Antwort 90

Die Lösung **B** ist richtig.

✓ Zu 1: Langjähriges Rauchen fördert die Entstehung von Arteriosklerose und kann so auch die Koronargefäße schädigen (Koronarsklerose). Diese Erkrankung nennt sich KHK und kann in einen Herzinfarkt gipfeln.

✓ Zu 2: Ein länger bestehender Bluthochdruck kann eine Koronarsklerose entstehen lassen und so einen Herzinfarkt verursachen.

Zu 3: Erkrankungen des venösen Systems sind kein Infarktrisiko.

✓ Zu 4: Patienten mit Diabetes mellitus haben in der Tat ein erhöhtes Risiko, einen Herzinfarkt zu erleiden. Die Ursache liegt in der Makro- bzw. Mikroangiopathie, an der Diabetiker erkranken. Die diabetische Polyneuropathie führt dazu, dass bei diesen Patienten häufig keine Angina-pectoris-Symptome als Warnhinweis einem Herzinfarkt vorausgehen.

✓ Zu 5: Generell fördert ein Bewegungsmangel die Entstehung einer Koronarsklerose.

! Unbeeinflussbare Risikofaktoren: familiäre Disposition, Lebensalter und männliches Geschlecht. Beeinflussbare Risikofaktoren erster Ordnung: Fettstoffwechselstörungen, Hypertonie, Adipositas, Rauchen, Diabetes mellitus; Risikofaktoren zweiter Ordnung: Bewegungsmangel, negativer Stress, entsprechende Persönlichkeitsstruktur (Ehrgeiz, Aggressivität, Hektik).

91. **Welche Ursachen einer chronischen pulmonalen Hypertension kennen Sie?**

1. Linksherzinsuffizienz
2. Silikose (Steinstaublunge)
3. Leberzirrhose
4. Rezidivierende Lungenembolien
5. Rechtsherzinsuffizienz infolge einer Pulmonalklappenstenose

☐ A) Nur die Aussagen 1, 2 und 3 sind richtig.
☐ B) Nur die Aussagen 1, 2 und 4 sind richtig.
☐ C) Nur die Aussagen 2, 3 und 4 sind richtig.
☐ D) Nur die Aussagen 4 und 5 sind richtig.
☐ E) Alle Aussagen sind richtig.

92. **Welche Ursachen können zu einer Herzmuskelschwäche führen?**

1. Hypertonie
2. Anämie
3. Hyperthyreose
4. Lungenfibrose
5. Herzneurose

☐ A) Nur die Aussagen 1 und 4 sind richtig.
☐ B) Nur die Aussagen 1, 2 und 4 sind richtig.
☐ C) Nur die Aussagen 1, 2, 3 und 4 sind richtig.
☐ D) Nur die Aussagen 4 und 5 sind richtig.
☐ E) Alle Aussagen sind richtig.

■ Antwort 91

Die Lösung **B** ist richtig.

Eine pulmonale Hypertension ist eine Druckerhöhung im Lungenkreislauf auf über 22 mmHg (in Ruhe).

✓ Zu 1: Ursachen einer pulmonalen Hypertonie können sein: Erkrankungen des linken Herzens (z. B. Linksherzinsuffizienz), Lungenerkrankungen (z. B. Lungenemphysem, Lungenfibrosen), rezidivierende Lungenembolien, Herzfehler mit Links-rechts-Shunt.

✓ Zu 2: Die Silikose fällt unter die Lungenfibrosen; eine Erkrankung, die das Lungenparenchym zu Bindegewebe umbaut. Dabei werden auch die Lungenkapillaren abgebaut; die Folge ist eine Druckerhöhung mit Rückstau zum rechten Herzen (Cor pulmonale).

Zu 3: Eine Leberzirrhose verursacht eine portale Hypertension (Pfortaderhochdruck).

✓ Zu 4: Das klinische Ausmaß einer Lungenembolie kann je nach Größe des Embolus sehr unterschiedlich sein, von asymptomatisch bis zum plötzlichen Tod (akute pulmonale Hypertension). Mehrere kleinere Lungenembolien können ohne weiteres zur allmählichen Druckerhöhung im Lungenkreislauf führen.

Zu 5: Eine Pulmonalklappenstenose verursacht einen Rückstau in das venöse System. Durch die Stenose der Pulmonalklappe kommt es eher zu einem Niederdruck im Lungenkreislauf.

■ Antwort 92

Die Lösung **C** ist richtig.

✓ Zu 1: Die Ursachen einer Herzmuskelschwäche lassen sich in zwei Gruppen unterteilen. Die Ursachen, welche vom Herz ausgehen (z. B. Hypertonie, KHK, Kardiomyopathien, Myokarditis, Perikarditis, Herzrhythmusstörungen, angeborene und erworbene Herzklappenfehler) und die Ursachen, welche außerhalb des Herzens liegen (z. B. Lungenerkrankungen, Anämie, Hyperthyreose, Hypoxie). Übrigens: Hypertonie ist eine häufige Ursache einer Herzmuskelschwäche.

✓ Zu 2: Ein Patient mit einer idiopathischen Eisenmangelanämie kann über Jahre bzw. Jahrzehnte eine Herzmuskelschwäche erleiden. Durch den chronischen Sauerstoffmangel kommt es zur allmählichen Herzmuskelvergrößerung, die dann, wenn sie über das kritische Herzgewicht hinausgeht, in eine Insuffizienz übergeht.

✓ Zu 3: Die Schilddrüsenhormone (T_3, T_4) führen zur Erhöhung des Herzminutenvolumens (HMV) und damit zur Erhöhung der Kontraktionskraft des Herzmuskels.

✓ Zu 4: Eine Lungenfibrose führt zum chronischen Cor pulmonale (Rechtsherzinsuffizienz infolge einer Lungenerkrankung).

Zu 5: Unter Herzneurose versteht man eine psychogene Organneurose. Die Erkrankung ist eine funktionelle Herzerkrankung, das heißt, es sind keine organischen Veränderungen am Herzen nachweisbar. Hier handelt es sich um eine Ausschlussdiagnose.

93. **Welche Komplikationen sind bei einem Herzinfarkt zu befürchten?**

1. Herzrhythmusstörungen
2. Lungenödem
3. Asthma bronchiale
4. Linksherzinsuffizienz
5. Mitralinsuffizienz

- [ ] A) Nur die Aussagen 1, 2 und 4 sind richtig.
- [ ] B) Nur die Aussagen 1, 3 und 4 sind richtig.
- [ ] C) Nur die Aussagen 1, 2, 4 und 5 sind richtig.
- [ ] D) Nur die Aussagen 1 und 4 sind richtig.
- [ ] E) Alle Aussagen sind richtig.

94. **Welche Aussagen zum anaphylaktischen Schock sind richtig?**

1. Bradykardie
2. Histaminbedingte Vasodilatation
3. Kaltschweißigkeit
4. Übelkeit und Erbrechen
5. Hypotonie

- [ ] A) Nur die Aussagen 1, 3, 4 und 5 sind richtig.
- [ ] B) Nur die Aussagen 1, 2 und 5 sind richtig.
- [ ] C) Nur die Aussagen 2, 4 und 5 sind richtig.
- [ ] D) Nur die Aussage 2 ist richtig.
- [ ] E) Alle Aussagen sind richtig.

Antwort 93

Die Lösung **C** ist richtig.

- ✓ Zu 1: Wenn beim Herzinfarkt Muskelzellen des Herzreizleitungssystems betroffen sind, entstehen Herzrhythmusstörungen; dabei ist das Kammerflimmern bzw. -flattern am gefürchtetsten.
- ✓ Zu 2: Durch den Untergang von Herzmuskelzellen kommt es zu einer akuten Herzinsuffizienz. Das hat zur Folge, dass das Blut sich plötzlich in die Lunge zurückstaut; die Lungenkapillaren weiten sich und Blutplasma tritt in die Alveolen (Lungenödem).
- Zu 3: Asthma bronchiale ist eine obstruktive Atemwegserkrankung, die anfallsweise mit Spasmus der glatten Muskulatur, Schwellung und Hypersekretion der Bronchialschleimhaut auftritt.
- ✓ Zu 4: Siehe Kommentar unter 2.
- ✓ Zu 5: Wenn beim Herzinfarkt die Zellen des Papillarmuskels (hier sind die Segelklappen mit Sehnenfäden am Herzmuskel befestigt) untergehen, kommt es zur Insuffizienz der betroffenen Segelklappe: Während der Systole wird dann die Segelklappe in den Vorhof zurückgeschlagen.

! Der gefährlichste Zeitraum von Komplikationen beim Herzinfarkt sind die ersten 48 Stunden. Mit folgenden Schwierigkeiten ist zu rechnen: kardiogener Schock, Herzrhythmusstörungen (Kammerflimmern oft Todesursache), Linksherzinsuffizienz mit Lungenödem, Papillarmuskelriss mit Insuffizienz einer Segelklappe, Herzbeuteltamponade, Kammerseptumruptur, kardiogene Embolien, Herztod.

Antwort 94

Die Lösung **C** ist richtig.

- Zu 1: Leitsymptom des Schocks ist eine Tachykardie bei abfallendem Blutdruck (Schockindex).
- ✓ Zu 2: Beim anaphylaktischen und auch beim septischen Schock kommt zu es einer histaminbedingten Vasodilatation; bei allen anderen Schockformen entsteht in der Peripherie eine Vasokonstriktion.
- Zu 3: Kaltschweißigkeit ist zwar ein typisches Symptom eines Schocks, nicht jedoch beim anaphylaktischen und septischen Schock.
- ✓ Zu 4: Typisches Symptom eines Schocks.
- ✓ Zu 5: Leitsymptom des Schocks ist eine Tachykardie bei abfallendem Blutdruck (Schockindex).

! Der anaphylaktische Schock ist ein Versagen der peripheren Kreislaufregulation infolge einer allergischen Reaktion vom Typ I (Soforttyp) mit Freisetzung von Entzündungsmediatoren und dadurch bedingte Erhöhung der Gefäßdurchlässigkeit. Symptome: Hitzewallung, Schwindel, starke Kopfschmerzen, Angst, Atemnot, starke Hautreaktion (z. B. Rötung um den Nadeleinstich und im Gesicht) mit heftigem Juckreiz (meist Zunge und Kopfhaut), Übelkeit, Erbrechen.

95. **Wodurch kann ein Angina-pectoris-Anfall ausgelöst werden?**

1. Anstrengung nach einer Mahlzeit
2. Kaltes Wetter
3. Körperliche Aktivität
4. Kann auch in der Nacht während der Ruhezeit erfolgen
5. Kontakt mit kalter Luft beim Verlassen des warmen Raumes

❑ A) Nur die Aussagen 1, 2, 3 und 4 sind richtig.
❑ B) Nur die Aussagen 1, 3 und 4 sind richtig.
❑ C) Nur die Aussagen 2 und 3 sind richtig.
❑ D) Nur die Aussagen 3 und 4 sind richtig.
❑ E) Alle Aussagen sind richtig.

96. **Welche sind die Symptome eines akuten arteriellen Verschlusses am Bein?**

1. Schwache Fußpulse
2. Zyanotische Verfärbung
3. Blasse Haut
4. Kalter Fuß
5. Hyperreflexie

❑ A) Nur die Aussagen 1, 2, 3 und 4 sind richtig.
❑ B) Nur die Aussagen 1, 2, 3 und 5 sind richtig.
❑ C) Nur die Aussagen 1, 3 und 4 sind richtig.
❑ D) Nur die Aussagen 1, 4 und 5 sind richtig.
❑ E) Alle Aussagen sind richtig.

Antwort 95

Die Lösung **E** ist richtig.

✓ Zu 1: Bekannt sind Herzbeschwerden und Infarkte in den Weihnachtstagen: Nach einem üppigen Festmal empfindet der Patient Unwohlsein und leichte Luftnot; er beschließt den Heimweg zu Fuß anzutreten. Die Kälte und die körperliche Aktivität kann (z. B. Klettern über einen Zaun beim Überqueren einer Wiese) dann zum Anfall oder Herzinfarkt führen.

✓ Zu 2: Siehe Kommentar unter 1.

✓ Zu 3: Siehe Kommentar unter 1.

✓ Zu 4: Angina-pectoris-Anfälle können jederzeit und auch in Ruhe auftreten.

✓ Zu 5: Ein ganz typischer Auslösungsmechanismus.

! Typische Auslösungsfaktoren der Angina pectoris sind: körperliche Anstrengung, Temperaturwechsel, Kälte, extreme Wetteränderung, schwere und reichliche Mahlzeit. Die Beschwerden können jedoch auch nachts auftreten (nächtliche Angina pectoris) oder tags, wenn der Patient ruht.

Antwort 96

Die Lösung **C** ist richtig.

✓ Zu 1: Klassische Symptome der Embolie im Extremitätenbereich: plötzlicher peitschenhiebähnlicher Schmerz, Blässe, Missempfindung, Pulslosigkeit, kalte Extremität, Bewegungsunfähigkeit.

Zu 2: Zyanotische Hautverfärbung findet sich z. B. bei venöser Stauung (tiefe Beinvenenthrombose).

✓ Zu 3: Die Haut ist nicht mehr durchblutet.

✓ Zu 4: Der Fuß ist kalt, da die arterielle Versorgung unterbrochen ist.

Zu 5: Es kommt zur Bewegungsunfähigkeit, eher findet sich eine Hyporeflexie.

! Wichtig ist die Unterscheidung zwischen einem arteriellem Fuß (Erkrankungen im arteriellen Gefäßsystem: akute oder chronische pAVK) und einem venösen Fuß (Erkrankungen im venösen System: meist Phlebothrombose). Arterieller Fuß: kein Puls, Haut blass und kalt. Venöser Fuß: Puls vorhanden, Haut rötlich bis zyanotisch und warm.

97. **Welche Symptome können bei einem hypovolämischen Schock auftreten?**

1. Patient ist blass.
2. Blutdruck sinkt.
3. Tachykardie
4. Große Blutdruckamplitude
5. Patient verliert sehr schnell das Bewusstsein.

☐ A) Nur die Aussagen 1, 2 und 3 sind richtig.
☐ B) Nur die Aussagen 1, 2 und 5 sind richtig.
☐ C) Nur die Aussagen 1, 4 und 5 sind richtig.
☐ D) Nur die Aussagen 2, 3 und 4 sind richtig.
☐ E) Nur die Aussagen 2 und 3 sind richtig.

98. **Ein Patient kommt zu Ihnen mit einer oberflächlichen Venenentzündung am Bein. Welche Behandlung ist sinnvoll?**

1. Patient soll sich ausreichend bewegen.
2. In der Nacht: Hochlagern der Beine
3. Feucht-kühle Umschläge
4. Kompressionsverband
5. Strenge Bettruhe

☐ A) Nur die Aussagen 1, 2, 3 und 4 sind richtig.
☐ B) Nur die Aussagen 1, 2 und 3 sind richtig.
☐ C) Nur die Aussagen 2 und 5 sind richtig.
☐ D) Nur die Aussagen 3, 4 und 5 sind richtig.
☐ E) Alle Aussagen sind richtig.

Antwort 97

Die Lösung **A** ist richtig.

✓ Zu 1: Der Patient ist blass, seine Haut feucht-kühl. Es bestehen Angst und Unruhe.

✓ Zu 2: Leitsymptome eines Schocks: Tachykardie bei abfallendem Blutdruck (Schockindex).

✓ Zu 3: Siehe Kommentar unter 2.

Zu 4: Die große Blutdruckamplitude hat hier nichts zu suchen. Deren Ursache ist in der Regel Aortenklappeninsuffizienz oder Hyperthyreose. Auch bei Fieber und länger bestehender Anämie findet sich manchmal eine große Blutdruckamplitude.

Zu 5: In der Regel verliert der Patient nicht sofort das Bewusstsein. Die kompensierte Phase des Schocks dauert bis zu 10 min. Erst in der dekompensierten Phase kommt es zu Bewusstseinsstörungen.

! Der hypovolämische Schock ist ein Volumenmangelschock. Er entsteht infolge einer Abnahme des Blutvolumens im Blutkreislauf durch Blut-, Wasser- und Salzverluste.

Antwort 98

Die Lösung **A** ist richtig.

✓ Zu 1: Therapie: Bewegungstherapie, Kompressionsverband, Umschläge, Heparin-Therapie, Hochlagerung der Beine in der Nacht und bei Ruhe.

✓ Zu 2: Das Hochlagern der Beine unterstützt den venösen Rückfluss zum rechten Herzen.

✓ Zu 3: Verhindert eine entzündliche Reaktion.

✓ Zu 4: Ein elastischer Kompressionsverband unterstützt den venösen Rückfluss zum rechten Herzen.

Zu 5: Bettruhe ist kontraindiziert, sonst besteht Gefahr auf tiefe Beinvenenthrombose. Strenge Bettruhe ist bei der Phlebothrombose unbedingt erforderlich. Im Gegensatz zu den tiefen Beinvenen befinden sich die oberflächlichen Beinvenen nicht in einer Muskelschicht; somit ist die Gefahr einer Lungenembolie nicht gegeben.

! Eine oberflächliche Venenentzündung (Thrombophlebitis) entsteht meist aus Varizen an den Beinen. Sie tritt überwiegend als schmerzhaft tastbarer Strang mit typischen Entzündungszeichen in Erscheinung. Im Gegensatz zur tiefen Beinvenenthrombose erfolgt keine Schwellung.

99. **Welche Ursachen bzw. Faktoren sind für die Entstehung von Krampfadern an den Beinen verantwortlich?**

1. Stehende Tätigkeit
2. Hormonelle Einflüsse
3. Konstitutionelle Bindegewebsschwäche
4. Schwangerschaft
5. Hypertonie

☐ A) Nur die Aussagen 1, 2, 3 und 4 sind richtig.
☐ B) Nur die Aussagen 1, 2 und 5 sind richtig.
☐ C) Nur die Aussagen 2, 3 und 4 sind richtig.
☐ D) Nur die Aussagen 3, 4 und 5 sind richtig.
☐ E) Alle Aussagen sind richtig.

100. **Wie kann sich eine Hypertonie äußern?**

1. Nasenbluten
2. Ohrensausen
3. Kann ohne Beschwerden verlaufen
4. Kopfschmerzen
5. Vermehrte Ödembildung

☐ A) Nur die Aussagen 1, 2, 3 und 4 sind richtig.
☐ B) Nur die Aussagen 1, 2 und 4 sind richtig.
☐ C) Nur die Aussage 3 ist richtig.
☐ D) Nur die Aussagen 2, 3 und 4 sind richtig.
☐ E) Alle Aussagen sind richtig.

Antwort 99

Die Lösung **A** ist richtig.

✓ Zu 1: Die Hauptursache ist eine angeborene Bindegewebsschwäche. Eine familiäre Disposition ist nachweisbar, 80 % der Patienten sind Frauen. Folgende Faktoren beschleunigen bzw. begünstigen die Entwicklung: lang dauernde stehende Tätigkeit, Übergewicht, Schwangerschaft, Verstopfung und hormonelle Einflüsse.

✓ Zu 2: Siehe Kommentar unter 1.

✓ Zu 3: Siehe Kommentar unter 1.

✓ Zu 4: Bei der Schwangerschaft wird der venöse Rückfluss durch das zusätzliche Gewicht behindert.

Zu 5: Eine Hypertonie führt zu Schädigungen im arteriellen System. Das venöse System ist nicht davon betroffen.

Antwort 100

Die Lösung **A** ist richtig.

✓ Zu 1: Die Symptomatik einer arteriellen Hypertonie verläuft häufig symptomarm oder ganz ohne Beschwerden. Typisch ist jedoch der frühmorgendliche Kopfschmerz (beim Aufsitzen im Bett besser). Bei systolischen Werten über 200 mmHg klagen viele Patienten über Schwindel und Übelkeit, Nasenbluten, Ohrensausen, Sehstörungen, Atemnot bei Belastung, Herzklopfen, Präkordialschmerz (Angina-pectoris-ähnliche Beschwerden), Nervosität, Depressionen und Gedächtnisschwäche.

✓ Zu 2: Ein recht typisches Zeichen.

✓ Zu 3: Häufig besteht schon sehr lange ein Bluthochdruck, ohne dass der Patient dies wahrnimmt. Erst bei Komplikationen oder im Rahmen einer Routineuntersuchung wird der erhöhte Bluthochdruck festgestellt.

✓ Zu 4: Bei unklaren Kopfschmerzen nie vergessen, den Blutdruck zu messen. In der mündlichen Prüfung sind Sie dann bei DD Kopfschmerzen durchgefallen.

Zu 5: Eine Hypertonie führt nicht zu einer vermehrten Ödembildung, jedoch kann ein Lungenödem bei einer hypertensiven Krise (akute Linksherzinsuffizienz) auftreten.

101. **Wie können sich die Symptome bei einer tiefen Beinvenenthrombose äußern?**

1. Blässe der Haut
2. Pulslosigkeit
3. Beinschwellung
4. Fußsohlendruckschmerz
5. Bläuliche Verfärbung des Beines

❑ A) Nur die Aussagen 1, 3 und 4 sind richtig.
❑ B) Nur die Aussagen 2, 3 und 4 sind richtig.
❑ C) Nur die Aussagen 1 und 2 sind richtig.
❑ D) Nur die Aussagen 3, 4 und 5 sind richtig.
❑ E) Alle Aussagen sind richtig.

102. **Ab wann spricht man von Blutdruckerhöhung, wenn die unten angegebenen Blutdruckwerte über einen Zeitraum von drei Monaten konstant gemessen werden?**

1. 135/80
2. 140/90
3. 150/80
4. 220/140
5. 160/100

❑ A) Nur die Aussagen 1, 2, 4 und 5 sind richtig.
❑ B) Nur die Aussagen 2, 3, 4 und 5 sind richtig.
❑ C) Nur die Aussagen 2, 4 und 5 sind richtig.
❑ D) Nur die Aussagen 4 und 5 sind richtig.
❑ E) Alle Aussagen sind richtig.

▦ Antwort 101

Die Lösung **D** ist richtig.

Zu 1: Blasse und kalte Haut und abgeschwächte bzw. fehlende Pulse sind bei Erkrankungen des arteriellen Systems typisch; z. B. bei einer Embolie oder im Rahmen einer pAVK.

Zu 2: Siehe Kommentar unter 1.

✓ Zu 3: In ca. $2/3$ der Fälle verläuft die Phlebothrombose asymptomatisch. Zeichen einer Lungenembolie sind dann die ersten klinischen Zeichen. Typische Symptome sind: ziehende und dumpfe Schmerzen in der Leiste, Kniekehle oder Wade (Verstärkung bei tiefgelagertem Bein), Wadenkrämpfe (ähnlich einem Muskelkater), Druckpunkte im Verlauf der tiefen Beinvenen schmerzhaft, schmerzhafte Schwellung (gesamtes Bein ist dicker als das andere) mit glänzender und gespannter Haut, bläulicher Verfärbung (besonders bei herabhängendem Bein), sichtbare oberflächliche Umgehungsvenen, mäßiges Fieber.

✓ Zu 4: Der Fußsohlendruckschmerz (das Payr-Zeichen) ist ein mögliches Früherkennungszeichen. Ein weiteres bekanntes Zeichen ist das Homann-Zeichen: Es kommt zum Schmerz in der Wade bei Dorsalflexion des Fußes.

✓ Zu 5: Typisch ist die periphere Zyanose, welche infolge des Blutstaus entsteht.

▦ Antwort 102

Die Lösung **B** ist richtig.

Zu 1: Dies ist ein normaler Blutdruck.

✓ Zu 2: Der systolische und der diastolische Wert ist leicht erhöht, es besteht eine leichte Hypertonie.

✓ Zu 3: Es besteht eine isoliert systolische Hypertonie.

✓ Zu 4: Die Blutdruckwerte sind viel zu hoch, hier liegt eine hypertensive Krise vor (Notfall).

✓ Zu 5: Beide Blutdruckwerte sind deutlich erhöht, es besteht eine mittelschwere Hypertonie.

❗ Von einer Hypertonie spricht man, wenn der systolische Wert dauerhaft ab 140 mmHg und der diastolische Wert ab 90 mmHg gemessen wird. Dabei unterscheidet man eine leichte Hypertonie von einer mittelschweren und einer schweren Hypertonie. Generell ist eine Erhöhung des diastolischen Blutdrucks schlechter zu bewerten als die alleinige Erhöhung des systolischen.

	Systolischer Blutdruck	**Diastolischer Blutdruck**
Normaler Blutdruck	Unter 130 mmHg	Unter 85 mmHg
„Noch" normal	Bis 139 mmHg	Bis 89 mmHg
Schweregrad I (leichte Hypertonie)	140–159 mmHg	90–99 mmHg
Schweregrad II (mittelschwere Hypertonie)	160–179 mmHg	100–109 mmHg
Schweregrad III (schwere Hypertonie)	Ab 180 mmHg	Ab 110 mmHg
Isolierte systolische Hypertonie	Über 140 mmHg	Unter 90 mmHg

103. **Welche Ursachen einer sekundären Hypertonie kennen Sie?**

1. Nierenerkrankungen
2. Phäochromozytom
3. Cushing-Syndrom
4. Conn-Syndrom
5. Morbus Raynaud

❏ A) Nur die Aussagen 1, 2, 3 und 4 sind richtig.
❏ B) Nur die Aussagen 1, 2 und 3 sind richtig.
❏ C) Nur die Aussagen 1, 3 und 4 sind richtig.
❏ D) Nur die Aussagen 1 und 5 sind richtig.
❏ E) Alle Aussagen sind richtig.

104. **Ein einseitiges Ödem am Unterschenkel kann welche Ursachen haben?**

1. Tiefe Beinvenenthrombose
2. Erysipel
3. Rechtsherzinsuffizienz
4. Nephrotisches Syndrom
5. Erkrankungen der Lymphgefäße

❏ A) Nur die Aussagen 1, 3 und 4 sind richtig.
❏ B) Nur die Aussagen 1 und 5 sind richtig.
❏ C) Nur die Aussagen 1, 2 und 5 sind richtig.
❏ D) Nur die Aussagen 3 und 4 sind richtig.
❏ E) Alle Aussagen sind richtig.

◼◼◼ Antwort 103

Die Lösung **A** ist richtig.

✓ Zu 1: Die Niere beeinflusst durch das RAA-System den Blutdruck, um den effektiven glomerulären Filtrationsdruck aufrechterhalten zu können. Dadurch können alle Erkrankungen des Nierenparenchyms zur Blutdruckerhöhung führen.

✓ Zu 2: Das Phäochromozytom ist ein in der Regel gutartiger Tumor des Nebennierenmarks, welcher Adrenalin und Noradrenalin außerhalb des Regelkreises produziert. Kennzeichnend ist eine anfallsweise Blutdruckerhöhung mit adrenergenen (die Wirkung des Adrenalins und Noradrenalins betreffenden) Symptomen.

✓ Zu 3: Glukokortikoide wirken unter anderem vasokonstriktiv, sodass Patienten mit einem Cushing-Syndrom in der Regel von einer Hypertonie begleitet werden.

✓ Zu 4: Unter Conn-Syndrom versteht man Aldosteronismus, eine Überproduktion von Aldosteron. Dieses Hormon führt zur vermehrten Rückresorption von Natrium in das Blut und somit zu einer Blutdruckerhöhung.

  Zu 5: Das Raynaud-Syndrom ist eine anfallsweise vasospastische Durchblutungsstörung der Finger. Die Ursache ist idiopathisch.

! Die Ursachen der sekundären Hypertonie müssen Sie (v. a. für die mündliche Überprüfung) auswendig wissen!
Folgende Erkrankungen können mit einer Hypertonie einhergehen: Veränderungen am Nierenparenchym oder Nierenarterienstenose (renale Hypertonie), Cushing-Syndrom, Conn-Syndrom, Phäochromozytom, Akromegalie, Hyperthyreose (nur systolischer Wert erhöht), Polyzythämie, Hirndrucksteigerung (neurogene Hypertonie).

◼◼◼ Antwort 104

Die Lösung **C** ist richtig.

✓ Zu 1: Ein tiefe Venenthrombose (= Phlebothrombose) führt zum einseitigen Unterschenkelödem. Nicht vergessen bei der Phlebothrombose: Homann- und Payr-Zeichen!

✓ Zu 2: Erysipel (Wundrose) ist eine Streptokokkenerkrankung (Streptococcus pyogenes; die berühmt berüchtigten betahämolysierenden Streptokokken der Gruppe A), welche mit einer typischen ödematösen, scharf begrenzten Rötung einhergeht.

  Zu 3: Eine Rechtsherzinsuffizienz führt zu symmetrischen Ödemen an den Beinen.

  Zu 4: Das nephrotische Syndrom führt zu symmetrischen Ödemen an den Beinen.

✓ Zu 5: Ein Lymphödem ist immer ein einseitiges Ödem.

! Eine chronisch-venöse Insuffizienz (Komplikation oder Langzeitfolge einer oder mehrerer tiefer Beinvenenthrombosen) führt auch zur einseitigen Schwellung des Unterschenkels.

105. **Wie wird der Schockindex definiert?**

❑ A) Diastolischer Blutdruck geteilt durch die Herzfrequenz
❑ B) Systolischer Blutdruck geteilt durch die Herzfrequenz
❑ C) Herzfrequenz geteilt durch den systolischen Blutdruck
❑ D) Herzfrequenz geteilt durch den diastolischen Blutdruck
❑ E) Diastolischer und systolischer Blutdruck geteilt durch die Herzfrequenz

106. **Ein Embolus aus einem akuten arteriellen Verschluss der unteren Extremitäten stammt am ehesten woher?**

❑ A) Linker Vorhof
❑ B) Rechter Vorhof
❑ C) Arteriosklerose
❑ D) Tiefe Beinvenen
❑ E) Linke Herzkammer

107. **Was raten Sie einem Patienten mit Herz-Kreislauf-Erkrankung als primäre Prävention?**

❑ A) Atemgymnastik mit tiefer Inspiration
❑ B) Isometrische Spannungsübung
❑ C) Submaximales Dauertraining für 10 Min.
❑ D) Muskeltraining

Antwort 105

Die Lösung **C** ist richtig.

Zu A: Die Herzfrequenz wird durch den Blutdruck geteilt, nicht umgekehrt; außerdem stimmt der diastolische Blutdruck nicht.

Zu B: Die Herzfrequenz wird durch den systolischen Blutdruck geteilt, nicht umgekehrt.

✓ Zu C: Der Schockindex ist der Quotient aus Herzfrequenz (Puls) und systolischem Blutdruckwert als Messgröße für die Entwicklung eines Schocks. Nehmen wir an, ein gesunder Mensch hat einen systolischen Blutdruck von 120 und eine Pulsfrequenz von 60, dann wäre der normale Wert 0,5. Ein Schockindex über 1 zeigt an, dass sich ein Schock manifestiert. Ein Schock ist immer ein Notfall!

Zu D: Es müsste systolischen statt diastolischen Blutdruck heißen.

Zu E: Völlig falsch.

Antwort 106

Die Lösung **A** ist richtig.

✓ Zu A: Eine Thrombosebildung im arteriellen System entsteht meist im linken Herz (Vorhofthrombus) durch z. B. Mitralklappenfehler oder Vorhofflimmern (z. B. im Rahmen einer KHK).

Zu B: Ein Embolus aus dem rechten Vorhof würde zwangsläufig zu einer Lungenembolie führen.

Zu C: Eine Embolie kann auch infolge einer arteriosklerotischen Veränderung entstehen, ist aber wesentlich seltener.

Zu D: Ein Embolus aus den Beinvenen führt zwangsläufig zu einer Lungenembolie.

Zu E: Eine Entstehung einer Thrombose in der linken Herzkammer ist äußerst selten.

Antwort 107

Die Lösung **C** ist richtig.

Zu A: Nicht unbedingt geeignet.

Zu B: Ist als primäre Prävention für Herz- und Kreislauf-Patienten nicht tauglich.

✓ Zu C: Primärprävention bei Patienten mit Herz-Kreislauf-Erkrankung: Verhinderung der Entstehung einer KHK durch Ausschaltung von Risikofaktoren (Rauchen, Übergewicht, Stress, übermäßige körperliche Tätigkeit) und vorsichtiges körperliches Training (am besten bei ambulanten Koronarsportgruppen). Bei der Bewegungstherapie geht es im Wesentlichen darum, bei bestehender Koronarverengung Kollaterale (Umgehungskreislauf) auszubilden. In der Fachsprache heißt das: Submaximales Dauertraining, und das wird auch nur für 10 Min. angeordnet, um das Herz nicht überzubelasten.

Zu D: Würde das Herz überbelasten.

108. **Für das Morbus-Raynaud-Syndrom gilt?**

1. Es handelt sich um eine Arteriosklerose der Arterien der Finger.
2. Meist sind jüngere Frauen betroffen.
3. Die typischen Verfärbungen der Finger sind: Blässe, Zyanose und dann Rötung.
4. Häufig ist Kälte ein auslösender Faktor.
5. Tritt typischerweise anfallsartig auf.

❑ A) Nur die Aussagen 1, 2, 3 und 5 sind richtig.
❑ B) Nur die Aussagen 2, 3, 4 und 5 sind richtig.
❑ C) Nur die Aussagen 2, 3 und 5 sind richtig.
❑ D) Nur die Aussagen 3 und 4 sind richtig.
❑ E) Alle Aussagen sind richtig.

109. **Was sind die typischen Zeichen einer Exsikkose?**

1. Durstgefühl
2. Verminderter Hautturgor
3. Austrocknung der Mundschleimhaut und der Lippen
4. Hypertonie
5. Lungenödem

❑ A) Nur die Aussagen 1, 2 und 3 sind richtig.
❑ B) Nur die Aussagen 1 und 3 sind richtig.
❑ C) Nur die Aussagen 2, 3 und 4 sind richtig.
❑ D) Nur die Aussagen 2 und 3 sind richtig.
❑ E) Alle Aussagen sind richtig.

Antwort 108

Die Lösung **B** ist richtig.

Zu 1: Das Raynaud-Syndrom ist eine anfallsweise vasospastische Durchblutungsstörung der Finger. Die Ursache ist idiopathisch.

✓ Zu 2: Meist sind jüngere Frauen betroffen.

✓ Zu 3: Die Durchblutungsstörung tritt mit drei Entwicklungsstadien auf: Zuerst zeigt sich eine Ischämie mit deutlicher Blässe, dann tritt eine bläuliche Verfärbung der Finger (periphere Zyanose) ein und schließlich nach Ende der Vasokonstriktion entsteht eine deutlich schmerzhafte Rötung der Finger (sog. reaktive Hyperämie).

✓ Zu 4: Auslösende Faktoren sind häufig Kälteexposition oder Stress.

✓ Zu 5: Die Gefäßverengung tritt sehr plötzlich, aus „heiterem Himmel" auf.

Antwort 109

Die Lösung **A** ist richtig.

✓ Zu 1: Exsikkose-Zeichen sind Austrocknung von Haut und Schleimhäuten (trockene Mundschleimhaut), stehenbleibende Hautfalten (verminderter Hautturgor), verminderte Urinausscheidung (Anurie oder Oligurie), weicher Augapfel, herabgesetzter Muskeltonus, starkes Durstgefühl, Tachykardie, im fortgeschrittenen Stadium Kußmaul-Atmung, Verwirrtheit und Bewusstseinstrübung.

✓ Zu 2: Unter Hautturgor versteht man die elastische Spannung der Haut in Abhängigkeit vom Wassergehalt der Grundsubstanz. Bei einem Flüssigkeitsmangel ist der Hautturgor herabgesetzt. Dies kann man dadurch feststellen, dass eine Hautfalte beim Kneifen stehen bleibt.

✓ Zu 3: Natürlich sind die Schleimhäute ausgetrocknet; der Körper versucht jede nur mögliche Menge an Flüssigkeit in den Kreislauf zu bringen, damit dieser nicht kollabiert.

Zu 4: Hypertonie und Lungenödem haben nichts mit Exsikkose zu tun. Im Gegenteil, der Wassermangel führt eher zur Hypovolämie mit Hypotonie.

Zu 5: Ein Lungenödem ist entweder Zeichen einer Stauung oder entsteht infolge einer erhöhten Permeabilität der Kapillaren (meist durch Toxine hervorgerufen).

Exsikkose ist die Austrocknung des Körpers durch starken Flüssigkeitsverlust (extremes Schwitzen, Erbrechen, Durchfall, vermehrte Urinausscheidung) oder verminderte Flüssigkeitsaufnahme.

4 Respirationstrakt

110. **Welche Aussagen zum Stimmfremitus sind richtig?**

1. Untersucht die Leitfähigkeit des Gewebes.
2. Aufgehoben bei Pleuraerguss.
3. Aufgehoben bei Pneumothorax.
4. Aufgehoben bei Pneumonie.
5. Wird v. a. angewendet, um Hohlräume in der Lunge festzustellen.

- ☐ A) Nur die Aussagen 1, 2, 3 und 4 sind richtig.
- ☐ B) Nur die Aussagen 1, 2 und 3 sind richtig.
- ☐ C) Nur die Aussagen 2, 3 und 4 sind richtig.
- ☐ D) Nur die Aussagen 3 und 5 sind richtig.
- ☐ E) Nur die Aussagen 3, 4 und 5 sind richtig.

111. **Welche Aussagen für die Lungenperkussion sind richtig?**

1. Beim Lungenemphysem werden durch die Lungenperkussion tiefe Zwerchfell-grenzen festgestellt.
2. Die Qualität des normalen Lungenschalls ist laut, lang und gedämpft.
3. Mit der Perkussion kann die gesamte Lunge, einschließlich der Bronchien untersucht werden.
4. Bei einer Phrenikuslähmung (Zwerchfelllähmung) sind die Lungengrenzen der betroffenen Seite nach unten verlegt.
5. Der normale Perkussionsbefund der Lunge ist hypersonor.

- ☐ A) Nur die Aussagen 1, 2 und 5 sind richtig.
- ☐ B) Nur die Aussage 1 ist richtig.
- ☐ C) Nur die Aussagen 1, 3 und 4 sind richtig.
- ☐ D) Nur die Aussagen 2, 3, 4 und 5 sind richtig.
- ☐ E) Alle Aussagen sind richtig.

Antwort 110

Die Lösung **B** ist richtig.

✓ Zu 1: Untersucht wird die Leitfähigkeit des Gewebes bei niederfrequenten Schwingungen. Zur Untersuchung des Stimmfremitus werden die Hände flach und parallel zu den Rippen aufgelegt; der Patient spricht die Zahl 99 so tief wie möglich. Dabei sind im Normalfall Vibrationen über die Hände zu fühlen.

✓ Zu 2: Beim Pleuraerguss wird das Lungengewebe (von der Lungenbasis aus) komprimiert. In diesem Bereich wird der Stimmfremitus aufgehoben sein.

✓ Zu 3: Beim Pneumothorax ist die Lunge kollabiert; es gibt gar kein Lungengewebe, welches vibrieren kann. Weitere Erkrankungen, die zur Verminderung oder Aufhebung des Stimmfremitus führen: Pleuraschwarte und Atelektase.

Zu 4: Bei der Pneumonie ist der Stimmfremitus infolge des Exsudats in den Alveolarräumen verstärkt.

Zu 5: Die Lungenperkussion untersucht die Hohlräume in der Lunge. Unterschieden werden ein sonorer, ein hypersonorer und ein Schenkelschall.

Antwort 111

Die Lösung **B** ist richtig.

✓ Zu 1: Beim Lungenemphysem sind die Zwerchfellgrenzen infolge der geblähten Lunge tief gestellt und die Atemgrenzen sind wenig verschieblich.

Zu 2: Ein normaler Lungenschall ist tief, laut, lang und *ungedämpft* (sonorer Perkussionsschall).

Zu 3: Der Lungenperkussionsschall dringt nur ca. 5 cm tief ein, das heißt, tiefer gelegenes Gewebe kann mittels der Perkussion nicht untersucht werden.

Zu 4: Bei der Phrenikuslähmung kommt es zur Schädigung des N. phrenicus (Zwerchfellnerv) durch Traumen, Entzündungen, Polyneuropathie, Tumore im Halsbereich (Plexus cervicalis) oder Mediastinum. Es kommt zum einseitigen *Zwerchfellhochstand.*

Zu 5: Der normale Perkussionsbefund der Lunge ist *sonor.* Ein hypersonorer Klopfschall zeigt Höhlen im Lungengewebe an, z. B. bei Lungenemphysem und Pneumothorax.

112. **Welche Aussage ist richtig?**

❑ A) Die Ohrtrompete verbindet das Innenohr mit dem Nasenrachenraum.
❑ B) Die Ohrtrompete verbindet das Innenohr mit dem Mundrachenraum.
❑ C) Die Ohrtrompete verbindet das Mittelohr mit der Nasenhöhle.
❑ D) Die Ohrtrompete verbindet die Paukenhöhle mit dem Mundrachenraum.
❑ E) Die Ohrtrompete verbindet das Mittelohr mit dem Nasenrachenraum.

113. **Welche Aussagen zur Pleura sind richtig?**

1. Im Pleuraspalt herrscht ein Überdruck.
2. Die Pleura besitzt einen Verschieberaum, in dem beide äußeren Pleurablätter während der Ausatmung einander anliegen.
3. Das Lungenfell ist mit dem Zwerchfell verwachsen.
4. Das Lungenfell ist mit der Lunge verwachsen.
5. Das Lungenfell ist mit den Rippen verwachsen.

❑ A) Nur die Aussagen 1, 3, 4 und 5 sind richtig.
❑ B) Nur die Aussagen 1 und 4 sind richtig.
❑ C) Nur die Aussagen 2, 3, 4 und 5 sind richtig.
❑ D) Nur die Aussagen 2 und 4 sind richtig.
❑ E) Alle Aussagen sind richtig.

114. **Zu welchen anderen anatomischen Strukturen finden Sie von der Nasenhaupthöhle ausgehend eine direkte Verbindung?**

1. Kieferhöhle
2. Stirnbeinhöhle
3. Siebbeinzellen
4. Mittelohr
5. Mundhöhle

❑ A) Nur die Aussagen 1, 2, 3 und 4 sind richtig.
❑ B) Nur die Aussagen 1, 2 und 3 sind richtig.
❑ C) Nur die Aussagen 1 und 2 sind richtig.
❑ D) Nur die Aussage 1 ist richtig.
❑ E) Alle Aussagen sind richtig.

Antwort 112

Die Lösung **E** ist richtig.

- Zu A: Hier ist das Wort Innenohr falsch.
- Zu B: Innenohr und Mundrachenraum sind falsch.
- Zu C: Hier ist die Nasenhöhle falsch.
- Zu D: Hier ist das Wort Mundrachenraum falsch.
- ✓ Zu E: Die Ohrtrompete (auch Eustachi-Röhre oder Tuba auditiva genannt) verbindet das Mittelohr (Paukenhöhle) mit dem Nasenrachenraum (Epipharynx). Diese relativ einfache Anatomie wird beim Lernen gerne vernachlässigt und daher bei Prüfungen gerne gefragt.

Antwort 113

Die Lösung **D** ist richtig.

- Zu 1: Beide Pleurablätter werden durch einen Unterdruck (ca. –5 mmHg) aneinander geheftet. Der vom Rippenfell (Pleura parietalis) produzierte Flüssigkeitsfilm ermöglicht die Verschieblichkeit beider Blätter zueinander.
- ✓ Zu 2: Die Pleura besitzt einen Verschieberaum, in dem beide äußeren Pleurablätter während der Ausatmung einander anliegen, den *Komplementärraum*. Dieser Raum ist der tiefste Punkt der Pleurahöhle und ist dafür verantwortlich, dass sich die Lunge während der Atmung innerhalb der festen Pleuragrenzen verändern kann.
- Zu 3: Das Lungenfell (Pleura visceralis) ist nur an der Lunge befestigt. Die Pleura parietalis ist mit dem Zwerchfell verwachsen.
- ✓ Zu 4: Richtig.
- Zu 5: Die Pleura parietalis ist mit den Rippen verwachsen.

Antwort 114

Die Lösung **B** ist richtig.

- ✓ Zu 1: Die Nasenscheidewand unterteilt die Nasenhöhle in eine rechte und linke Hälfte. Von dort aus führt ein Gang zur jeweiligen Nasennebenhöhle. Alle Nasennebenhöhlen haben eine Verbindung zur Nasenhöhle.
- ✓ Zu 2: Siehe Kommentar unter 1.
- ✓ Zu 3: Siehe Kommentar unter 1.
- Zu 4: Das Mittelohr hat über die Ohrtrompete Zugang zum Nasenrachenraum. Die Nasenhöhle hat keinen direkten Zugang zum Mittelohr.
- Zu 5: Die Mundhöhle liegt direkt unterhalb der beiden Nasenhöhlen. Die Nasenhöhle hat keinen direkten Zugang zur Mundhöhle.

115. **Welche Aussagen zu den Messgrößen der Lunge sind richtig?**

1. Die Vitalkapazität ist die Menge an Luft, die nach maximaler Ausatmung noch in der Lunge verbleibt.
2. Das Atemzugvolumen ist die Menge an Luft, die nach normaler Ausatmung noch zusätzlich ausgeatmet werden kann.
3. Das inspiratorische Reservevolumen ist die Menge an Luft, die nach normaler Einatmung noch zusätzlich eingeatmet werden kann.
4. Die Totalkapazität berechnet sich aus Vitalkapazität plus Residualvolumen.
5. Die Vitalkapazität ist die Differenz zwischen maximaler Einatmung und maximaler Ausatmung.

❑ A) Nur die Aussagen 1, 3 und 4 sind richtig.
❑ B) Nur die Aussagen 1, 4 und 5 sind richtig.
❑ C) Nur die Aussagen 2, 3 und 4 sind richtig.
❑ D) Nur die Aussagen 3, 4 und 5 sind richtig.
❑ E) Alle Aussagen sind richtig.

116. **Bei einer Frau mit hoher Stimmlage wollen Sie die Leitfähigkeit des Lungengewebes untersuchen. Welche Untersuchungsmethode nehmen Sie vor?**

❑ A) Stimmfremitus
❑ B) Bronchophonie
❑ C) Perkussion
❑ D) Palpation
❑ E) Keine Aussage ist richtig.

Antwort 115

Die Lösung **D** ist richtig.

Zu 1: Die Vitalkapazität ist die Menge an Luft, die sich aus Atemzugvolumen, inspiratorischem und exspiratorischem Reservevolumen berechnet (ca. 4–5 l). Die Menge an Luft, die nach maximaler Ausatmung noch in der Lunge verbleibt, bezeichnet man als Residualvolumen.

Zu 2: Das Atemzugvolumen ist die Menge an Luft, die bei einem einzelnen normalen Atemzug eingeatmet wird (ca. 0,5 l). Die Luft, die nach normaler Ausatmung noch zusätzlich ausgeatmet werden kann, bezeichnet man als exspiratorisches Reservevolumen.

✓ Zu 3: Diese Aussage ist richtig.

✓ Zu 4: Diese Aussage ist korrekt.

✓ Zu 5: So kann eine Vitalkapazität auch definiert werden.

Antwort 116

Die Lösung **B** ist richtig.

Zu A: Beim Stimmfremitus wird die Leitfähigkeit des Lungengewebes für niederfrequente Schwingungen untersucht. Der Patient spricht die Zahl 99 so tief wie möglich, dabei werden die Schwingungen mit flacher Hand auf dem Brustkasten erspürt.

✓ Zu B: Die Bronchophonie untersucht die Leitfähigkeit des Lungengewebes für hochfrequente Schwingungen. Sie wird bei Patienten mit hoher Stimmlage eingesetzt (Frauen, Kinder). Der Patient wird aufgefordert, mehrmals die Zahl 66 zu flüstern, dabei wird der Brustkasten auskultiert. Verstärkt bei Pneumonie, vermindert bei Pneumothorax, Pleuraerguss, Pleuraschwarte, Atelektase.

Zu C: Bei der Perkussion werden luftgefüllte Räume der Lunge geprüft.

Zu D: Mit der Palpation wird der Stimmfremitus ermittelt.

117. **Welche Aussagen zu den Lungen sind richtig?**

1. Rechte Lunge hat 2 Lappen, linke Lunge hat 3 Lappen.
2. Der rechte Stammbronchus verläuft steiler als der linke.
3. Das Lungenparenchym ist mit sensiblen Nervenfasern versorgt.
4. Die Atemverschieblichkeit beträgt in etwa 4–5 cm.
5. Die Lungenbasis liegt am Lungenhilus.

❑ A) Nur die Aussagen 1, 2, 4 und 5 sind richtig.
❑ B) Nur die Aussagen 1, 2 und 4 sind richtig.
❑ C) Nur die Aussagen 2 und 4 sind richtig.
❑ D) Nur die Aussagen 2, 3 und 5 sind richtig.
❑ E) Alle Aussagen sind richtig.

118. **Welche Aussagen zur Perkussion der Lunge sind richtig?**

1. Pathologische Prozesse, die tiefer als 6 cm liegen, können mit der Perkussion erfasst werden.
2. Bei der Lungenentzündung kann ein hypersonorer Klopfschall festgestellt werden.
3. Patienten mit Komplikationen einer chronisch-obstruktiven Bronchitis können einen hypersonoren Perkussionsbefund aufweisen.
4. Bei Patienten mit einem akuten Asthmaanfall findet man infolge der vermehrten Schleimbildung einen Schenkelschall.
5. Bei einem traumatisierten Patienten mit tiefer Stichverletzung im rechten Brustkasten können Sie einen hypersonoren Klopfschall feststellen.

❑ A) Nur die Aussagen 1, 2 und 4 sind richtig.
❑ B) Nur die Aussagen 2 und 4 sind richtig.
❑ C) Nur die Aussagen 3 und 4 sind richtig.
❑ D) Nur die Aussagen 3 und 5 sind richtig.
❑ E) Nur die Aussagen 3, 4 und 5 sind richtig

◼◼◼ Antwort 117

Die Lösung **C** ist richtig.

Zu 1: Genau umgekehrt. Die rechte Lunge hat drei Lungenlappen, die linke zwei. Das liegt daran, dass auf der linken Brustseite wegen des Herzens weniger Platz ist.

✓ Zu 2: Der rechte Stammbronchus verläuft steiler als der linke, weil auf der linken Seite das Herz liegt. Bei Kleinkindern, die kleinere Objekte in den Lungentrakt aspirieren, gelangen diese deshalb meist in den rechten Lungenflügel.

Zu 3: Das äußere Pleurablatt (Pleura parietalis) ist sensibel versorgt, die übrigen Teile der Lunge nicht.

✓ Zu 4: Die Atemverschieblichkeit zwischen Ein- und Ausatmung beträgt in etwa 4–5 cm.

Zu 5: Die Lungenbasis liegt direkt dem Zwerchfell auf und ist mit ihm fest verwachsen. Der Lungenhilus ist die Ein- und Austrittsstelle des Bronchialbaumes, der Blutgefäße, der Lymphgefäße und der Nerven und liegt zum Mediastinum hin.

◼◼◼ Antwort 118

Die Lösung **D** ist richtig.

Zu 1: Die Lungenperkussion reicht nur bis zu einer Tiefe von 5 cm. Pathologische Prozesse, die tiefer liegen, können damit nicht untersucht werden.

Zu 2: Bei der Pneumonie findet sich infolge der Infiltrate in den Alveolen ein gedämpfter Klopfschall.

✓ Zu 3: Komplikation einer chronisch-obstruktiven Bronchitis ist das Lungenemphysem, welches in der Tat einen hypersonoren Perkussionsbefund aufweist.

Zu 4: Patienten mit einem akuten Asthmaanfall haben Schwierigkeiten mit der Ausatmungsphase. Dadurch bläht sich die Lunge. Das lässt sich durch einen hypersonoren Klopfschall feststellen.

✓ Zu 5: Bei einem traumatisierten Patienten mit tiefer Stichverletzung im Brustkasten können Sie davon ausgehen, dass ein Pneumothorax besteht. Und ein Pneumothorax führt zu einem sehr starken hypersonoren Klopfschall.

119. **Welcher Befund ist typisch bei einem Patienten mit Bronchiektasen?**

- ❏ A) Schenkelschall
- ❏ B) Hypersonorer Klopfschall
- ❏ C) Normales Atemgeräusch (Vesikuläratmung) aufgehoben.
- ❏ D) Aufgehobener Stimmfremitus
- ❏ E) Keine der Aussagen ist richtig.

120. **Welches ist das Leitsymptom der chronischen Bronchitis?**

- ❏ A) Chronische Heiserkeit
- ❏ B) Reizhusten mit spärlichem Auswurf
- ❏ C) Schmerzen hinter dem Brustbein
- ❏ D) Morgendlicher dreischichtiger Auswurf
- ❏ E) Pflaumenkompottartiger Auswurf

Antwort 119

Die Lösung **E** ist richtig.

Zu A: Einen gedämpften Klopfschall (Schenkelschall) findet man bei Lobärpneumonie, Karzinom, Pleuraerguss, Atelektase.

Zu B: Ein hypersonorer Klopfschall ist typisch bei Pneumothorax, Lungenemphysem und Patienten mit Asthma bronchiale.

Zu C: Die Vesikuläratmung (auch Alveoläratmung oder Bläschenatmen genannt) bezeichnet ein normales Atemgeräusch, welches über der Lunge abzuhorchen ist. Es entsteht durch den Ein- und Ausstrom der Luft in den Alveolen. Aufgehoben und vermindert ist das normale Atemgeräusch bei Pneumothorax, Pleuraerguss, Pleuraschwarte, Emphysem und Atelektase.

Zu D: Einen aufgehobenen Stimmfremitus findet man bei Pneumothorax und Pleuraerguss.

✓ Zu E: Keine der Aussagen ist richtig.

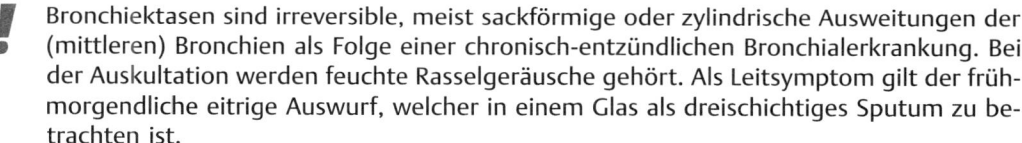

Bronchiektasen sind irreversible, meist sackförmige oder zylindrische Ausweitungen der (mittleren) Bronchien als Folge einer chronisch-entzündlichen Bronchialerkrankung. Bei der Auskultation werden feuchte Rasselgeräusche gehört. Als Leitsymptom gilt der frühmorgendliche eitrige Auswurf, welcher in einem Glas als dreischichtiges Sputum zu betrachten ist.

Antwort 120

Die Lösung **B** ist richtig.

Zu A: Heiserkeit hat als Ursache Erkrankungen des Kehlkopfes und findet sich z. B. beim Kehlkopfkarzinom, anderen Stimmlippenerkrankungen (z. B. Knötchen, Polypen), Rauchern, Strumabildung, Ösophagusdivertikel, endokrinologischen Erkrankungen (z. B. Hypothyreose, Akromegalie).

✓ Zu B: Das Leitsymptom der *chronischen Bronchitis* nach der WHO: (Reiz-)Husten mit oder ohne Auswurf mindestens je 3 Monate am Stück in 2 aufeinander folgenden Jahren.

Zu C: Der Hintergrund von retrosternalen Schmerzen kann schwerwiegende, aber auch nicht so schwerwiegende Ursachen haben. Im schlimmsten Fall muss an einen Herzinfarkt, Lungenembolie, Spontanpneumothorax oder Mediastinitis gedacht werden. Aber auch akute Bronchitis, Ösophagitis oder andere Ösophaguserkrankungen können zu Schmerzen hinter dem Brustbein führen.

Zu D: Der morgendliche dreischichtige Auswurf ist klassisch bei Bronchiektasen.

Zu E: Pflaumenkompottartiger Auswurf ist typisch bei Pneumonie.

121. **Typisch für das Erscheinungsbild von Asthma bronchiale sind:**

1. Feinblasige Rasselgeräusche
2. Exspiratorischer Stridor
3. Hypersonorer Klopfschall
4. Verlängertes Exspirium
5. Verbesserte Atmung in aufrechter Position

❑ A) Nur die Aussagen 1, 2, 3 und 4 sind richtig.
❑ B) Nur die Aussagen 1, 3 und 4 sind richtig.
❑ C) Nur die Aussagen 2, 3, 4 und 5 sind richtig.
❑ D) Nur die Aussagen 3 und 5 sind richtig.
❑ E) Alle Aussagen sind richtig.

122. **Typische Symptome bei einer klassischen Lungenentzündung?**

1. Fieber
2. Tachykardie
3. Husten
4. Zyanose
5. Herpes labialis

❑ A) Nur die Aussagen 1, 2, 3 und 4 sind richtig.
❑ B) Nur die Aussagen 1, 2 und 3 sind richtig.
❑ C) Nur die Aussagen 1, 3 und 4 sind richtig.
❑ D) Nur die Aussagen 1, 2, 3 und 5 sind richtig.
❑ E) Alle Aussagen sind richtig.

Antwort 121

Die Lösung **C** ist richtig.

> Zu 1: Feinblasige Rasselgeräusche (RG) zählen zu den feuchten RG und finden sich z. B. bei der Lungenentzündung. Beim Asthma bronchiale sind jedoch trockene RG (Pfeifen und Brummen) zu hören.

> ✓ Zu 2: Erscheinungen beim Asthmaanfall: anfallsartige Dyspnoe mit exspiratorischem Stridor, verlängerte Ausatemphase, Zyanose, Inanspruchnahme der Atemhilfsmuskulatur, quälender Hustenreiz mit spärlichem zäh-glasigem Sputum, Orthopnoe, Tachykardie, kaltschweißbedeckte Haut, Angst, hypersonorer Klopfschall mit Zwerchfelltiefstand, absolute Herzdämpfung verkleinert, Fassthorax.

> ✓ Zu 3: Der Asthmatiker bekommt die Luft nicht mehr hinaus, die Alveolarräume vergrößern sich. Bei der Untersuchung würde man dann einen hypersonoren Klopfschall finden.

> ✓ Zu 4: Die Einatmung ist behindert (Spasmus, Schwellung der Schleimhaut, Hypersekretion), aber die Patient bekommt nach vermehrter Anstrengung (Atemhilfsmuskulatur) Luft. Infolge der hohen Anstrengung, die Luft wieder hinauszubekommen, kollabieren die kleinen Atemwege (Alveolargänge, Bronchiolen); der Patient hat enorme Probleme auszuatmen. In der Therapie lernt der Patient deshalb die Lippenbremse.

> ✓ Zu 5: Das wird Orthopnoe genannt. Ein Asthmapatient muss in aufrechter Position sein, sonst funktioniert die Atemhilfsmuskulatur nicht.

Antwort 122

Die Lösung **E** ist richtig.

> ✓ Zu 1: Symptome der klassischen Pneumonie: plötzlicher Beginn mit hohem Fieber (Kontinua), schweres Krankheitsgefühl, Tachykardie, Tachypnoe, Dyspnoe, Zyanose, Nachschleppen der betroffenen Thoraxseite, Nasenflügelatmen, Herpes labialis, retrosternale Schmerzen, evtl. Begleitpleuritis mit atemabhängigen Schmerzen.

> ✓ Zu 2: Richtig.

> ✓ Zu 3: Bei der klassischen Lungenentzündung ist eine Tachykardie typisch, eine atypische Lungenentzündung kann jedoch auch mit einer relativen Bradykardie einhergehen.

> ✓ Zu 4: Richtig, eine zentrale Zyanose.

> ✓ Zu 5: Infolge der Abwehrschwäche reagieren die Personen, die für die Herpesviren empfänglich sind, häufig mit Lippenherpes.

! Die klassische Lungenentzündung, die sog. *Pneumokokkenpneumonie,* ist heute durch Antibiotikatherapie selten geworden, wird aber sehr gerne gefragt. Daher die vier klassischen Stadien lernen: 1. Anschoppung (dunkelrote, blutreiche Lunge, am 1. Tag); 2. rote Hepatisation (Fibrinausschüttung führt zur leberartigen Konsistenz der graurotgen Lunge, 2.–3. Tag); 3. graugelbe Hepatisation (Leukozyteninfiltration am 4.–8. Tag); 4. Lysis (Abhusten des eitrigen Auswurfes nach dem 8. Tag).

123. **Welche Aussagen zur bakteriellen Lobärpneumonie sind zutreffend?**

1. Die Palpation ergibt einen aufgehobenen Stimmfremitus.
2. Der Erkrankung beginnt plötzlich mit schwerem Krankheitsgefühl und hohem Fieber.
3. Die Lungenperkussion ergibt eine Dämpfung über dem befallenen Lungenlappen.
4. Nicht selten ergibt die Auskultation ein Lederknarren, wie es bei der trockenen Pleuritis zu hören ist.
5. Die Zwerchfellgrenze ist auf der befallenen Seite typischerweise tief gestellt.

❏ A) Nur die Aussagen 1, 2, 3 und 5 sind richtig.
❏ B) Nur die Aussagen 1, 3 und 5 sind richtig.
❏ C) Nur die Aussagen 2 und 4 sind richtig.
❏ D) Nur die Aussagen 2, 3 und 4 sind richtig.
❏ E) Nur die Aussagen 2, 4 und 5 sind richtig.

124. **Welche Untersuchungsmethoden geben einen Befund bei Pleuritis exsudativa?**

1. Auskultation
2. Perkussion
3. Inspektion
4. Röntgen
5. Palpation

❏ A) Nur die Aussagen 1, 2, 3 und 5 sind richtig.
❏ B) Nur die Aussagen 1, 3 und 4 sind richtig.
❏ C) Nur die Aussagen 2 und 4 sind richtig.
❏ D) Nur die Aussagen 3 und 5 sind richtig.
❏ E) Alle Aussagen sind richtig.

▄▄ Antwort 123

Die Lösung **D** ist richtig.

    Zu 1: Der Stimmfremitus bei der Pneumonie ist infolge des geronnenen Exsudats in den Alveolen verstärkt.

✓ Zu 2: Die Aussage ist richtig.

✓ Zu 3: Da die Alveolen mit Exsudat gefüllt sind, ist der sonst sonore Perkussionsschall aufgehoben. Der Schall klingt gedämpft.

✓ Zu 4: Eine Pleuritis infolge der Lungenentzündung ist nicht selten zu beobachten.

    Zu 5: Die Aussage ist falsch. Die Alveolen sind voll mit Entzündungsflüssigkeit und können daher nicht mehr belüftet werden. Wenn mehrere Lappen auf einer Seite betroffen sind, ist die Zwerchfellgrenze eher hoch gestellt.

! Bei der bakteriellen Lobärpneumonie (klassische Pneumonie, Pneumokokkenpneumonie) ist meistens der Mittel- oder Unterlappen im rechten Lungenflügel betroffen.

▄▄ Antwort 124

Die Lösung **E** ist richtig.

✓ Zu 1: Bei der Auskultation ist im unteren Bereich das Atemgeräusch fehlend oder herabgesetzt.

✓ Zu 2: Die Perkussion zeigt eine lateral aufsteigende Dämpfung.

✓ Zu 3: Bei der Inspektion kann ein Nachschleppen der betroffenen Thoraxhälfte beim Atmen auffallen. Bei sehr großen Ergüssen kann eine Vorwölbung der Interkostalräume sichtbar sein.

✓ Zu 4: Im Röntgenbild ist der Erguss sehr gut als weißer Schatten zu sehen.

✓ Zu 5: Der Stimmfremitus ist dort (im unteren Bereich), wo der Erguss das Lungengewebe verdrängt, aufgehoben.

! Eine Brustfellentzündung entsteht i. d. R. durch andere schon bestehende Erkrankungen (z. B. Pneumonie, Tumore, Tuberkulose). Häufig beginnt die Erkrankung mit Pleuritis sicca und geht dann in die Pleuritis exsudativa über. Der Untersuchungsbefund ist bei einem Pleuraerguss lagerungsabhängig, das heißt der Untersucher erhält bei veränderter Körperlage (z. B. vom Sitzen auf den Rücken legen) einen anderen Befund.

125. **Welche Symptome treffen auf eine Lungenembolie zu?**

1. Brustschmerzen
2. Atemnot
3. Tachykardie
4. Vernichtungsgefühl
5. Schweißausbruch

❏ A) Nur die Aussagen 1, 2, 3 und 4 sind richtig.
❏ B) Nur die Aussagen 1, 2 und 3 sind richtig.
❏ C) Nur die Aussagen 2, 3 und 4 sind richtig.
❏ D) Nur die Aussagen 2, 4 und 5 sind richtig.
❏ E) Alle Aussagen sind richtig.

126. **Welche Aussagen zum Pseudokrupp im Kindesalter sind richtig?**

1. Die Kinder sind äußerst unruhig und haben Angst.
2. Laut pfeifendes Atemgeräusch
3. Zyanose
4. Es besteht eine allergische Reaktion, die v. a. bei starker Luftverschmutzung auftritt.
5. Die Kinder haben während des Anfalls ein ausgeprägtes rotes Gesicht.

❏ A) Nur die Aussagen 1, 2, 3 und 4 sind richtig.
❏ B) Nur die Aussagen 1, 2 und 3 sind richtig.
❏ C) Nur die Aussagen 1 und 2 sind richtig.
❏ D) Nur die Aussagen 2, 3 und 4 sind richtig.
❏ E) Alle Aussagen sind richtig.

Antwort 125

Die Lösung **E** ist richtig.

✓ Zu 1: Die Symptomatik einer Lungenembolie ist sehr unterschiedlich. Symptomlose und atypische Verläufe sind häufig. Folgende Beschwerden können auftreten: Unruhe, Angst, Bedrohungsgefühl, Atemnot, Schwindel, stechende Brustschmerzen, Hypotonie, Tachypnoe, Tachykardie, Husten, Zyanose, Schweißausbruch. Bei sehr schweren Verläufen kommen Schocksymptome, Zeichen der akuten Rechtsherzinsuffizienz und Bewusstseinsstörungen hinzu.

✓ Zu 2: Eine Atemnot mit Tachykardie ohne weitere Anzeichen kann Hintergrund einer Lungenembolie sein.

✓ Zu 3: Richtig. In einigen MC-Fragen steht „Bradykardie", das können Sie getrost ausschließen.

✓ Zu 4: Ein Vernichtungsgefühl ist typisch für einen Herzinfarkt, kann jedoch auch bei einer Lungenembolie bestehen.

✓ Zu 5: Richtig.

! 90 % aller Lungenembolien entstehen durch eine Thrombenbildung in den Becken- und den tiefen Beinvenen.

Antwort 126

Die Lösung **A** ist richtig.

✓ Zu 1: Diese Aussage ist korrekt. Es besteht eine akute Atemnot!

✓ Zu 2: Symptomatik während eines Pseudokrupp-Anfalls: Heiserkeit, bellender und tief tönender Husten, inspiratorischer und exspiratorischer Stridor, Atemnot, Zyanose, Unruhe, Angst.

✓ Zu 3: Infolge der akuten Atemnot besteht eine zentrale Zyanose.

✓ Zu 4: Pseudokrupp ist eine v. a. bei Kleinkindern meist nachts anfallsartig auftretende Atemnot, die durch eine akute Schwellung der Kehlkopfschleimhaut im Bereich der Stimmbänder entsteht. Man spricht von einem allergischen bzw. spastischen Krupp, der v. a. bei starker Luftverschmutzung oder bei drastischen Klimaveränderungen auftritt.

Zu 5: Die Kinder sind eher blass, es besteht hochgradige Atemnot.

127. **Welche Noxen sind Ihrer Meinung nach an der Entstehung des Bronchialkarzinoms beteiligt?**

1. Nikotin
2. Sauerstoff
3. Stickstoff
4. Asbeststaub
5. Nickel

❏ A) Nur die Aussagen 1, 2, 3 und 4 sind richtig.
❏ B) Nur die Aussagen 1, 3 und 4 sind richtig.
❏ C) Nur die Aussagen 1, 4 und 5 sind richtig.
❏ D) Nur die Aussage 1 ist richtig.
❏ E) Alle Aussagen sind richtig.

128. **Welche Aussagen stimmen für das Lungenemphysem?**

1. Das Lungenemphysem führt zu einer verminderten Sauerstoffaufnahme.
2. Beim Lungenemphysem befindet sich vermehrt Luft in der Lunge.
3. Einige Patienten sind übergewichtig und weisen eine ausgeprägte Zyanose auf.
4. Beim Lungenemphysem sind die Herztöne wesentlich deutlicher zu hören.
5. Das Lungenemphysem weist ein hochstehendes Zwerchfell auf.

❏ A) Nur die Aussagen 1, 2, 3 und 4 sind richtig.
❏ B) Nur die Aussagen 1, 2 und 3 sind richtig.
❏ C) Nur die Aussagen 2, 3 und 4 sind richtig.
❏ D) Nur die Aussagen 1, 2 und 5 sind richtig.
❏ E) Alle Aussagen sind richtig.

▦ Antwort 127

Die Lösung **C** ist richtig.

Das Bronchialkarzinom ist der häufigste bösartige Tumor beim Mann mit einem Erkrankungsgipfel im 6. Lebensjahrzehnt.

✓ Zu 1: Risikofaktoren: Zigarettenrauchen, Industrie- und Autoabgase, Asbeststaub (erhöht das Krebsrisiko erheblich), Schwermetallbelastung (z. B. Nickel), radioaktive Substanzen, Lungennarben.

Zu 2: Sauerstoff ist in der Atemluft enthalten und wird benötigt zur Energiegewinnung.

Zu 3: Stickstoff ist in der Atemluft enthalten und sicherlich nicht karzinogen.

✓ Zu 4: Jeder kennt die Berichte, dass aufgrund von einer hohen Asbestbelastung ganze Hochhäuser abgerissen werden.

✓ Zu 5: Alle chronischen Schwermetallvergiftungen sind stark karzinogen.

▦ Antwort 128

Die Lösung **B** ist richtig.

✓ Zu 1: Durch den Schwund von Alveolar- und Kapillarzellen vermindert sich zwangsläufig die Gasaustauschfläche. Das führt zur verminderten Sauerstoffaufnahme mit chronischer Dyspnoe.

✓ Zu 2: Das Lungenemphysem ist eine irreversible Erweiterung der Alveolarräume, die infolge einer Zerstörung der Alveolarzwischenwände entsteht. Es kommt zur sichtbaren Blähung der Lungen.

✓ Zu 3: Damit ist wohl der *„blue bloater"* gemeint. Dieser Patient hat kaum Dyspnoe, jedoch eine ausgeprägte Zyanose mit Polyglobulie, und ist i. d. R. übergewichtig. Der *„pink puffer"* hat starke Dyspnoe aber kaum Zyanose und ist ein hagerer, eher untergewichtiger Typ. Diese beiden Unterscheidungen finden sich allerdings nur bei einem kleinen Teil der Patienten.

Zu 4: Beim Lungenemphysem sind die Herztöne infolge der Lungenblähung wesentlich schwächer zu hören.

Zu 5: Das Lungenemphysem weist aufgrund der Blähung tiefstehende Lungengrenzen auf.

129. **Bei den meisten obstruktiven Atemwegserkrankungen ist bei der klinischen Untersuchung des Thorax welcher Befund nachweisbar?**

☐ A) Verschärftes Atemgeräusch
☐ B) Verlängerte Einatmungsphase
☐ C) Pfeifen und Brummen bei der Auskultation
☐ D) Beidseitige Dämpfung bei der Lungenperkussion
☐ E) Stimmfremitus verstärkt

130. **Ein Patient berichtet über einmaliges Bluthusten. Welche Aussagen sind richtig?**

1. Es kann sich um ein Symptom einer Tuberkulose handeln.
2. Es tritt bei Bronchiektasen auf.
3. Es ist stets ein Frühsymptom eines Bronchialkarzinoms.
4. Es kann im akuten Asthmaanfall auftreten.
5. Es kann während einer akuten Bronchitis auftreten.

☐ A) Nur die Aussagen 1, 3 und 5 sind richtig.
☐ B) Nur die Aussagen 1, 2 und 3 sind richtig.
☐ C) Nur die Aussagen 4 und 5 sind richtig.
☐ D) Nur die Aussagen 1 und 5 sind richtig.
☐ E) Alle Aussagen sind richtig.

131. **Was ist eine obstruktive Lungenerkrankung?**

☐ A) Parenchymabbau der Lunge
☐ B) Stridor
☐ C) Verlegung der Bronchialwege
☐ D) Aspiration von Fremdkörpern
☐ E) Bronchialspasmus

Antwort 129

Die Lösung **C** ist richtig.

    Zu A: Falsch.

    Zu B: Falsch.

✓ Zu C: Obstruktive Atemwegserkrankungen führen zu einer Einengung der Atemwege und damit auch zu Geräuschen bei der Auskultation, meistens bei der Ausatmung.

    Zu D: Eine Dämpfung bei der Lungenperkussion zeigt an, dass sich entweder Infiltrate bzw. Wasser in den Alveolen oder vermehrt Wasser im Pleuraraum befindet.

    Zu E: Der Stimmfremitus ist nur bei der Lungenentzündung verstärkt.

! Bei einer obstruktiven Lungenerkrankung kommt es zu einer chronischen Einengung der Bronchien, meist im Verlauf einer chronischen Bronchitis oder eines Asthma bronchiale. Bei der Auskultation sind typischerweise trockene Rasselgeräusche festzustellen.

Antwort 130

Die Lösung **D** ist richtig.

✓ Zu 1: Blutiges Sputum findet sich bei Bronchialkarzinom, Tuberkulose und akuter und chronischer Bronchitis.

    Zu 2: Bei Bronchiektasen ist ein „maulvolles" dreischichtiges Sputum das Leitsymptom, ein Bluthusten ist jedoch nicht ganz auszuschließen.

    Zu 3: Diese Aussage ist falsch.

    Zu 4: Bluthusten tritt beim akuten Asthmaanfall nicht auf. Der Anfall basiert auf Bronchialspasmus und Schwellung der Bronchialschleimhaut mit vermehrter Sekretion. Der Auswurf ist sehr zäh, glasig und spärlich.

✓ Zu 5: Eine akute Bronchitis kann ohne weiteres zu starken Schleimhautläsionen (meist im Bereich der großen Bronchien) führen und dadurch auch zum Bluthusten.

Antwort 131

Die Lösung **C** ist richtig.

    Zu A: Die restriktiven Lungenerkrankungen gehen mit einem Parenchymverlust einher (z. B. bei Lungenfibrosen).

    Zu B: Ein Stridor ist ein pfeifendes Atemgeräusch während der Ein- bzw. Ausatmung bei Verengung der oberen Luftwege bzw. Verengung der Atemwege innerhalb des Brustkastens.

✓ Zu C: Bei einer obstruktiven Lungenerkrankung kommt es zu einer chronischen Einengung (Verlegung) der Bronchien.

    Zu D: Verschlucken von Fremdkörpern in den Bronchialbaum kommt bei Kleinkindern oder beim alkoholischen Rausch vor.

    Zu E: Ein Bronchialspasmus ist typisch bei Asthma bronchiale.

132. **Ein Patient berichtet über eine akute Bronchitis. Welche Untersuchungs-befunde würden zu der Erkrankung passen?**

1. Patient gibt beim Husten Schmerzen hinter dem Brustbein an.
2. Der Perkussionsbefund ist normal.
3. Der Stimmfremitus ist aufgehoben.
4. Die Auskultation ergibt trockene Rasselgeräusche.
5. Fieber tritt so gut wie nie auf.

☐ A) Nur die Aussagen 1, 2 und 4 sind richtig.
☐ B) Nur die Aussagen 1, 2, 3 und 4 sind richtig.
☐ C) Nur die Aussagen 2 und 4 sind richtig.
☐ D) Nur die Aussagen 2, 4 und 5 sind richtig.
☐ E) Alle Aussagen sind richtig.

133. **Was kann eine Heiserkeit verursachen?**

1. Kehlkopfkarzinom
2. Laryngitis (Kehlkopfentzündung)
3. Angestrengtes Singen
4. Stimmlippenknötchen
5. Einseitige Rekurrenslähmung

☐ A) Nur die Aussagen 1, 3 und 5 sind richtig.
☐ B) Nur die Aussagen 1, 2 und 3 sind richtig.
☐ C) Nur die Aussagen 4 und 5 sind richtig.
☐ D) Nur die Aussagen 1, 2 und 5 sind richtig.
☐ E) Alle Aussagen sind richtig.

134. **Welche Untersuchungen sind positiv beim Spontanpneumothorax?**

1. Atemgeräusch aufgehoben
2. Perkussion lauter
3. Stimmfremitus verstärkt
4. Bronchialatem
5. Diskontinuierliche Nebengeräusche

☐ A) Nur die Aussagen 1, 2, 3 und 4 sind richtig.
☐ B) Nur die Aussagen 1, 2 und 3 sind richtig.
☐ C) Nur die Aussagen 1 und 2 sind richtig.
☐ D) Nur die Aussage 2 ist richtig.
☐ E) Alle Aussagen sind richtig.

▬ Antwort 132

Die Lösung **A** ist richtig.

✓ Zu 1: Bei einer akuten Bronchitis mit sehr starkem Reizhusten können ohne weiteres retrosternale Schmerzen auftreten.

✓ Zu 2: Der Perkussionsbefund ist normal, weil nur die großen Bronchien betroffen sind. Bei der Perkussion werden die luftgefüllten Räume unter dem Brustkasten, also die Alveolen beurteilt.

Zu 3: Stimmfremitus hat keine Aussagekraft bei Bronchitis.

✓ Zu 4: Die Auskultation kann trockene Rasselgeräusche aufweisen.

Zu 5: Eine akute Bronchitis wird häufig mit Fieber begleitet.

▬ Antwort 133

Die Lösung **E** ist richtig.

✓ Zu 1: Ursachen einer Heiserkeit können sein: akute oder chronische Laryngitis, Kehlkopftumore, Rekurrensparese (Verletzung des motorischen Kehlkopfnerven = N. recurrentis). Die akute Laryngitis findet sich häufig im Rahmen von Infektionskrankheiten (z. B. Grippe, Masern, Scharlach, Diphtherie, Tbc), während die chronische Laryngitis v. a. durch Nikotinmissbrauch, Inhalation von Staub, angestrengtes Singen oder Sprechen entsteht bzw. gefördert wird.

✓ Zu 2: Richtig.

✓ Zu 3: Gefürchtet bei Sängern.

✓ Zu 4: Häufig zu finden bei Personen mit angestrengtem Sprechen oder Singen. Personen in der Gastronomie sind überdurchschnittlich häufig davon betroffen.

✓ Zu 5: Eine Verletzung des N. laryngeus recurrens kann verursacht werden: nach operativer Entfernung von vergrößertem Schilddrüsengewebe, im Rahmen einer Intubation, Aortenaneurysma, Tumore (z. B. Bronchialkarzinom, Mediastinaltumore, Schilddrüsenkarzinom), Trauma, Kropfbildung (Struma).

▬ Antwort 134

Die Lösung **C** ist richtig.

✓ Zu 1: Das normale Atemgeräusch ist aufgehoben, da die Lunge kollabiert ist und nicht mehr beatmet wird.

✓ Zu 2: Es findet sich ein besonders lauter Klopfschall über dem Brustkasten.

Zu 3: Ein Stimmfremitus ist aufgehoben, da das Lungengewebe an den Rippen nicht mehr vorhanden ist.

Zu 4: Die Lunge ist kollabiert, bei der Auskultation kann kein Atemgeräusch gehört werden.

Zu 5: Die Lunge ist kollabiert, bei der Auskultation werden diskontinuierliche oder kontinuierliche Nebengeräusche nicht gehört.

135. **Welche Aussagen zum Schlafapnoe-Syndrom sind richtig?**

1. Bedarf keiner therapeutischen Behandlung.
2. Ursache ist eine Obstruktion der oberen Atemwege.
3. Betroffen sind v. a. übergewichtige Männer.
4. Rauchen und Alkohol begünstigen die Erkrankung.
5. Es besteht ein erhöhtes Unfallrisiko.

❑ A) Nur die Aussagen 1, 3 und 4 sind richtig.
❑ B) Nur die Aussagen 2 und 3 sind richtig.
❑ C) Nur die Aussagen 2, 3, 4 und 5 sind richtig.
❑ D) Nur die Aussagen 1, 4 und 5 sind richtig.
❑ E) Alle Aussagen sind richtig.

136. **Welche Aussagen zum Asthma bronchiale sind richtig?**

1. Wird der Allergie vom Soforttyp zugeschrieben.
2. Als Ursache kommen u. a. psychosomatische Faktoren in Betracht.
3. Kommt am häufigsten nach dem 60. Lebensjahr vor.
4. Der Asthmaanfall kann lebensbedrohlich sein.
5. Ist durch psychoanalytische Behandlungen besonders günstig zu beeinflussen.

❑ A) Nur die Aussagen 1, 2, 3 und 4 sind richtig.
❑ B) Nur die Aussagen 1, 2 und 4 sind richtig.
❑ C) Nur die Aussagen 2, 3 und 4 sind richtig.
❑ D) Nur die Aussage 4 ist richtig.
❑ E) Alle Aussagen sind richtig.

Antwort 135

Die Lösung **C** ist richtig.

Zu 1: Diese Erkrankung kann ohne weiteres einen tödlichen Ausgang nehmen und bedarf deshalb einer Behandlung. Infolge der vermehrten Einschlafneigung am Tage besteht ein erhöhtes Unfallrisiko.

✓ Zu 2: Die Ursache ist eine Verlegung (Obstruktion) der oberen Atemwege während der Einatmung durch einen Kollaps der Rachenwände infolge eines verminderten muskulären Tonus.

✓ Zu 3: Betroffen sind v. a. übergewichtige Männer nach dem 40. Lebensjahr (M : F = 2 : 1).

✓ Zu 4: Begünstigende Faktoren sind Hypertonie, Adipositas, Rauchen, Alkohol, verengter Rachenraum, Lungenerkrankungen.

✓ Zu 5: Der Tiefschlaf ist eminent gestört. Die Patienten leiden unter chronischer Müdigkeit, sie können z. B. beim Autofahren oder unter der Dusche einschlafen.

! Das Schlafapnoe-Syndrom ist eine schlafbezogene Atemstörung, die sich durch eine Anzahl von Atemstillständen mit einer Dauer von jeweils mehr als 10 Sek. auszeichnet. Die Frequenz beträgt mehr als 10-mal pro Stunde Schlafzeit. Weitere Symptome können sein: Kopfschmerzen, Hypertonie, Herzrhythmusstörungen, Polyglobulie, Depressionen.

Antwort 136

Die Lösung **B** ist richtig.

✓ Zu 1: Asthma bronchiale wird der allergischen Sofortreaktion (sofort nach Antigenkontakt) zugeordnet, die auch als anaphylaktische Reaktion beschrieben wird.

✓ Zu 2: Es wird das allergische Asthma (Extrinsic-Asthma, exogenes Asthma) vom nichtallergischen (Intrinsic-Asthma, endogenes Asthma) unterschieden. Das nichtallergische Asthma findet sich häufiger bei Erwachsenen. Die Erfahrungen zeigen, dass psychische Faktoren eine Rolle spielen.

Zu 3: Diese Aussage ist falsch.

✓ Zu 4: Vor allem im Status asthmaticus kann die Erkrankung zum Tode führen.

Zu 5: Blödsinnige Aussage. Ist falsch.

137. **Bei der Pleuritis sicca finden sich typischerweise:**

1. Bluterguss im Pleuraraum
2. Pleurareiben
3. Atemgeräusch aufgehoben
4. Feuchte Rasselgeräusche
5. Atemabhängige Schmerzen

☐ A) Nur die Aussagen 1, 2 und 5 sind richtig.
☐ B) Nur die Aussagen 1, 3 und 4 sind richtig.
☐ C) Nur die Aussagen 2 und 3 sind richtig.
☐ D) Nur die Aussagen 2 und 5 sind richtig.
☐ E) Nur die Aussagen 3, 4 und 5 sind richtig.

138. **Ein Cor pulmonale, das so genannte Lungenherz, ist zu erwarten bei:**

1. Lungenemphysem ohne Dyspnoe
2. Lungenemphysem mit Bronchitis
3. Rezidivierende periphere Lungenembolien
4. Konstant erhöhtem mittlerem Blutdruck
5. Tachyarrhythmien

☐ A) Nur die Aussage 4 ist richtig.
☐ B) Nur die Aussagen 1 und 3 sind richtig.
☐ C) Nur die Aussagen 1, 2 und 3 sind richtig.
☐ D) Nur die Aussagen 2, 3 und 5 sind richtig.
☐ E) Alle Aussagen sind richtig.

Antwort 137

Die Lösung **D** ist richtig.

Zu 1: Blutansammlung im Pleuraspalt findet sich nicht bei der Pleuritis, sondern beim Hämatothorax bzw. Hämatopneumothorax (Blut und Luft im Pleuraraum).

✓ Zu 2: Das bei der Auskultation festzustellende Pleurareiben und der atemabhängige Schmerz sind die Leitsymptome der Pleuritis sicca.

Zu 3: Das normale Atemgeräusch ist bei der Pleuritis exsudativa aufgehoben, nicht bei der Pleuritis sicca.

Zu 4: Feuchte Rasselgeräusche finden sich bei Flüssigkeitsansammlung *in* der Lunge.

✓ Zu 5: Atemabhängige Schmerzen sind neben dem Pleurareiben das Leitsymptom der trockenen Brustfellentzündung.

! Die Pleuritis sicca geht i. d. R. der Pleuritis exsudativa voraus.

Antwort 138

Die Lösung **C** ist richtig.

Das Cor pulmonale ist Ausdruck für eine Rechtsherzinsuffizienz, die als Folge einer Erkrankung in der *Lunge* entsteht.

✓ Zu 1: Folgende Erkrankungen können zum Cor pulmonale führen: chronisch-obstruktive Bronchitis, Asthma bronchiale, Lungenemphysem, Lungenfibrosen, Sarkoidose, rezidivierende kleinere Lungenembolien.

✓ Zu 2: Ein Lungenemphysem, egal wie es entstanden ist, egal ob mit Atemnot („pink puffer") oder ohne Atemnot („blue bloater"), es führt immer zur Rechtsherzbelastung (Cor pulmonale).

✓ Zu 3: Korrekt.

Zu 4: Bluthochdruck führt nicht zum Cor pulmonale; er kann zur Linksherzinsuffizienz führen.

Zu 5: Tachyarrhythmien können zur Belastung des linken Herzens führen.

139. **Einen einseitigen Zwerchfellhochstand finden Sie bei welchen Erkrankungen?**

1. Pneumothorax
2. Phrenikuslähmung (= Zwerchfelllähmung)
3. Hepatomegalie (Lebervergrößerung)
4. Atelektase (luftleerer Lungenabschnitt mit kollabierten Lungenbläschen)
5. Lungenemphysem

❏ A) Nur die Aussagen 1, 2, 3 und 4 sind richtig.
❏ B) Nur die Aussagen 1, 2 und 3 sind richtig.
❏ C) Nur die Aussagen 1, 3 und 4 sind richtig.
❏ D) Nur die Aussagen 2 und 5 sind richtig.
❏ E) Nur die Aussagen 3, 4 und 5 sind richtig.

140. **Welche Komplikationen der Sinusitis maxillaris kennen Sie?**

1. Meningitis
2. Ostitis (Entzündung von Knochengewebe)
3. Otitis media
4. Mastoiditis (Entzündung des Warzenfortsatzes)
5. Durchbruch in die Augenhöhle

❏ A) Nur die Aussagen 1, 2, 3 und 4 sind richtig.
❏ B) Nur die Aussagen 1, 3, 4 und 5 sind richtig.
❏ C) Nur die Aussagen 1, 2 und 5 sind richtig.
❏ D) Nur die Aussagen 3 und 4 sind richtig.
❏ E) Alle Aussagen sind richtig.

Antwort 139

Die Lösung **A** ist richtig.

✓ Zu 1: Ein einseitiger Zwerchfellhochstand kann sich bei folgenden Krankheiten zeigen: Phrenikuslähmung, Atelektase, Lobärpneumonie, Lungeninfarkt, Pleuritis exsudativa, Pneumothorax, Hepatomegalie, Splenomegalie (links), Roemheld-Syndrom (abnorme Gasansammlung im linken Oberbauch).

✓ Zu 2: Richtig.

✓ Zu 3: Eine enorme Lebervergrößerung kann nicht nur nach unten verdrängend wirken, sondern natürlich auch das Zwerchfell nach oben drücken und bei der Einatmung behindern.

✓ Zu 4: Bei der Atelektase handelt es sich um einen luftleeren Lungenabschnitt mit kollabierten Lungenbläschen, dadurch „schrumpft" die Lunge und das Zwerchfell steht höher.

Zu 5: Lungenemphysem führt infolge der Lungenblähung zum Zwerchfelltiefstand.

Antwort 140

Die Lösung **C** ist richtig.

✓ Zu 1: Ein Entzündungsprozess der Schleimhaut der Kieferhöhle kann über den Knochen in die Schädelhöhle (Gefahr auf Hirnabszess oder Meningitis) oder Augenhöhle durchbrechen.

✓ Zu 2: Die Entzündung kann ohne weiteres von der Schleimhaut auf den Knochen übergreifen.

Zu 3: Eine Mittelohrentzündung kann als Komplikation eine Mastoiditis mit sich führen. Die luftgefüllten Räume des Mittelohrs und des Warzenfortsatzes sind miteinander verbunden. Von der Kieferhöhle gibt es über den Knochen jedoch keine Verbindung.

Zu 4: Siehe Kommentar unter 3.

✓ Zu 5: Die Augenhöhle (Orbita) wird unter anderem durch den Oberkieferknochen gebildet. Daher kann eine Kieferhöhlenentzündung über den Knochen in die Augenhöhle durchbrechen.

❗ Haben Sie vergessen, welche Knochenteile am Aufbau der Augenhöhle mitwirken? Hier die Auflösung: Stirnbein (Os frontale), Jochbein (Os zygomaticum), Oberkieferknochen (Maxilla), Keilbein (Os sphenoidale), Tränenbein (Os lacrimale) und Siebbein (Os ethmoidale).

141. **Im Rahmen einer chronisch-obstruktiven Bronchitis können welche Symptome auftreten?**

1. Pfeifen und Brummen
2. Verlängerte Ausatmung
3. Rechtsherzinsuffizienz
4. Reichlich Sputum mit Eiter
5. Anfallsartige Atemnot, besonders in der Nacht

❏ A) Nur die Aussagen 1, 2 und 3 sind richtig.
❏ B) Nur die Aussagen 1, 2, 4 und 5 sind richtig.
❏ C) Nur die Aussagen 1, 3 und 5 sind richtig.
❏ D) Nur die Aussagen 1 und 4 sind richtig.
❏ E) Alle Aussagen sind richtig.

Antwort 141

Die Lösung **A** ist richtig.

✓ Zu 1: Trockene Rasselgeräusche (Pfeifen und Brummen) sind typisch für eine chronisch-obstruktive Bronchitis.

✓ Zu 2: Die Ausatemphase ist infolge der Verlegung erschwert.

✓ Zu 3: Chronisch-obstruktive Atemwegserkrankungen können zum Cor pulmonale führen, einer Rechtsherzinsuffizienz.

Zu 4: Reichlich Sputum mit Eiter ist eher für Bronchiektasen typisch. Chronische Bronchitiden haben i. d. R. eher weniger Schleim.

Zu 5: Anfallsartige Atemnot in der Nacht lässt an Asthma cardiale denken.

5 Gastroenterologie

142. **Das Pfortaderblut kommt aus welchen Organen?**

1. Milz
2. Pankreas
3. Leber
4. Rektum
5. Nebenniere

❏ A) Nur die Aussagen 1, 2, 3 und 4 sind richtig.
❏ B) Nur die Aussagen 1, 2 und 4 sind richtig.
❏ C) Nur die Aussagen 1, 3 und 4 sind richtig.
❏ D) Nur die Aussagen 2 und 5 sind richtig.
❏ E) Alle Aussagen sind richtig.

143. **Welche Aufgaben hat die Leber?**

1. Die Leber stellt für die Verdauung wichtige fettspaltende Enzyme her.
2. Die Leber ist beim Ungeborenen an der Blutbildung beteiligt.
3. Die Leber baut Giftstoffe und Medikamente ab.
4. Die Leber bildet Gerinnungsfaktoren.
5. Die Leber baut Östrogene ab.

❏ A) Nur die Aussagen 1, 3, 4 und 5 sind richtig.
❏ B) Nur die Aussagen 1, 2 und 4 sind richtig.
❏ C) Nur die Aussagen 2, 3 und 5 sind richtig.
❏ D) Nur die Aussagen 2, 3, 4 und 5 sind richtig.
❏ E) Nur die Aussagen 3, 4 und 5 sind richtig.

144. **Der Dickdarm hat folgende Aufgaben:**

1. Der Dickdarm resorbiert Nahrungsstoffe.
2. Der Dickdarm resorbiert Wasser.
3. Der Dickdarm resorbiert Fette.
4. Der Dickdarm resorbiert Vitamine.
5. Der Dickdarm resorbiert Elektrolyte.

❏ A) Nur die Aussage 2 ist richtig.
❏ B) Nur die Aussagen 2 und 3 sind richtig.
❏ C) Nur die Aussagen 1, 3 und 5 sind richtig.
❏ D) Nur die Aussagen 1, 2, 4 und 5 sind richtig.
❏ E) Nur die Aussagen 2 und 5 sind richtig.

▓▓ Antwort 142

Die Lösung **B** ist richtig.

- ✓ Zu 1: Die Pfortader sammelt das venöse Blut aus der gesamten Bauchhöhle: Magen, Dünndarm, Dickdarm, Pankreas, Milz.
- ✓ Zu 2: Korrekt.
- Zu 3: Das Pfortaderblut fließt zur Leber. Die Leber gibt ihr venöses Blut über die Lebervenen (Vv. hepaticae) in die untere Hohlvene ab.
- ✓ Zu 4: Nicht das gesamte venöse Blut des Rektums wird über die Pfortader zur Leber gebracht, das untere Drittel des Mastdarms wird venös über die V. iliaca zur unteren Hohlvene abgeleitet und umgeht so den Pfortaderkreislauf.
- Zu 5: Die Nebennieren geben ihr Blut über Vv. suprarenales in die untere Hohlvene ab.

▓▓ Antwort 143

Die Lösung **D** ist richtig.

- Zu 1: Fettspaltende Enzyme für die Verdauung werden vom exokrinen Gewebe des Pankreas produziert.
- ✓ Zu 2: Aufgaben der Leber sind u. a.: Herstellung der Bluteiweiße und Gerinnungsfaktoren, Fettsäurenabbau, Bildung von Cholesterin, Umbau und Verwertung der aus der Nahrung zugeführten Aminosäuren, Produktion von Gallensaft, Entgiftung körpereigener und körperfremder Stoffe, Blutbildung beim Fetus.
- ✓ Zu 3: Eine wichtige Aufgabe der Leber.
- ✓ Zu 4: Prothrombin, Fibrinogen und andere Vit. K-abhängige Gerinnungsfaktoren.
- ✓ Zu 5: Daher entsteht bei der Leberzirrhose bei männlichen Patienten eine Gynäkomastie.

▓▓ Antwort 144

Die Lösung **E** ist richtig.

- Zu 1: Falsch. Die Resorption erfolgt im Dünndarm.
- ✓ Zu 2: Nicht irritieren lassen. Jeder weiß, die Aufgabe des Dickdarms ist die Rückresorption von Wasser und den darin befindlichen Elektrolyten. Nahrungsstoffe wie Fette und Vitamine werden im Dünndarm resorbiert.
- Zu 3: Falsch. Noch mal lernen.
- Zu 4: Falsch.
- ✓ Zu 5: Richtig.

145. **Welche Aussagen zum Bilirubin sind richtig?**

1. Bilirubin entsteht aus dem Abbau von Hämoglobin.
2. Fehlt das Bilirubin in der Galle, kann von einem hellen Stuhl berichtet werden.
3. Die Konzentration der Galle ist in der Gallenblase höher als in der Leber.
4. Das Bilirubin wird vollständig über den enterohepatischen Kreislauf rückresorbiert.
5. Verminderte Bilirubinkonzentration im Blut führt zu einer gelben Haut (Ikterus).

❑ A) Nur die Aussagen 1, 2 und 5 sind richtig.
❑ B) Nur die Aussagen 1, 2 und 3 sind richtig.
❑ C) Nur die Aussagen 1, 3 und 4 sind richtig.
❑ D) Nur die Aussagen 2, 4 und 5 sind richtig.
❑ E) Nur die Aussagen 3, 4 und 5 sind richtig.

146. **Welche Aussagen zur Diarrhö sind richtig?**

1. Diarrhö entsteht ausschließlich durch Infektionen.
2. Diarrhö ist ein harmloses Symptom, das nicht zu Notfällen führen kann.
3. Diarrhö ist in der Regel ein Symptom, welches durch andere Erkrankungen entsteht.
4. Unter Diarrhö versteht man eine gehäufte Entleerung von wässrigen Stühlen mit einer Frequenz von mehr als drei Stuhlgängen pro Tag.
5. Der Heilpraktiker darf jede Diarrhö behandeln.

❑ A) Nur die Aussagen 1, 3 und 5 sind richtig.
❑ B) Nur die Aussagen 1, 2 und 4 sind richtig.
❑ C) Nur die Aussagen 2, 4 und 5 sind richtig.
❑ D) Nur die Aussagen 3 und 4 sind richtig.
❑ E) Nur die Aussage 4 ist richtig.

147. **Was trifft auf die Bauchspeicheldrüse zu?**

1. Die Bauchspeicheldrüse ist an der Eiweißverdauung beteiligt.
2. Der Bauchspeicheldrüsenschwanz endet am Milzhilus.
3. Der Bauchspeicheldrüsenkörper überquert die Wirbelsäule in Höhe des 6. und 7. Brustwirbelkörpers.
4. Die Bauchspeicheldrüse ist an der Gallenproduktion beteiligt.
5. Die Bauchspeicheldrüse ist an der Fettverdauung beteiligt.

❑ A) Nur die Aussagen 1, 2 und 5 sind richtig.
❑ B) Nur die Aussagen 1 und 3 sind richtig.
❑ C) Nur die Aussagen 1, 2, 4 und 5 sind richtig.
❑ D) Nur die Aussagen 2, 3 und 4 sind richtig.
❑ E) Alle Aussagen sind richtig.

▦ Antwort 145

Die Lösung **B** ist richtig.

✓ Zu 1: Bilirubin entsteht beim Abbau von Erythrozyten; es ist nicht wasserlöslich und wird daher an Albumine gebunden (sog. unkonjugiertes Bilirubin).

✓ Zu 2: Diese Aussage ist richtig. Das Bilirubin wird durch Bakterien chemisch verändert: Bilirubin – Urobilinogen – Sterkobilin. Sterkobilin sorgt für die dunkle Farbe des Stuhls.

✓ Zu 3: Die Gallenschleimhaut hat die Fähigkeit, Wasser aus der Galle zu resorbieren und so die Galle einzudicken.

Zu 4: Nicht das Bilirubin, sondern das Urobilinogen wird in den enterohepatischen Kreislauf rückresorbiert, jedoch auch nicht vollständig.

Zu 5: Eine *vermehrte* Bilirubinkonzentration im Blut führt zum Ikterus.

▦ Antwort 146

Die Lösung **D** ist richtig.

Zu 1: Diarrhö hat sicherlich neben den Infektionen auch noch andere Ursachen, z. B. Intoxikationen, Nahrungsmittelallergie, Malabsorption und Maldigestion, Erkrankungen des Dickdarms, hormonelle Erkrankungen.

Zu 2: Schwere Verläufe der Cholera können zum Tod führen.

✓ Zu 3: Die häufigsten Ursachen von Durchfallerkrankungen sind organisch bedingt. Eine idiopathische Diarrhö gibt es, sie ist jedoch viel seltener.

✓ Zu 4: Diese Aussage ist richtig.

Zu 5: Die Infektionskrankheiten, welche mit Durchfall einhergehen und im Infektionsschutzgesetz erwähnt werden, darf der Heilpraktiker nicht behandeln.

▦ Antwort 147

Die Lösung **A** ist richtig.

✓ Zu 1: Die Bauchspeicheldrüse ist an der Eiweiß-, Kohlenhydrat- und Fettverdauung beteiligt. Das exokrine Gewebe produziert die dafür benötigten Enzyme (Protease, Amylase und Lipase).

✓ Zu 2: Der Schwanz des Pankreas endet am Milzhilus.

Zu 3: Der Bauchspeicheldrüsenkörper überquert die Wirbelsäule in Höhe des 1. und 2. Lendenwirbelkörpers.

Zu 4: Die Galle wird von der Leber produziert.

✓ Zu 5: Genau.

148. **Ein Patient mit deutlich sichtbarem Ikterus kommt zu Ihnen. Er fühle sich gesund. Bei der körperlichen Untersuchung stellen Sie eine vergrößerte aber schmerzfreie Gallenblase fest. Welche Erkrankung ist am ehesten wahrscheinlich?**

☐ A) Akute Entzündung der Gallenblase
☐ B) Akute Entzündung der Gallenwege
☐ C) Stein im Ductus choledochus
☐ D) Pankreasschwanztumor
☐ E) Pankreaskopftumor

149. **Welche Darmabschnitte sind innerhalb des Bauchfells beweglich?**

1. Duodenum
2. Ileum
3. Jejunum
4. Colon ascendens
5. Sigmoid

☐ A) Nur die Aussagen 1, 2 und 3 sind richtig.
☐ B) Nur die Aussagen 2, 3 und 5 sind richtig.
☐ C) Nur die Aussagen 2 und 3 sind richtig.
☐ D) Nur die Aussagen 2 und 5 sind richtig.
☐ E) Alle Aussagen sind richtig.

150. **Was produzieren die Belegzellen der Magenschleimhaut?**

1. Salzsäure
2. Pepsinogen
3. Pepsin
4. Intrinsic Factor
5. Muzin

☐ A) Nur die Aussagen 1 und 2 sind richtig.
☐ B) Nur die Aussagen 1 und 4 sind richtig.
☐ C) Nur die Aussagen 2 und 4 sind richtig.
☐ D) Nur die Aussagen 3 und 5 sind richtig.
☐ E) Nur die Aussage 5 ist richtig.

Antwort 148

Die Lösung **E** ist richtig.

Zu A: Bei einer akuten Cholezystitis müssten Schmerzen und Entzündungszeichen im Vordergrund stehen.

Zu B: Bei einer akuten Cholangiitis müssten Schmerzen und Entzündungszeichen im Vordergrund stehen.

Zu C: Choledochussteine führen i. d. R. zu Gallenkoliken.

Zu D: Ein Pankreasschwanztumor kann nicht zu einem deutlich sichtbaren Ikterus führen.

✓ Zu E: Eine deutlich vergrößerte und druckschmerzfreie Gallenblase bei bestehendem Ikterus spricht gegen eine akute Gallenblasenentzündung und für einen chronischen Verschluss des Ductus choledochus infolge eines Tumorverschlusses (Pankreaskopftumor, Choledochustumore, Karzinom der Papillenregion).

Antwort 149

Die Lösung **B** ist richtig.

Zu 1: Retroperitoneale Organe sind: Duodenum, Colon ascendens und descendens, Pankreas.

✓ Zu 2: Intraperitoneale Organe sind: Magen, Jejunum, Ileum, Zäkum, Appendix vermiformis, Colon transversum, Sigmoid, Milz und Leber.

✓ Zu 3: Merke: Der ganze Dünndarm, ausgenommen das Duodenum, ist innerhalb des Bauchfells gelegen. Es wäre unsinnig, wenn dieser Teil retroperitoneal liegen würde. Der Dünndarm hat durch seine Aufgabe, die Nährstoffe zu spalten und sie dann in den Körper aufzunehmen, die größte Peristaltik.

Zu 4: Der aufsteigende und der absteigende Teil des Dickdarms sind „draußen".

✓ Zu 5: Der S-förmige Teil des Kolons ist „drin".

Antwort 150

Die Lösung **B** ist richtig.

✓ Zu 1: Die Belegzellen produzieren Salzsäure und den Intrinsic Factor, welcher für die Aufnahme von Vitamin B_{12} erforderlich ist.

Zu 2: Pepsinogen wird von den Hauptzellen produziert.

Zu 3: Pepsin ist die wirksame Form des Pepsinogens und wird erst im Magen durch die Salzsäure aktiviert.

✓ Zu 4: Ohne den Intrinsic Factor würde das Vitamin B_{12} nicht seine „Reise" bis zum terminalen Ileum überstehen.

Zu 5: Muzin ist der von den Nebenzellen produzierte Schleim. Er schützt die Schleimhaut vor dem aggressiven Magensaft.

151. **Welche Aussagen zum akuten Brechdurchfall bei Kleinkindern sind richtig?**

1. Kleinkinder sind häufig von der Rotavirusinfektion betroffen.
2. Je jünger das Kleinkind ist, desto eher entwickelt sich eine Dehydration mit Elektrolytstörungen.
3. Brechdurchfall bei Kleinkindern ist keine ernst zu nehmende Erkrankung.
4. Die Erkrankung kann auch durch darmpathogene Escherichia coli hervorgerufen werden.
5. Bei Bestehen eines akuten Brechdurchfalls sollte für 24 Stunden ein Nahrungs- und Flüssigkeitsverbot bestehen.

❑ A) Nur die Aussagen 1, 2 und 4 sind richtig.
❑ B) Nur die Aussagen 1, 3 und 5 sind richtig.
❑ C) Nur die Aussagen 2, 4 und 5 sind richtig.
❑ D) Nur die Aussagen 2, 3 und 4 sind richtig.
❑ E) Alle Aussagen sind richtig.

152. **Was kann durch ein Gallensteinleiden verursacht werden?**

1. Ikterus
2. Akute Pankreatitis
3. Gallenblasenentzündung
4. Schmerzen mit Ausstrahlung in die rechte Schulter
5. Gallenblasenempyem

❑ A) Nur die Aussagen 1, 2, 4 und 5 sind richtig.
❑ B) Nur die Aussagen 1, 3 und 5 sind richtig.
❑ C) Nur die Aussagen 2, 3 und 4 sind richtig.
❑ D) Nur die Aussage 2 ist richtig.
❑ E) Alle Aussagen sind richtig.

153. **Welche Funktion hat die Gallenblase?**

1. Bildung der Gallenflüssigkeit
2. Eindicken der Gallenflüssigkeit
3. Speicherung Galle
4. Produktion des Hormons CCK (Cholezystokinin)
5. Produktion von Verdauungsenzymen

❑ A) Nur die Aussagen 1, 2, 3 und 4 sind richtig.
❑ B) Nur die Aussagen 1, 2 und 3 sind richtig.
❑ C) Nur die Aussagen 2 und 3 sind richtig.
❑ D) Nur die Aussagen 3, 4 und 5 sind richtig.
❑ E) Alle Aussagen sind richtig.

▰▰ Antwort 151

Die Lösung **A** ist richtig.

- ✓ Zu 1: Von der Rotavirusenteritis sind am häufigsten Säuglinge und Kinder, v. a. in den Wintermonaten, betroffen.
- ✓ Zu 2: Im MSD fand ich folgende Aussage: Säuglinge jünger als 6 Monate können eine Dehydration (Wassermangel mit Exsikkose-Zeichen) bereits 24 Stunden nach Beginn des Brechdurchfalls und Säuglinge älter als 6 Monate 36 Stunden nach Beginn des Brechdurchfalls entwickeln. Man musste diese Aussage mit ankreuzen.
- Zu 3: Gerade für Säuglinge und Kleinkinder ist Brechdurchfall eine sehr ernst zu nehmende Erkrankung.
- ✓ Zu 4: Die Aussage ist richtig. Zum Beispiel durch enterohämorrhagische Escherichia coli (EHEC); die Erkrankung geht häufig mit einem blutigen Stuhl einher.
- Zu 5: Ganz sicher nicht. Der Hauptaspekt der Behandlung ist eine ausreichende Flüssigkeits- und Elektrolytzufuhr.

▰▰ Antwort 152

Die Lösung **E** ist richtig.

- ✓ Zu 1: Eine Gelbsucht entsteht infolge eines Gallensteinverschlusses im Ductus choledochus oder Ductus hepaticus.
- ✓ Zu 2: Eine akute Pankreatitis entsteht durch einen Gallensteinverschluss im Bereich der Vater-Papille. Der Stau des Bauchspeichels führt zur Aktivierung der Bauchspeichelenzyme.
- ✓ Zu 3: In der Gallenblase befindliche Steine können zur Reizung und damit zur Entzündung der Gallenblasenschleimhaut führen.
- ✓ Zu 4: Die Gallensteinkolik geht mit akut einsetzenden Schmerzen, die in die rechte Schulter ausstrahlen können, einher.
- ✓ Zu 5: Ein Gallenblasenempyem ist eine Eiteransammlung in der Gallenblase als Komplikation einer Gallenblasenentzündung, meist aufgrund von Gallenblasensteinen.

▰▰ Antwort 153

Die Lösung **C** ist richtig.

- Zu 1: Die Galle wird in der Leber produziert.
- ✓ Zu 2: Die Galle hat die Aufgabe, die Gallenflüssigkeit zu speichern, einzudicken und bei Bedarf an den Zwölffingerdarm abzugeben.
- ✓ Zu 3: Richtig.
- Zu 4: Das Hormon Cholezystokinin führt zur Kontraktion der glatten Muskulatur der Gallenblase. Produktionsort ist die Schleimhaut des Anfangsteils des Duodenums.
- Zu 5: Verdauungsenzyme werden in den Speicheldrüsen (Ptyalin), der Magenschleimhaut (Pepsinogen) und dem exokrinen Anteil des Pankreas produziert.

154. **Beim Pankreaskarzinom können welche Symptome auftreten?**

1. Oberbauchbeschwerden
2. Gewichtsabnahme
3. Ikterus
4. Schmerzlos zu fühlende Gallenblase
5. Leistungsminderung, Schwäche

- ❑ A) Nur die Aussagen 1, 2, 4 und 5 sind richtig.
- ❑ B) Nur die Aussagen 1, 2 und 5 sind richtig.
- ❑ C) Nur die Aussagen 2 und 3 sind richtig.
- ❑ D) Nur die Aussagen 3, 4 und 5 sind richtig.
- ❑ E) Alle Aussagen sind richtig.

155. **Was kann als Folge eines Dickdarmkarzinoms auftreten?**

1. Gewichtsverlust
2. Eisenmangelanämie
3. Durchfall
4. Verstopfung
5. Ikterus

- ❑ A) Nur die Aussagen 1, 2, 3 und 4 sind richtig.
- ❑ B) Nur die Aussagen 1, 2 und 3 sind richtig.
- ❑ C) Nur die Aussagen 1, 3 und 4 sind richtig.
- ❑ D) Nur die Aussagen 2, 3 und 4 sind richtig.
- ❑ E) Alle Aussagen sind richtig.

Antwort 154

Die Lösung **E** ist richtig.

✓ Zu 1: Symptome eines Pankreaskarzinoms werden i. d. R. erst sehr spät (nach Metastasierung) bemerkt. Folgende Beschwerden können auftreten: Oberbauchbeschwerden mit Ausstrahlung in den Rücken, Appetitmangel, Völlegefühl, Übelkeit, Erbrechen, Leistungsknick, Gewichtsverlust, Meteorismus, evtl. Begleitpankreatitis. Im fortgeschrittenen Stadium kann der Tumor im Oberbauch tastbar sein.

✓ Zu 2: Gewichtsabnahme ist sicherlich eines der Hauptmerkmale der allgemeinen Karzinomsymptome. Verdächtig ist jede unerklärliche (z. B. keine Diät, Trauer) Gewichtsabnahme von 10 % innerhalb von drei Monaten.

✓ Zu 3: Ein Pankreaskopfkarzinom kann zur Verlegung des Ductus choledochus führen. Daraus entsteht ein schmerzloser Verschlussikterus mit Juckreiz. Die Gallenblase kann schmerzlos vergrößert sein (Courvoisier-Zeichen).

✓ Zu 4: Siehe Kommentar unter 3.

✓ Zu 5: Typische Symptome eines bösartigen Tumors.

Antwort 155

Die Lösung **A** ist richtig.

✓ Zu 1: Ein Gewichtsverlust ist dann abzuklären, wenn der Patient 10 % des Körpergewichts innerhalb von drei Monaten verliert, ohne dass ein plausibler Grund angegeben wird.

✓ Zu 2: Chronische Sickerblutungen, die auch im kolorektalen Bereich nicht unbedingt bemerkt werden müssen, können zur Eisenmangelanämie führen.

✓ Zu 3: Alarmierende Symptome sind: sichtbare Blutbeimengungen im Stuhl (werden oft als Hämorrhoidalblutungen missdeutet), okkultes Blut im Stuhl, Blutungen aus dem After, Änderungen der Stuhlgewohnheiten (Durchfall und Verstopfung abwechselnd), bleistiftförmiger Stuhl, Gefühl der unvollständigen Entleerung, Stuhlinkontinenz Abgang von (feuchten) „Winden", andauernde üble Gerüche.

✓ Zu 4: Plötzliche Stuhlveränderungen abwechselnd mit Durchfall und Verstopfung bedürfen i. d. R. einer endoskopischen Abklärung.

Zu 5: Ikterus hat nichts mit Dickdarmkrebs zu tun.

! Das Dickdarmkarzinom tritt zu 70 % im Rektum auf, daher auch der Name „kolorektales Karzinom". Eine Metastasierung erfolgt im Gegensatz zu anderen bösartigen Tumoren erst sehr spät.

156. **Folgende Aussagen zum Symptom „Blut im Stuhl" sind richtig?**

1. Rotes Blut stammt immer aus den unteren Darmabschnitten.
2. Okkultes Blut im Stuhl lässt sich durch bestimmte Testbriefe nachweisen.
3. Bei Teerstühlen liegt die Blutungsquelle meist oberhalb des oberen Duodenalabschnitts.
4. Eine vermehrte Blutung aus dem oberen Magen-Darm-Trakt ist im Stuhl nicht erkennbar.
5. Blut im Stuhl gilt als ein Krebsverdachtzeichen.

❏ A) Nur die Aussagen 1, 2 und 3 sind richtig.
❏ B) Nur die Aussagen 1 und 4 sind richtig.
❏ C) Nur die Aussagen 3 und 5 sind richtig.
❏ D) Nur die Aussagen 2, 3 und 5 sind richtig.
❏ E) Alle Aussagen sind richtig.

157. **Welche Aussagen zur Ösophagus-Achalasie treffen zu?**

1. Häufig besteht eine Gewichtsabnahme.
2. Kinder sind häufig davon betroffen.
3. Ursache ist eine Öffnungsstörung des oberen Ösophagussphinkters.
4. Als Komplikation ist ein Ösophaguskarzinom zu befürchten.
5. Es besteht die Gefahr einer Aspirationspneumonie (Lungenentzündung durch Verschlucken).

❏ A) Nur die Aussagen 1, 2, 3 und 4 sind richtig.
❏ B) Nur die Aussagen 1, 4 und 5 sind richtig.
❏ C) Nur die Aussagen 2, 4 und 5 sind richtig.
❏ D) Nur die Aussagen 1, 3 und 5 sind richtig.
❏ E) Alle Aussagen sind richtig.

Antwort 156

Die Lösung **D** ist richtig.

Zu 1: Das Wort „immer" ist in den schriftlichen Prüfungen fast immer falsch. Sehr starke Blutungen aus den oberen Darmabschnitten können, gerade wenn die Därme leer sind, sehr schnell den Verdauungskanal passieren und als sichtbares Blut am Anus auftreten.

✓ Zu 2: Richtig, z. B. durch Hämoccult® -Briefchen oder CAREdiagnostica®.

✓ Zu 3: Diese Aussage ist richtig, jedoch kann ein Teerstuhl unter Umständen auch aus den unteren Darmabschnitten entstehen. Die Ursache liegt in einer sehr langsamen Darmpassage (z. B. Verstopfung). Die dort befindlichen Bakterien können den Blutfarbstoff (Hämoglobin) chemisch verändern.

Zu 4: Eine vermehrte Blutung (100–200 ml) aus dem oberen Magen-Darm-Trakt macht sich i. d. R. als Teerstuhl (Meläna), sehr schwarz gefärbter klebriger Stuhl, bemerkbar.

✓ Zu 5: Blut im Stuhl gilt bis zum Beweis des Gegenteils als ein Krebsverdachtzeichen.

Diese Frage gibt es in allen Variationen; sie wird sehr häufig gestellt.

Antwort 157

Die Lösung **B** ist richtig.

✓ Zu 1: Die Gewichtsabnahme entsteht dadurch, dass einfach langsamer und weniger gegessen werden kann.

Zu 2: Frauen zwischen dem 30. und 60. Lebensjahr sind am häufigsten betroffen.

Zu 3: Ösophagus-Achalasie ist eine fehlende Erschlaffung des unteren Schließmuskels der Speiseröhre aufgrund degenerativer Veränderungen des Auerbach-Plexus.

✓ Zu 4: Bei einer länger bestehenden Achalasie ist eine Entartung möglich.

✓ Zu 5: Die Gefahr auf Lungenentzündung durch Verschlucken von Speisen besteht.

158. **Welche Aussagen gelten für die Colitis ulcerosa?**

1. Blutige Geschwüre
2. Toxisches Megakolon
3. Gefahr einer malignen Entartung
4. Fistelbildung
5. Schmerzen im Kreuzbeinbereich

❑ A) Nur die Aussagen 1, 2, 3 und 4 sind richtig.
❑ B) Nur die Aussagen 1, 2, 3 und 5 sind richtig.
❑ C) Nur die Aussagen 1 und 3 sind richtig.
❑ D) Nur die Aussagen 4 und 5 sind richtig.
❑ E) Nur die Aussagen 2, 3 und 4 sind richtig.

159. **Wie kann die Symptomatik bei einem mechanischen Ileus aussehen?**

1. Meteorismus
2. Koterbrechen
3. Blutige Stühle
4. Bei der Auskultation keine Darmgeräusche
5. Schmerzhafter Stuhlgang

❑ A) Nur die Aussagen 1, 2, 3 und 5 sind richtig.
❑ B) Nur die Aussagen 1 und 2 sind richtig.
❑ C) Nur die Aussagen 1, 2 und 4 sind richtig.
❑ D) Nur die Aussagen 2, 3 und 4 sind richtig.
❑ E) Nur die Aussagen 2 und 4 sind richtig.

Antwort 158

Die Lösung **B** ist richtig.

✓ Zu 1: Colitis ulcerosa ist eine chronische Entzündung der Schleimhaut des Dickdarms. Sie breitet sich vom Rektum her aus (in die Gegenrichtung). Die Erkrankung geht typischerweise mit blutig-schleimigen Durchfällen einher.

✓ Zu 2: Das toxische Megakolon ist ein lebensbedrohliches Krankheitsbild, welches beim akuten fulminanten Verlauf der Colitis ulcerosa entstehen kann. Es führt zu akuter Dilatation des Dickdarms mit Subileus, Fieber, akutem Abdomen und Schocksymptomen.

✓ Zu 3: Im Gegensatz zum Morbus Crohn (wenn die Entzündung den Dünndarm befällt) besteht bei der Colitis ulcerosa die Gefahr einer malignen Entartung.

Zu 4: Eine Fistelbildung findet sich typischerweise beim Morbus Crohn.

✓ Zu 5: Die Entzündung ist sehr schmerzhaft und beginnt im Rektum, welches sich in der konkaven Wölbung des Sakrums befindet.

Antwort 159

Die Lösung **B** ist richtig.

✓ Zu 1: Folgende Symptome bzw. Befunde sind beim mechanischen Ileus zu finden: kolikartige Schmerzen (erst große Abstände, dann kleiner werdend), Meteorismus durch Gasansammlung, Stuhl- und Windverhalten, Erbrechen und Übelkeit (evtl. Koterbrechen), spritzstrahlförmige Darmgeräusche (Geräusche werden verglichen mit dem Streichen eines angefeuchteten Fingers über einen aufgeblasenen Luftballon).

✓ Zu 2: Durch die anhaltende Aktivierung des Brechzentrums ist das Erbrechen von Kot tatsächlich möglich (beim mechanischen Ileus im Dickdarm).

Zu 3: Beim Darmverschluss bestehen Stuhl- und Windverhalten (es kommt nichts mehr durch).

Zu 4: Keine Darmgeräusche findet man beim paralytischen Ileus. Beim mechanischen Ileus werden Darmgeräusche mit hoher Frequenz proximal des Verschlusses gefunden.

Zu 5: Beim Darmverschluss ist oft kein Stuhlgang möglich! Ein schmerzhafter Stuhl (Tenesmus) findet sich z. B. bei Colitis ulcerosa, Amöbenruhr, Bakterienruhr, kolorektalem Karzinom.

160. **Welche Symptome sind beim paralytischen Ileus zutreffend?**

1. Durchfälle
2. Normale Darmgeräusche
3. Totenstille über dem Abdomen
4. Erbrechen
5. Spritzstrahlförmige Darmgeräusche

❏ A) Nur die Aussagen 1, 4 und 5 sind richtig.
❏ B) Nur die Aussagen 3 und 4 sind richtig.
❏ C) Nur die Aussagen 2, 3 und 5 sind richtig.
❏ D) Nur die Aussagen 2 und 4 sind richtig.
❏ E) Alle Aussagen sind richtig.

161. **Welche Aussagen zum Magenkarzinom sind richtig?**

1. Häufig wird ein Widerwille gegen bestimmte Speisen beobachtet.
2. Im Anfangsstadium verläuft die Erkrankung meist unbemerkt.
3. Beim Magenfrühkarzinom tritt in den meisten Fällen Bluterbrechen auf.
4. Typisch sind hellrote Blutauflagerungen auf dem Stuhl.
5. Virchow-Lymphknoten tastbar.

❏ A) Nur die Aussagen 1, 2 und 5 sind richtig.
❏ B) Nur die Aussagen 1, 3 und 4 sind richtig.
❏ C) Nur die Aussagen 1, 4 und 5 sind richtig.
❏ D) Nur die Aussagen 2, 3 und 5 sind richtig.
❏ E) Alle Aussagen sind richtig.

Antwort 160

Die Lösung **B** ist richtig.

Zu 1: Auch beim paralytischen Ileus kommen keine Stühle vor. Der Darm ist gelähmt und besitzt keine Peristaltik mehr.

Zu 2: Beim Ileus finden sich generell keine normalen Darmgeräusche, auch nicht beim mechanischen.

✓ Zu 3: Bei der Auskultation werden keine Darmgeräusche mehr gehört.

✓ Zu 4: Das Brechzentrum kann aktiviert sein. Eine Darmlähmung verhindert nicht das reflektorische Erbrechen.

Zu 5: So genannte spritzstrahlförmige Darmgeräusche sind typisch (jedenfalls in den MC-Fragen) für einen mechanischen Ileus.

Antwort 161

Die Lösung **A** ist richtig.

✓ Zu 1: Ein Widerwille gegen bestimmte Speisen, v. a. gegen Fleisch, wird bei einigen karzinomatösen Geschehen im Verdauungstrakt beobachtet; z. B. beim Magenkarzinom, Pankreaskarzinom, Karzinom der Gallenwege, bösartigen Tumoren der Leber.

✓ Zu 2: Das Magenfrühkarzinom (Carcinoma in situ) kann 5 Jahre und länger bestehen und betrifft nur die Schleimhaut. Es verursacht so gut wie keine Symptome und ist meist ein Zufallsbefund. Die Prognose in diesem Stadium ist sehr günstig.

Zu 3: Keine Symptome beim Magenfrühkarzinom.

Zu 4: Hellrote Blutauflagerungen sind z. B. zu finden beim kolorektalen Karzinom, Hämorrhoidalleiden, Dickdarmpolypen, Colitis ulcerosa. Leichte Blutungen des Magenkarzinoms sind nur durch Testbriefe im Stuhl zu finden, größere Blutungen führen zum Teerstuhl oder möglicherweise zum kaffeesatzartigen Erbrechen.

✓ Zu 5: Ein Virchow-Knoten ist ein geschwollener Lymphknoten hinter dem Schlüsselbein im Bereich des Ansatzes des linken Kopfwenders. Er spricht für einen metastasierenden Tumor v. a. aus dem Bauchraum, speziell beim Magenkarzinom im Spätstadium.

162. **Welche Risikofaktoren zur Entstehung einer Fettleber kennen Sie?**
1. Diabetes mellitus
2. Fettsucht
3. Unterernährung (Eiweißmangel)
4. Toxische Substanzen
5. Alkoholkrankheit

❏ A) Nur die Aussagen 1, 2, 3 und 5 sind richtig.
❏ B) Nur die Aussagen 1, 2 und 5 sind richtig.
❏ C) Nur die Aussagen 1 und 2 sind richtig.
❏ D) Nur die Aussagen 1, 2, 4 und 5 sind richtig.
❏ E) Alle Aussagen sind richtig.

163. **Welche Faktoren bzw. Erkrankungen können eine Leberzirrhose entstehen lassen?**
1. Chronische Virushepatitis A
2. Chronische Virushepatitis B
3. Alkoholkrankheit
4. Hämochromatose (Eisenspeicherkrankheit)
5. Chronische Gallenstauung

❏ A) Nur die Aussagen 1, 2, 3 und 5 sind richtig.
❏ B) Nur die Aussagen 1 und 5 sind richtig.
❏ C) Nur die Aussagen 1, 2, 4 und 5 sind richtig.
❏ D) Nur die Aussagen 2, 3, 4 und 5 sind richtig.
❏ E) Alle Aussagen sind richtig.

164. **Welche Aussagen über das kolorektale Karzinom sind richtig?**
1. Schmerzen beim Stuhlgang und Blutung
2. Als weiche, verschiebliche Kapsel tastbar
3. Bis ca. 8–10 cm Tiefe tastbar
4. Als harte Platte mit Rand tastbar
5. Wind mit ungewolltem Stuhlabgang

❏ A) Nur die Aussagen 1, 2, 3 und 4 sind richtig.
❏ B) Nur die Aussagen 1, 3, 4 und 5 sind richtig.
❏ C) Nur die Aussagen 1, 3 und 5 sind richtig.
❏ D) Nur die Aussagen 1 und 5 sind richtig.
❏ E) Alle Aussagen sind richtig.

Antwort 162

Die Lösung **E** ist richtig.

✓ Zu 1: Folgende Faktoren bzw. Erkrankungen können zur Fettleber führen: Diabetes mellitus, Alkoholkrankheit, toxisch wirkende Substanzen (z. B. Antibiotika, Kortison), Überernährung, Unterernährung (Eiweißmangel), Schwangerschaft.

✓ Zu 2: Richtig.

✓ Zu 3: Ein Eiweißmangel kann auch zu einer Verfettung der Leberzellen führen.

✓ Zu 4: Bestimmte toxische Substanzen können zu einer Verfettung der Leberzellen führen.

✓ Zu 5: Bei chronischem Alkoholgenuss gewinnt der Körper Triglyzeride aus Zucker und Alkohol und speichert sie in den Leberzellen ab.

Antwort 163

Die Lösung **D** ist richtig.

Zu 1: Nur die Hepatiden, welche in eine Chronizität übergehen können, können auch zur Zerstörung des Leberparenchyms führen. Das gilt für die Hepatitis B, C, D und neuerdings auch G. Hepatitis A und E gehen nicht in die chronische Form über.

✓ Zu 2: In 10 % der Fälle kann eine Hepatitis B in eine chronische Form übergehen; diese kann dann eine Leberzirrhose entstehen lassen.

✓ Zu 3: Die häufigste Ursache neben den virusbedingten Hepatiden (in ca. 40 % der Fälle) ist die Alkoholkrankheit (in ca. 50 % der Fälle). Andere seltenere Ursachen sind: Intoxikationen, Medikamenteneinnahme, Autoimmunhepatitis, Hämochromatose (Eisenspeicherkrankheit), Morbus Wilson (erbliche Kupferspeicherkrankheit), biliäre Leberzirrhose (Untergang der Leberzellstruktur infolge lang anhaltender Gallenstauung), infolge einer Stauungsleber.

✓ Zu 4: Bei der Eisenspeicherkrankheit (selten) handelt es sich um eine krankhaft vermehrte Eisenresorption im Dünndarm. Eine verstärkte Eisenspeicherung erfolgt v. a. in Haut, Leber und Pankreas.

✓ Zu 5: Eine lang anhaltende chronische Gallenstauung (relativ selten) führt zum Untergang der Leberzellstruktur (biliäre Leberzirrhose).

Antwort 164

Die Lösung **B** ist richtig.

✓ Zu 1: Schmerzhafter Stuhlgang mit Blutbeimengungen kann als typisches Beschwerdebild beim Dickdarmkarzinom im rektalen Bereich gelten.

Zu 2: Typisch für das Karzinom sind die harte Konsistenz und die Unverschieblichkeit des Tumorgewebes.

✓ Zu 3: Das Rektum kann maximal bis zu einer Tiefe von 12 cm ertastet werden.

✓ Zu 4: Siehe Kommentar unter 2.

✓ Zu 5: Windabgänge mit Stuhlbeimengungen sind bis zum Ausschluss als Krebsverdachtzeichen zu betrachten.

165. **Ein Patient berichtet von einer sehr ballaststoffarmen Ernährung. Welche Aussagen diesbezüglich sind richtig?**

1. Begünstigt die Entstehung eines Dickdarmkarzinoms.
2. Begünstigt die Entstehung von Dickdarmdivertikeln.
3. Verkürzung der intestinalen Durchgangszeit
4. Führt zur Erhöhung des Stuhlgewichtes.
5. Führt häufig zu Obstipation.

- ☐ A) Nur die Aussagen 1, 2 und 5 sind richtig.
- ☐ B) Nur die Aussagen 1, 2, 3 und 5 sind richtig.
- ☐ C) Nur die Aussagen 1 und 5 sind richtig.
- ☐ D) Nur die Aussagen 3 und 4 sind richtig.
- ☐ E) Alle Aussagen sind richtig.

166. **Welche Aussagen zum Pfortaderhochdruck sind richtig?**

1. Zu den Folgen zählen Ösophagusvarizen.
2. Zu den Folgen zählt Aszites.
3. Bei den Ursachen handelt es sich am häufigsten um einen essenziellen Pfortaderhochdruck.
4. Es handelt sich um einen Hochdruck im arteriellen System.
5. Es handelt sich um einen Hochdruck im Pfortaderkreislauf.

- ☐ A) Nur die Aussagen 1, 2 und 5 sind richtig.
- ☐ B) Nur die Aussagen 1, 2, 4 und 5 sind richtig.
- ☐ C) Nur die Aussagen 2, 3 und 5 sind richtig.
- ☐ D) Nur die Aussagen 3 und 4 sind richtig.
- ☐ E) Alle Aussagen sind richtig.

▨ Antwort 165

Die Lösung **A** ist richtig.

✓ Zu 1: Eine ballaststoffarme Ernährung, das bedeutet eine sehr eiweiß-, fett- und kohlenhydratreiche Nahrung, führt erwiesenermaßen zur Verstopfung mit Trägheitserscheinungen des Dickdarms. Man vermutet, dass der harte Kot bzw. die Kotsteine über einen längeren Zeitraum eine kanzerogene Wirkung auf die Dickdarmschleimhaut haben.

✓ Zu 2: Dickdarmdivertikel können durch eine ballaststoffarme Ernährung bei bestehender Bindegewebsschwäche leichter entstehen.

Zu 3: Eine verkürzte Darmpassage und ein erhöhtes Stuhlgewicht sind typisch bei einer ballaststoffreichen Ernährung.

Zu 4: Eine Erhöhung des Stuhlgewichts findet sich bei der ballaststoffreichen Ernährung, bei der ballaststoffarmen Ernährung werden die meisten Nahrungsmittel aus dem Nahrungsbrei resorbiert.

✓ Zu 5: Einer der drei Hauptpfeiler der primären Obstipation: ballaststoffarme Kost, verringerte Flüssigkeitszufuhr und Bewegungsmangel.

▨ Antwort 166

Die Lösung **A** ist richtig.

✓ Zu 1: Eine Druckerhöhung in der Pfortader führt zur Ausbildung der bestehenden Kollateralkreisläufe zwischen dem Pfortadersystem und der unteren bzw. oberen Hohlvene. Es können Ösophagusvarizen, Caput medusae und äußere Hämorrhoiden entstehen. Weitere Symptome sind: Aszites, Stauungsenteritis (Malabsorption), Splenomegalie.

✓ Zu 2: Richtig.

Zu 3: Einem Pfortaderhochdruck (portale Hypertension) liegen immer organische Ursachen zugrunde, z. B. Pfortaderthrombose, Leberzirrhose oder Rechtsherzinsuffizienz.

Zu 4: Es handelt sich um einen Hochdruck im Pfortaderkreislauf. Dieser Kreislauf wird nicht als arterielles oder venöses System bezeichnet.

✓ Zu 5: Korrekte Aussage.

167. **Was trifft für die Hiatushernie zu?**

1. Kloßgefühl im Hals, Heiserkeit, Schluckbeschwerden
2. Symptomatik wird bei der Bauchpresse stärker
3. Schluckbeschwerden, Erbrechen unverdauter Nahrung
4. Sodbrennen und Aufstoßen
5. Refluxösophagitis

❑ A) Nur die Aussagen 1, 2, 3 und 4 sind richtig.
❑ B) Nur die Aussagen 2 und 4 sind richtig.
❑ C) Nur die Aussagen 2 und 5 sind richtig.
❑ D) Nur die Aussagen 2, 4 und 5 sind richtig.
❑ E) Alle Aussagen sind richtig.

168. **Was stimmt für die Alkoholkrankheit?**

1. Körperliche Folgen können neben der Leberzirrhose auch Kardiomyopathien und Gehirnatrophien sein.
2. Alkoholkonsum kann zu einer organischen Psychose führen.
3. Lange erhöhte Einnahme von Alkohol wirkt hemmend auf Libido und Potenz.
4. Der Alkoholschmerz tritt typischerweise bei Alkoholikern während des Entzuges auf.
5. Beim Delirium tremens (Entzugsdelir) handelt es sich nicht um einen Notfall.

❑ A) Nur die Aussagen 1, 2, 3 und 4 sind richtig.
❑ B) Nur die Aussagen 1, 4 und 5 sind richtig.
❑ C) Nur die Aussagen 1, 2 und 3 sind richtig.
❑ D) Nur die Aussagen 2 und 3 sind richtig.
❑ E) Alle Aussagen sind richtig.

Antwort 167

Die Lösung **D** ist richtig.

Zu 1: Bei einem Kloßgefühl im Hals, Heiserkeit und Schluckbeschwerden ist an Erkrankungen im Bereich der oberen Ösophagusenge zu denken, z. B. ein Ösophagusdivertikel (Zenker-Divertikel).

✓ Zu 2: Eine plötzliche intraabdominale Druckerhöhung, wie z. B. beim Husten oder Pressen, führt zur Verstärkung der Beschwerden und des Krankheitsvorgangs überhaupt.

Zu 3: Schluckbeschwerden und Erbrechen unverdauter Nahrung sind eher typisch bei Achalasie, Tumoren oder Divertikeln.

✓ Zu 4: Sodbrennen, bzw. die Refluxösophagitis, ist das Leitsymptom der axialen Gleithernie. Die paraösophageale Hernie, die nur in 10 % der Fälle vorkommt, ist i. d. R. beschwerdefrei. Sie kann jedoch zu lebensbedrohlichen Komplikationen führen (Inkarzeration).

✓ Zu 5: Siehe Kommentar unter 4.

! Eine Hiatushernie (auch Zwerchfellhernie) ist eine erworbene Erweiterung des Hiatus oesophageus, der Öffnung im Zwerchfell für die Speiseröhre. Die Ursache liegt in einer Bindegewebsschwäche, jedoch gibt es viele begünstigende Faktoren: z. B. Übergewicht, Blähsucht, Obstipation, chronischer Husten, Schwangerschaft.

Antwort 168

Die Lösung **C** ist richtig.

✓ Zu 1: Die Alkoholkrankheit kann für eine ganze Menge von Erkrankungen ursächlich sein, z. B. Pankreatitis, Gastritis, Kardiomyopathien, Gehirnatrophie, Wernicke-Enzephalopathie, Polyneuropathie, Libido- und Potenzstörungen, psychotische Veränderungen.

✓ Zu 2: Als organische Psychose bezeichnet man psychische Beeinträchtigungen, die durch andere Erkrankungen bedingt sind.

✓ Zu 3: Die hemmende Wirkung auf Libido und Potenz entsteht infolge der Leberzirrhose (Geschlechtshormone werden nicht mehr abgebaut).

Zu 4: Der Alkoholschmerz tritt in einigen Fällen bei der Lymphogranulomatose (Morbus Hodgkin) auf. Nach Alkoholgenuss schmerzen die Lymphknoten. Merke: In MC-Fragen ist der Alkoholschmerz immer dem bösartigen Lymphknotenkrebs zuzuorden.

Zu 5: Beim Alkoholdelir bestehen erhebliche psychische und motorische Störungen infolge eines Absetzens von Alkohol: Wahn, motorische Unruhe, Angst, Durchfall, Erbrechen, Zittern, Tachykardie, Herzrhythmusstörungen, Fieber, epileptische Anfälle. Es handelt sich immer um einen Notfall!

169. **Welche Aussagen zur Obstipation sind richtig?**

1. Frauen mit Anorexia nervosa sind häufig davon betroffen.
2. Von Obstipation spricht man, wenn die Stuhlentleerung weniger als dreimal pro Woche erfolgt.
3. Die Ursache ist meist organisch bedingt.
4. Die Ursache kann auch medikamentös bedingt sein.
5. Es sind fast nur Kinder und Jugendliche betroffen.

❑ A) Nur die Aussagen 1, 2 und 4 sind richtig.
❑ B) Nur die Aussagen 1, 2, 3 und 4 sind richtig.
❑ C) Nur die Aussagen 1, 3 und 4 sind richtig.
❑ D) Nur die Aussage 2 ist richtig.
❑ E) Alle Aussagen sind richtig.

170. **Ein Patient von Ihnen berichtet, dass er alkoholabhängig sei und bei den anonymen Alkoholikern als Gamma-Trinker gelte. Welche Aussage dazu ist richtig?**

❑ A) Erleichterungstrinker oder Frustrationstrinker. Konflikte werden durch Alkoholkonsum tragbarer. Kein Kontrollverlust, aber stark gefährdet, alkoholabhängig zu werden.
❑ B) Gelegenheitstrinker
❑ C) Süchtiger Trinker mit körperlichen, psychischen und sozialen Problemen
❑ D) Episodentrinker mit exzessivem Alkoholkonsum
❑ E) Spiegeltrinker. Benötigt einen gewissen Blutalkoholspiegel, um psychisch stabil zu bleiben.

171. **Welche Aussagen zur Oxyuriasis (Madenwurminfektion) bei Kindern sind richtig?**

1. Harmlose Wurmerkrankung
2. Nächtlicher Juckreiz in der Analgegend
3. Blutige Stühle
4. Schweres Krankheitsgefühl
5. Zahlreiche schleimig-wässrige Durchfälle

❑ A) Nur die Aussagen 1 und 2 sind richtig.
❑ B) Nur die Aussage 1 ist richtig.
❑ C) Nur die Aussagen 2, 3 und 4 sind richtig.
❑ D) Nur die Aussagen 2 und 5 sind richtig.
❑ E) Nur die Aussagen 3, 4 und 5 sind richtig.

Antwort 169

Die Lösung **A** ist richtig.

✓ Zu 1: Anorexia-nervosa-Personen sind häufig von einer Obstipation betroffen. Sie essen wenig und ihr Energiehaushalt ist sehr erniedrigt. Außerdem führt die permanente Einnahme von Laxanzien zur allmählichen Trägheit des Dickdarms.

✓ Zu 2: Die Aussage ist richtig. Meist mit längerem Pressvorgang bei der Stuhlentleerung (zu selten, zu wenig, zu fest).

Zu 3: Organische Ursachen kommen vor (z. B. mechanische Hindernisse, Hypothyreose, Addison-Krankheit, Polyneuropathie, Multiple Sklerose u. a.), aber die Verstopfung ist am häufigsten funktionell bedingt (ballaststoffarme Nahrung, ungenügende Flüssigkeitsaufnahme, mangelnde Bewegung).

✓ Zu 4: Durch Einnahme von Medikamenten, z. B. Eisenpräparate, Laxanzien und Analgetika, kann eine chronische Obstipation entstehen.

Zu 5: Diese Aussage ist nicht richtig.

Antwort 170

Die Lösung **C** ist richtig.

Zu A: Gilt für den Alpha-Trinker.

Zu B: Gilt für den Beta-Trinker.

✓ Zu C: Gamma-Trinker: Alkoholkonsum mit Kontrollverlust, alkoholabhängig.

Zu D: Gilt für den Epsilon-Tinker.

Zu E: Gilt für den Delta-Trinker.

! Sehen Sie sich die Trinker-Typen an; in den MC-Fragen sind sie bis jetzt nur zweimal vorgekommen, aber das Wissen darüber kann der Allgemeinbildung nicht schaden, zumal Sie die Alpha-, Beta- und Delta-Trinker häufig in der Praxis antreffen werden (wenn Sie sie dann erkennen).

Antwort 171

Die Lösung **A** ist richtig.

✓ Zu 1: Oxyuriasis ist die häufigste Wurmerkrankung beim Menschen, jedoch i. d. R. harmlos.

✓ Zu 2: Nächtlicher Juckreiz am Anus ist das Leitsymptom für diese Erkrankung.

Zu 3: Es treten keine blutigen Stühle auf. Häufig ist jedoch ein schmerzhafter Stuhlgang (Tenesmus) zu beobachten.

Zu 4: Kein schweres Krankheitsgefühl. Manchmal tritt ein Analekzem auf.

Zu 5: In wenigen Fällen werden Durchfälle beobachtet, die jedoch nicht schleimigwässrig sind.

172. **Welche Aussagen zur Erkrankung Enteritis regionalis Crohn sind richtig?**

1. Kann zur Fistelbildung führen.
2. Alle Darmschichten sind betroffen.
3. Häufig ist das Bauchfell mit entzündet.
4. Verursacht i. d. R. blutigen Durchfall.
5. Am häufigsten ist der Anfangsteil des Dickdarms betroffen.

❑ A) Nur die Aussagen 1 und 5 sind richtig.
❑ B) Nur die Aussagen 1, 2, 3 und 4 sind richtig.
❑ C) Nur die Aussagen 1 und 2 sind richtig.
❑ D) Nur die Aussagen 2, 4 und 5 sind richtig.
❑ E) Alle Aussagen sind richtig.

173. **Welche Ursachen bzw. begünstigende Faktoren kennen Sie zur Entstehung von Gallensteinen?**

1. Gallensteine können durch erniedrigte Konzentration von Gallensäure entstehen.
2. Gallensteine können durch erhöhte Konzentration von Gallensäure entstehen.
3. Gallensteine können eine juckende Gelbsucht auslösen.
4. Gallensteine können eine Entzündung der Gallenblase verursachen.
5. Gallensteine können eine Entzündung der Bauchspeicheldrüse verursachen.

❑ A) Nur die Aussagen 1, 3, 4 und 5 sind richtig.
❑ B) Nur die Aussagen 1, 3 und 5 sind richtig.
❑ C) Nur die Aussagen 2, 3, 4 und 5 sind richtig.
❑ D) Nur die Aussagen 2, 3 und 5 sind richtig.
❑ E) Nur die Aussagen 3, 4 und 5 sind richtig.

174. **Welche der folgenden Aussagen zum Colon irritabile sind richtig?**

1. Am häufigsten sind Frauen betroffen.
2. Typisch sind abwechselnd Durchfall und Verstopfung.
3. Es handelt sich um funktionelle Darmbeschwerden.
4. Im Labor finden sich i. d. R. die allgemeinen Entzündungszeichen.
5. Die Erkrankung geht meist mit einem Gewichtsverlust einher.

❑ A) Nur die Aussagen 1, 2 und 3 sind richtig.
❑ B) Nur die Aussagen 1, 2, 3 und 5 sind richtig.
❑ C) Nur die Aussagen 2, 3, 4 und 5 sind richtig.
❑ D) Nur die Aussagen 2, 3 und 5 sind richtig.
❑ E) Nur die Aussagen 3 und 4 sind richtig.

Antwort 172

Die Lösung **C** ist richtig.

✓ Zu 1: Die Fistelbildung ist eines der typischen Kennzeichen des Morbus Crohn.

✓ Zu 2: Beim Morbus Crohn handelt es sich um eine entzündliche, narbenbildende Erkrankung, die in rezidivierenden Schüben alle vier Wandschichten des Verdauungskanals betrifft.

Zu 3: Ein entzündetes Bauchfell (Peritonitis) ist i. d. R. eine akute Notfallerkrankung (akutes Abdomen). Durchbrüche in die Bauchhöhle sind beim Morbus Crohn jedoch sehr selten.

Zu 4: Morbus Crohn verursacht i. d. R. keinen blutigen Durchfall, dieser ist bei Colitis ulcerosa Leitsymptom. Der Morbus Crohn kann jedoch auch den Dickdarm befallen bzw. kann per Fistel Blut und Eiter in den Analkanal abgeben und so zu einem blutigen Stuhl führen.

Zu 5: Am häufigsten ist das terminale Ileum befallen.

Antwort 173

Die Lösung **A** ist richtig.

✓ Zu 1: Die Gallensäuren halten die unlöslichen Stoffe (z. B. Cholesterin) in Lösung, sodass eine Verringerung der Gallensäuren zur Ausfällung dieser Stoffe führen kann.

Zu 2: Eine erhöhte Konzentration von Gallensäuren kann nicht zur Ausfällung bestimmter Stoffe führen. Siehe Kommentar unter 1.

✓ Zu 3: Zum Beispiel durch einen Verschluss des Ductus choledochus.

✓ Zu 4: Diese Aussage ist richtig.

✓ Zu 5: Gallensteine, die bis zur Vater-Papille vordringen, führen bei einem Verschluss zum Rückstau des Bauchspeichels. Dieser kann zur Aktivierung der Enzyme führen.

Antwort 174

Die Lösung **A** ist richtig.

✓ Zu 1: Frauen sind doppelt so häufig betroffen wie Männer.

✓ Zu 2: Durchfall und Verstopfung treten häufig abwechselnd auf, es kann aber auch nur entweder Durchfall oder Verstopfung bestehen.

✓ Zu 3: Es handelt sich um eine Ausschlussdiagnose. Erst wenn kein organischer Befund nachgewiesen werden kann, heißt die Diagnose Reizdarmsyndrom (Colon irritabile). Diese Erkrankung findet man häufig bei vegetativ empfindlichen Personen.

Zu 4: Ein organischer Befund schließt die Diagnose Colon irritabile aus.

Zu 5: Ein Gewichtsverlust ist ein organischer Befund und schließt in der Regel die Diagnose Colon irritabile aus.

175. **Ein Patient hat ein gelbes Aussehen. Welche Ursachen können vorliegen?**

1. Verstärkter Abbau der roten Blutkörperchen
2. Gallensteinverschluss im Ductus cysticus
3. Gallensteinverschluss im Choledochus
4. Pankreaskopftumor
5. Pankreasschwanztumor

❑ A) Nur die Aussagen 1, 2, 3 und 4 sind richtig.
❑ B) Nur die Aussagen 1, 3 und 4 sind richtig.
❑ C) Nur die Aussagen 1, 3, 4 und 5 sind richtig.
❑ D) Nur die Aussagen 3 und 4 sind richtig.
❑ E) Alle Aussagen sind richtig.

176. **Ein Patient berichtet, dass er ein wenig Blut in seinem Stuhl entdeckt hätte. Welche Erkrankungen müssen Sie in Betracht ziehen?**

1. Magengeschwür
2. Zwölffingerdarmgeschwür
3. Morbus Crohn
4. Colitis ulcerosa
5. Dickdarmpolypen

❑ A) Nur die Aussagen 1, 2 und 4 sind richtig.
❑ B) Nur die Aussagen 1, 2, 3 und 5 sind richtig.
❑ C) Nur die Aussagen 3 und 4 sind richtig.
❑ D) Nur die Aussagen 3, 4 und 5 sind richtig.
❑ E) Alle Aussagen sind richtig.

177. **Ein Patient hat ohne vorherige Zeichen plötzlich ein kaffeesatzartiges Erbrechen. Welche Erkrankungen sind ursächlich dafür denkbar?**

1. Akute erosive Gastritis
2. Ösophagusvarizenblutung
3. Autoimmungastritis
4. Ulcus ventriculi
5. Magenpolypen

❑ A) Nur die Aussagen 1, 2, 3 und 5 sind richtig.
❑ B) Nur die Aussagen 1, 2 und 3 sind richtig.
❑ C) Nur die Aussagen 1, 2, 4 und 5 sind richtig.
❑ D) Nur die Aussagen 2, 4 und 5 sind richtig.
❑ E) Nur die Aussagen 1 und 4 sind richtig.

Antwort 175

Die Lösung **B** ist richtig.

✓ Zu 1: Eine verstärkte Hämolyse führt zum prähepatischen Ikterus. Dieser ist jedoch nicht so stark ausgeprägt wie der intrahepatische oder der Verschlussikterus.

Zu 2: Ein Gallensteinverschluss im Ductus cysticus kann nicht zum Ikterus führen, da der Abfluss von der Leber zur Vater-Papille nicht behindert ist. Nur der Gallensteinverschluss im Choledochus führt zum Gallenrückstau.

✓ Zu 3: Siehe Kommentar unter 2.

✓ Zu 4: Nur der Tumor im Pankreaskopf kann zur Verlegung bzw. zur Zerstörung der Gallengänge führen.

Zu 5: Der Pankreasschwanztumor kann nicht zur Verlegung der Gallenwege führen.

Antwort 176

Die Lösung **D** ist richtig.

Zu 1: Blutungen aus einem Ulcus ventriculi oder duodeni sind i. d. R. „versteckt" oder sie sind so stark (100–200 ml), dass sie zum Teerstuhl führen.

Zu 2: Siehe Kommentar unter 1.

✓ Zu 3: Morbus Crohn kann ohne weiteres zu Blutbeimengungen im Stuhl führen. Ein Morbus Crohn im terminalen Ileum führt nicht zum blutigen Stuhl, jedoch kann die Erkrankung auch den Dickdarm befallen. Außerdem ist eine Fistelbildung recht häufig und diese kann dann Blut und Eiter in den Analkanal abgeben und so zu einem blutigen Stuhl führen.

✓ Zu 4: Ursachen für blutigen Stuhl: Colitis ulcerosa, Hämorrhoiden, Dickdarmkarzinom, Dickdarmpolypen, Dickdarmdivertikulitis.

✓ Zu 5: Richtig.

Antwort 177

Die Lösung **C** ist richtig.

✓ Zu 1: Alle Erkrankungen im Magen, die mit Blutungen einhergehen, können kaffeesatzartiges Erbrechen verursachen.

✓ Zu 2: Bei einer Ösophagusblutung läuft das Blut zuerst nach unten in den Magen. Dort angelangt wird durch die Menge an Blut das Brechzentrum aktiviert. Bei starken anhaltenden Blutungen werden diese dann hellrot.

Zu 3: Bei der Autoimmungastritis kommt es zum Schwund der Belegzellen und zum Fehlen der Magensäure. Blutungen kommen so gut wie nicht vor.

✓ Zu 4: Ein Magengeschwür kann zur Eröffnung von arteriellen Gefäßen führen und so zur plötzlichen Blutung.

✓ Zu 5: Magenpolypen können anfangen zu bluten.

Kaffeesatzerbrechen entsteht durch den Kontakt des Blutes mit dem Magensaft. Die Salzsäure verändert das Hämoglobin zu Hämatin. Das Blut wird dunkel.

178. **Kreuzen Sie die richtigen Aussagen über die Hepatitiden an!**

1. Hepatitis A kann als Komplikation in einen fulminanten Verlauf übergehen.
2. Schwangere gelten als Risikogruppe für die Hepatitis E.
3. Hepatitis E wird fäkal-oral übertragen.
4. Für die Hepatitis B gibt es keine Schutzimpfung.
5. Hepatitis D benötigt den Hepatitis-B-Virus, um zur Infektion zu führen.

❏ A) Nur die Aussagen 1, 2, 3 und 4 sind richtig.
❏ B) Nur die Aussagen 2 und 3 sind richtig.
❏ C) Nur die Aussagen 3 und 4 sind richtig.
❏ D) Nur die Aussagen 2, 3 und 5 sind richtig.
❏ E) Alle Aussagen sind richtig.

179. **Welche Symptome sind bei der Pylorusstenose zu finden?**

1. Heftige Durchfälle
2. Nüchternerbrechen
3. Erbrechen kurz nach oder während der Nahrungsaufnahme
4. Gewichtsverlust
5. Verstecktes Blut im Stuhl

❏ A) Nur die Aussagen 1, 2, 3 und 5 sind richtig.
❏ B) Nur die Aussagen 2, 3 und 4 sind richtig.
❏ C) Nur die Aussagen 3 und 4 sind richtig.
❏ D) Nur die Aussagen 3, 4 und 5 sind richtig.
❏ E) Alle Aussagen sind richtig.

▰ Antwort 178

Die Lösung **D** ist richtig.

Zu 1: Hepatitis A wird fäkal-oral übertragen und verursacht i. d. R. keine chronischen und fulminanten Verläufe.

✓ Zu 2: Schwangere und Reisende in Endemiegebieten gelten als Risikogruppe für die Hepatitis E.

✓ Zu 3: Hepatitis E wird fäkal-oral übertragen.

Zu 4: Eine aktive und passive Schutzimpfung ist vorhanden für die Hepatitis A und B. Vom Robert-Koch-Institut wird öffentlich für Säuglinge u. a. die Schutzimpfung für Hepatitis B empfohlen.

✓ Zu 5: Diese Aussage ist richtig. Es muss auch schwere MC-Fragen geben.

▰ Antwort 179

Die Lösung **C** ist richtig.

Eine Pylorusstenose entsteht meist im Rahmen einer mit Narbenbildung einhergehenden Ulkuskrankheit. In einigen Fällen ist auch eine funktionelle Störung (Spasmus) bekannt.

Zu 1: Der Magenpförtner ist verengt oder öffnet sich gar nicht. Heftige Durchfälle haben mit der Erkrankung nichts zu tun.

Zu 2: Nüchternerbrechen gilt als Leitsymptom einer Hirndrucksteigerung.

✓ Zu 3: Als Leitsymptom gilt plötzliches und häufiges Erbrechen meist unverdauter Speisereste nach dem Essen.

✓ Zu 4: Der Patient erbricht häufig und kann Nahrungsmittel nur langsam und mit viel Flüssigkeit zu sich nehmen. Es kommt unweigerlich zum Gewichtsverlust.

Zu 5: „Verstecktes" Blut im Stuhl findet sich bei allen oberen gastrointestinalen Schleimhautverletzungen. In der Fragestellung wurde nur nach der Pylorusstenose gefragt; diese tritt i. d. R. nach einer Schleimhautverletzung auf.

6 Stoffwechsel

180. **Was stimmt für den Diabetes mellitus?**

1. Ist die häufigste endokrine Störung.
2. Geht einher mit Juckreiz, Anfälligkeit für Hautinfektionen, Müdigkeit und Leistungsminderung.
3. Der Diabetes Typ II ist der sog. Altersdiabetes.
4. Zu den Symptomen Polyurie und Polydipsie (übermäßiger Durst) kommt es erst bei Blutzuckerwerten von ca. 250–300 mg/dl.
5. Patienten des Diabetes Typ II sind zu 90 % übergewichtig.

☐ A) Nur die Aussagen 1, 2, 3 und 5 sind richtig.
☐ B) Nur die Aussagen 1, 2 und 3 sind richtig.
☐ C) Nur die Aussagen 1, 3 und 4 sind richtig.
☐ D) Nur die Aussagen 2, 3 und 5 sind richtig.
☐ E) Alle Aussagen sind richtig.

181. **Welche Behandlung von Gicht ist sinnvoll?**

1. Purinarme Ernährung mit verminderter Fleisch- und Fischzufuhr
2. Beim akuten Anfall sind kalte Umschläge und Eispackungen sinnvoll.
3. Gewichtsabnahme
4. Vermehrtes Trinken
5. Verzicht auf Alkohol

☐ A) Nur die Aussagen 1, 2, 3 und 4 sind richtig.
☐ B) Nur die Aussagen 1, 2 und 3 sind richtig.
☐ C) Nur die Aussagen 1, 3 und 4 sind richtig.
☐ D) Nur die Aussagen 2, 3 und 4 sind richtig.
☐ E) Alle Aussagen sind richtig.

182. **Welches der folgenden Symptome ist am ehesten typisch für einen Vitamin-A-Mangel?**

☐ A) Osteomalazie
☐ B) Blutgerinnungsstörung
☐ C) Skorbut
☐ D) Nachtblindheit
☐ E) Perniziöse Anämie

▰▰ Antwort 180

Die Lösung **A** ist richtig.

✓ Zu 1: Diabetes mellitus ist aufgrund des Altersdiabetes die häufigste hormonelle Erkrankung.

✓ Zu 2: Diese Symptome sind neben der Polyurie die Leitsymptome, gerade für den Diabetes mellitus Typ II.

✓ Zu 3: Vom Diabetes Typ II sind am häufigsten ältere Menschen betroffen. Diese Erkrankung hat v. a. mit der Ernährungsweise des jeweiligen Menschen zu tun.

Zu 4: Polyurie und Polydipsie entstehen bei Überschreiten der Harnschwelle von ca. 180 mg/dl Glukose im Blut. Bei dieser Menge kann der Tubulusapparat in der Niere den Zucker nicht mehr vollständig zurückresorbieren, Zucker geht im Harn verloren und zieht Wasser mit sich.

✓ Zu 5: 90 % der Patienten des Diabetes Typ II sind übergewichtig, 10 % sind normalgewichtig.

▰▰ Antwort 181

Die Lösung **E** ist richtig.

✓ Zu 1: Gicht ist eine Purinstoffwechselstörung. Daher sollte eine purinarme Kost bevorzugt werden; verzichtet werden sollte auf Innereien, Fleisch und in Öl eingelegten Fisch.

✓ Zu 2: Im akuten Anfall muss das Gelenk ruhig gestellt werden; feucht-kalte Umschläge wirken entzündungshemmend. Medikamentös wird mit Kolchizin, einem Mitosehemmer, behandelt.

✓ Zu 3: Eine Normalisierung des Körpergewichtes bringt in den meisten Fällen die Harnsäurewerte in den Normalbereich.

✓ Zu 4: Vermehrtes Trinken (2–3 l/Tag) führt zur Senkung des Harnsäurewertes.

✓ Zu 5: Alkohol führt zur Hemmung der Harnsäureausscheidung in der Niere.

▰▰ Antwort 182

Die Lösung **D** ist richtig.

Zu A: Osteomalazie ist ein Vitamin-D-Mangel beim Erwachsenen; beim Kind wird es Rachitis genannt.

Zu B: Bei einem Vitamin-K-Mangel können Blutgerinnungsstörungen entstehen.

Zu C: Dem Skorbut liegt ein Vitamin-C-Mangel zugrunde.

✓ Zu D: Vitamin A ist wichtig für die Netzhaut (wird für das Dunkelsehen benötigt) und Epithelgewebe (Häute und Schleimhäute).

Zu E: Die Ursache einer perniziösen Anämie ist der Mangel an Vitamin B_{12}.

183. **Ein länger bestehender Laxanzienabusus führt zu einem Kaliummangel. Welche Folgen würden Sie erwarten?**

1. Herzrhythmusstörungen
2. Hypotonie der Muskulatur
3. Obstipation bis zum paralytischen Ileus
4. Apathie und Adynamie
5. Gesteigerte Reflexe

- ☐ A) Nur die Aussagen 1, 2 und 4 sind richtig.
- ☐ B) Nur die Aussagen 1, 2, 3 und 4 sind richtig.
- ☐ C) Nur die Aussagen 2 und 4 sind richtig.
- ☐ D) Nur die Aussagen 2, 3 und 5 sind richtig.
- ☐ E) Alle Aussagen sind richtig.

184. **Wie beurteilen Sie den Kalium- bzw. Kalziumstoffwechsel in Bezug auf die Einnahme von Digitalispräparaten?**

- ☐ A) Kalium hat keinen Einfluss auf die Digitaliswirkung.
- ☐ B) Kalzium hat keinen Einfluss auf die Digitaliswirkung.
- ☐ C) Kalium verstärkt die Digitaliswirkung.
- ☐ D) Kalzium vermindert die Digitaliswirkung.
- ☐ E) Kalzium verstärkt die Digitaliswirkung.

Antwort 183

Die Lösung **B** ist richtig.

✓ Zu 1: Symptomatik einer Hypokaliämie: Apathie, Adynamie, herabgesetzter Muskeltonus, abgeschwächte bis fehlende Reflexe, Lähmungen, Appetitlosigkeit, Darmträgheit bis hin zum paralytischen Ileus, Herzrhythmusstörungen (EKG-Veränderungen), Erkrankungen der Niere.

✓ Zu 2: Richtig.

✓ Zu 3: Ein herabgesetzter Tonus der glatten Muskulatur der Darmwand führt zu Trägheit und verminderter Bewegung (Obstipation).

✓ Zu 4: Apathie und Adynamie finden sich v. a. bei den endokrinen Störungen, z. B. Morbus Addison, Hypothyreose, Hypophysenvorderlappeninsuffizienz, Diabetes mellitus.

Zu 5: Die Reflexe sind abgeschwächt oder fehlend.

! Ein Kaliummangel wird auch als Hypokaliämie-Syndrom bezeichnet. Abweichungen der normalen Kaliumkonzentration (Hyper- bzw. Hypokaliämie) im Blutserum führen zu Veränderungen des Membranpotenzials der Zellen mit erheblichen neuromuskulären Problemen (bemerkbar v. a. am Herzen).

Antwort 184

Die Lösung **E** ist richtig.

Zu A: Kalium hat einen Einfluss auf das Membranpotenzial und somit auch auf die Digitaliswirkung. **Kalium vermindert die Digitaliswirkung.**

Zu B: Bitte merken: Kalzium hat einen Einfluss auf die Digitaliswirkung.

Zu C: Kalium vermindert die Digitaliswirkung.

Zu D: Nicht richtig.

✓ Zu E: Kalzium wird für die synaptische Übertragung benötigt und hat auch Auswirkungen auf Digitalispräparate. **Kalzium verstärkt die Digitaliswirkung.**

! Digitalis wird vom Arzt eingesetzt bei dekompensierter Herzinsuffizienz. Es führt zur Erhöhung des Herzzeitvolumens durch gesteigerte Herzmuskelkraft (positiv inotrop) und zur Senkung der Herzfrequenz (negativ chronotrop). Vergessen Sie nicht die Trias bei der Digitalisintoxikation: Magen-Darm-Beschwerden, Farbensehen, Bradykardie (auch Kammerflimmern).

185. **Welche Aussage ist richtig? Ein Gichtanfall tritt häufig auf in zeitlichem Zusammenhang mit...**

❑ A) ...gelenknahen Verletzungen.
❑ B) ...einem fieberhaften Infekt.
❑ C) ...einer nichtketoazidotischen Stoffwechselentgleisung bei einem Diabetes mellitus.
❑ D) ...einer hypertensiven Krise.
❑ E) ...exzessivem Alkoholkonsum.

186. **Welches Vitamin wird in der Haut umgewandelt?**

❑ A) Vitamin A
❑ B) Vitamin B_{12}
❑ C) Vitamin D
❑ D) Vitamin K
❑ E) Vitamin E

187. **Was versteht man unter Gicht?**

❑ A) Eine Eiweißstoffwechselstörung
❑ B) Eine Kohlenhydratstoffwechselstörung
❑ C) Eine Fettstoffwechselstörung
❑ D) Eine Purinstoffwechselstörung

■■ Antwort 185

Die Lösung **E** ist richtig.

Zu A: Mir ist nicht bekannt, welche typische Auswirkung eine gelenknahe Verletzung hat.

Zu B: Ein fieberhafter Infekt kann so ziemlich alles auslösen, z. B. den Typ I des Diabetes mellitus, aber nicht einen Gichtanfall.

Zu C: Eine nichtketoazidotische Stoffwechselentgleisung findet sich beim Diabetes mellitus Typ II.

Zu D: Eine hypertensive Krise ist ein Notfall; zu befürchten ist eine akute Linksherzinsuffizienz und/oder ein Gehirnödem.

✓ Zu E: Ein exzessiver Alkoholkonsum ist häufig Auslöser für einen akuten Gichtanfall.

■■ Antwort 186

Die Lösung **C** ist richtig.

Zu A: Vitamin A wird für das „Dunkelsehen" in der Netzhaut des Auges benötigt.

Zu B: Vitamin B_{12} wird für die Zellteilung benötigt.

✓ Zu C: Der Vitamin-D-Stoffwechsel ist ein wenig kompliziert. Eigentlich ist dies Vitamin kein „echtes" Vitamin, da die Haut bei genügender Sonneneinwirkung zu 80 % diese Substanz aus Cholesterin selbst herstellen kann. Der Rest wird über die Nahrung aufgenommen. Das Vitamin muss aber dann noch in der Leber und Niere aktiviert werden.

Zu D: Vitamin K beteiligt sich am Aufbau der Gerinnungsfaktoren in der Leber.

Zu E: Vitamin E ist bei vielen Stoffwechselvorgängen in der Zelle beteiligt.

■■ Antwort 187

Die Lösung **D** ist richtig.

Zu A: Falsch.

Zu B: Falsch.

Zu C: Falsch.

✓ Zu D: Gicht ist eine Purinstoffwechselstörung. Es handelt sich um eine erblich bedingte Störung des Purinstoffwechsels (Nukleinsäurestoffwechsel) mit Vermehrung der Harnsäure im Blut (Hyperurikämie) und daraus möglichen Ablagerungen von Harnsäure in Gewebe und Organen.

188. **Welche Aussagen zur Gicht sind richtig?**

1. Durch eine Nulldiät kann es zum akuten Gichtanfall kommen.
2. Geht immer mit einer Hyperurikämie einher.
3. Beim akuten Gichtanfall sind allgemeine Entzündungszeichen im Labor festzustellen.
4. Ein akuter Gichtanfall beginnt i. d. R. am Großzehengrundgelenk.
5. Alkoholische Getränke enthalten viele Purine und müssen deshalb gemieden werden.

❑ A) Nur die Aussagen 1, 2, 3 und 4 sind richtig.
❑ B) Nur die Aussagen 1, 2 und 5 sind richtig.
❑ C) Nur die Aussagen 1, 3 und 4 sind richtig.
❑ D) Nur die Aussagen 2, 3, 4 und 5 sind richtig.
❑ E) Alle Aussagen sind richtig.

189. **Eine Fettstoffwechselstörung können Sie bei einem Patienten bei der Inspektion durch was erkennen?**

❑ A) Gelbe Haut
❑ B) Petechien
❑ C) Heberden-Knoten
❑ D) Xanthelasmen
❑ E) Café-au-lait-Farbe

190. **Welche Ursachen sind für eine Hypokaliämie denkbar?**

1. Anorexia nervosa
2. Sehr starker Durchfall und Erbrechen
3. Diuretika
4. Essenzielle Hypertonie
5. Tiefe Beinvenenthrombose

❑ A) Nur die Aussagen 1, 3, 4 und 5 sind richtig.
❑ B) Nur die Aussagen 1, 2 und 3 sind richtig.
❑ C) Nur die Aussagen 2 und 3 sind richtig.
❑ D) Nur die Aussagen 1 und 4 sind richtig.
❑ E) Alle Aussagen sind richtig.

Antwort 188

Die Lösung **C** ist richtig.

✓ Zu 1: Vorsicht beim Fasten! Aufgrund eines steigenden Harnsäurespiegels besteht besonders bei der Nulldiät die Gefahr eines akuten Gichtanfalls.

Zu 2: Hyperurikämie ist eine Erhöhung der Harnsäurekonzentration im Blutserum über 6,4 mg/dl. In der Regel hat ein Patient mit einem akuten Gichtanfall auch eine Hyperurikämie, aber es gibt immer Ausnahmen. Wie schon einmal darauf hingewiesen, das Wort „immer" ist fast immer falsch.

✓ Zu 3: Da es sich um eine akute Entzündung handelt, werden auch Entzündungszeichen im Labor festgestellt: BSG und CRP erhöht, Leukozytose, Fieber.

✓ Zu 4: Am häufigsten wird das Großzehengrundgelenk befallen (nennt sich dann Podagra).

Zu 5: Diese Aussage ist falsch. Alkohol führt zur Hemmung der Harnsäureausscheidung in der Niere.

Antwort 189

Die Lösung **D** ist richtig.

Zu A: Ein Ikterus hat andere Ursachen (prä-, intra- und posthepatischer Ikterus).

Zu B: Petechien entstehen infolge einer hämorrhagischen Diathese.

Zu C: Heberden-Knoten sind meist beidseitige Verdickungen der Fingerendgelenke (nicht der Daumen) bei der Heberden-Polyarthrose.

✓ Zu D: Xanthelasmen sind gelbe Knötchen an den Augenlidern, welche durch lokale Fetteinlagerungen (Ablagerungen von Cholesterin) entstehen.

Zu E: Eine Café-au-lait-Farbe bezeichnet eine leicht schmutzig-braune Hautfarbe. Sie entsteht bei Niereninsuffizienz, Vitamin-B_{12}-Mangelanämie und Endokarditis lenta.

Antwort 190

Die Lösung **B** ist richtig.

✓ Zu 1: Ursachen einer Hypokaliämie: Durchfall und Erbrechen, verminderte Nahrungszufuhr (z. B. bei Anorexie) und erhöhte Ausscheidung über die Niere bei Nierenerkrankungen oder infolge von Diuretika.

✓ Zu 2: Immer dann ist eine Hypokaliämie zu befürchten, wenn ein hoher Flüssigkeits- und Elektrolytverlust besteht.

✓ Zu 3: Diuretika sind harntreibende Medikamente, die zu einer Entwässerung des Gewebes und zur Gefäßerweiterung und Blutdrucksenkung führen. Vor allem bei Schleifendiuretika besteht die Gefahr eines Hypokaliämie-Syndroms.

Zu 4: Eine essenzielle Hypertonie verursacht keine Hypokaliämie.

Zu 5: Eine Phlebothrombose verursacht keine Hypokaliämie.

191. **Bei einer rein vegetarischen Ernährung ist welcher Vitaminmangel am ehesten zu erwarten?**

❏ A) Vitamin A
❏ B) Vitamin C
❏ C) Vitamin B_{12}
❏ D) Vitamin K
❏ E) Vitamin E

192. **Welche Lebensmittel darf ein Gichtpatient in höheren Mengen ohne weiteres zu sich nehmen?**

1. Innereien
2. Spargel
3. Blumenkohl
4. Kartoffeln
5. Scharfe Gewürze

❏ A) Nur die Aussagen 2, 3, 4 und 5 sind richtig.
❏ B) Nur die Aussagen 2, 3 und 5 sind richtig.
❏ C) Nur die Aussagen 3 und 4 sind richtig.
❏ D) Nur die Aussage 4 ist richtig.
❏ E) Alle Aussagen sind richtig.

193. **Welche Empfehlungen geben Sie einem Patienten mit Übergewicht und Hyperlipidämie?**

1. Verringerung der Kalorienmenge pro Tag
2. Verminderung des Eiweißanteils in der Nahrung
3. Verminderung der tierischen Fette
4. Ballaststoffarme Kost
5. Bewegung

❏ A) Nur die Aussagen 1, 2, 4 und 5 sind richtig.
❏ B) Nur die Aussagen 1, 2 und 3 sind richtig.
❏ C) Nur die Aussagen 1, 3, 4 und 5 sind richtig.
❏ D) Nur die Aussagen 1, 3 und 5 sind richtig.
❏ E) Alle Aussagen sind richtig.

Antwort 191

Die Lösung **C** ist richtig.

Zu A: Vitamin A kommt vor in Fleisch (v. a. Leber), Fischtran, Milch, Eier, Butter, Gemüse (z. B. Spinat, Karotten), Obst.

Zu B: Vorkommen von Vitamin C: Obst, Gemüse, Kartoffeln

✓ Zu C: Vitamin B_{12} kommt v. a. in tierischen Eiweißen (Fleisch, Fisch, Eier, Milch und Milchprodukte) vor. Dieses Vitamin ist bei den Wissenschaftlern nach wie vor umstritten. Vitamin-B_{12}-Mangel kommt bei Vegetariern und Fleischessern gleich häufig vor. Es wurde nachgewiesen, dass bestimmte Enterobakterien in der Lage sind, dieses Vitamin in ausreichenden Mengen zu produzieren.

Zu D: Vorkommen von Vitamin K: Fleisch (v. a. Leber), Blattgemüse, Kohl, Milchprodukte (wird jedoch auch durch Darmbakterien synthetisiert).

Zu E: Vitamin E kommt v. a. in pflanzlichen Nahrungsmitteln (z. B. Sonnenblumenöl, Weizenkeimöl, Getreide, Blattgemüse, Sojabohnen) vor.

Antwort 192

Die Lösung **D** ist richtig.

Zu 1: Harnsäuresteigernde Lebensmittel sind v. a. Innereien, Wurstprodukte und eingelegte Fische. In größeren Mengen können auch folgende Nahrungsmittel harnsäuresteigernd sein: Hülsenfrüchte (z. B. Erbsen), Blumenkohl, Spargel, Spinat, Pilze, scharfe Gewürze, Mayonnaisen und Remouladen.

Zu 2: In größeren Mengen auch harnsäuresteigernd.

Zu 3: In größeren Mengen auch harnsäuresteigernd.

✓ Zu 4: Kartoffeln können ohne Bedenken gegessen werden.

Zu 5: Auch scharfe Gewürze können harnsäuresteigernd sein.

Antwort 193

Die Lösung **D** ist richtig.

✓ Zu 1: Eine Verringerung der Kalorienmenge ist entscheidend.

Zu 2: Eine eiweißreiche Nahrung kann ein saures Milieu im Körper hervorrufen, ist jedoch nicht primär für eine Hyperlipidämie verantwortlich.

✓ Zu 3: Eine verminderte Zufuhr von tierischen Fetten ist ebenfalls entscheidend.

Zu 4: Eine ballaststoffarme Kost führt zur Überernährung und ist nicht empfehlenswert.

✓ Zu 5: Natürlich, z. B. jeden Tag eine halbe Stunde joggen.

194. **Welche Stoffe können zu einer kristallinen Ablagerung im Gelenk und damit zur Gelenkentzündung führen?**

1. Bilirubin
2. Kalzium
3. Harnstoff
4. Harnsäure
5. Arsen

❑ A) Nur die Aussagen 1, 3 und 5 sind richtig.
❑ B) Nur die Aussagen 1, 2 und 4 sind richtig.
❑ C) Nur die Aussage 4 ist richtig.
❑ D) Nur die Aussagen 3 und 4 sind richtig.
❑ E) Alle Aussagen sind richtig.

195 **Bei der Erkrankung Rachitis findet sich der sog. Rosenkranz wo?**

❑ A) An den distalen Enden der Röhrenknochen
❑ B) An den Schlüsselbeinen
❑ C) An den inneren Fußknöcheln
❑ D) Im Bereich der Stirn- und Scheitelbeine
❑ E) An der Knorpel-Knochen-Grenze an den Rippen

Antwort 194

Die Lösung **C** ist richtig.

Zu 1: Zu viel Bilirubin führt zum Ikterus.
Zu 2: Zu viel Kalzium führt zum Hyperkalzämie-Syndrom.
Zu 3: Zu viel Harnstoff führt zur Vergiftung des Körpers.
✓ Zu 4: Zu viel Harnsäure kann zur Kristallisierung im Gelenkknorpel führen (Gicht).
Zu 5: Zu viel Arsen führt zur Arsenvergiftung.

Antwort 195

Die Lösung **E** ist richtig.

Zu A: Die distalen Enden der Röhrenknochen können sich bei Rachitis verdicken.
Zu B: Das distale Ende kann sich verdicken.
Zu C: Die Verdickung der Fingerglieder nennt man Perlschnurfinger.
Zu D: In der Literatur habe ich nichts gefunden. Letztlich kann bei einer schweren Rachitis jeder Knochen betroffen sein.
✓ Zu E: Auftreibung der Knorpel-Knochen-Grenze am Thorax nennt sich Rachitis-Rosenkranz.

196. Bei einer Untersuchung hat eine Patientin erstmals einen Blutzucker-spiegel von 160 mg/%. Was kann die Ursache sein?

1. Schwangerschaft
2. Karzinom an der Nebennierenrinde oder Prostata
3. Hypophysentumore
4. Pankreaserkrankungen
5. Adipositas

❏ A) Nur die Aussagen 1, 2, 3 und 5 sind richtig.
❏ B) Nur die Aussagen 1 und 4 sind richtig.
❏ C) Nur die Aussagen 1 und 5 sind richtig.
❏ D) Nur die Aussagen 2, 3, 4 und 5 sind richtig.
❏ E) Alle Aussagen sind richtig.

197. Welches Nahrungsmittel hat den höchsten Kalziumgehalt?

❏ A) Fleisch
❏ B) Fisch
❏ C) Milch und Milchprodukte
❏ D) Getreide
❏ E) Obst und Gemüse

198. Welche Aussagen für den Typ-II-Diabetiker sind richtig?

1. Seine Nahrung sollte zu ca. 30 % aus Fett bestehen.
2. Schnell resorbierbare Zucker (Mono- und Disaccharide) sollten gemieden wer-den.
3. Er benötigt keine körperliche Bewegung.
4. Seine Nahrung sollte er über drei Hauptmahlzeiten am Tag zu sich nehmen.
5. Wenn die Diät erfolglos ist, benötigt er Sulfonylharnstoffe (orale Antidiabetika).

❏ A) Nur die Aussagen 1, 2, 4 und 5 sind richtig.
❏ B) Nur die Aussagen 1, 2 und 5 sind richtig.
❏ C) Nur die Aussagen 2, 4 und 5 sind richtig.
❏ D) Nur die Aussagen 2, 3 und 4 sind richtig.
❏ E) Alle Aussagen sind richtig.

▨ Antwort 196

Die Lösung **E** ist richtig.

✓ **Zu 1:** Eine Hyperglykämie kann bei vielen Erkrankungen vorkommen: z. B. Diabetes mellitus; Pankreaserkrankungen (akute und chronische Pankreatitis, zystische Pankreasfibrose, Hämochromatose), Hyperthyreose, Morbus Cushing, Akromegalie, Phäochromozytom, medikamentös (z. B. Kortison, orale Kontrazeptiva), Herzinfarkt, Apoplexie, Meningitis, Enzephalitis, Tumore (paraneoplastisches Syndrom), Fieber, Schock, Kohlenmonoxidvergiftung und bei Schwangerschaft.

✓ **Zu 2:** Karzinome und auch gutartige Tumore (v. a. Adenome) können Hormone bzw. hormonähnliche Stoffe produzieren, welche zu den unterschiedlichsten Erkrankungen führen. Diese Krankheitsbilder, die durch von Tumoren sezernierte Stoffen entstehen, werden zusammengefasst als paraneoplastisches Syndrom bezeichnet.

✓ **Zu 3:** Hypophysentumore können z. B. STH (Wachstumshormone) produzieren, diese führen zur Hyperglykämie.

✓ **Zu 4:** Pankreaserkrankungen können den Inselapparat und die darin befindlichen B-Zellen (produzieren Insulin) zerstören. Allerdings müssen dann schon 99 % des Pankreas-Parenchyms geschädigt sein.

✓ **Zu 5:** 90 % der Patienten mit Diabetes Typ II sind übergewichtig. Hier findet sich eine pathologische Glukosetoleranz (oraler Glukosetoleranztest positiv).

▨ Antwort 197

Die Lösung **C** ist richtig.

    Zu A: Reich an Vitamin B_{12}.

    Zu B: Reich an diversen Vitaminen und Mineralien, aber nicht an Kalzium.

✓ **Zu C:** Den höchsten Kalziumgehalt haben Milch und Milchprodukte.

    Zu D: Reich an diversen Vitaminen und Mineralien, aber nicht an Kalzium.

    Zu E: Reich an diversen Vitaminen und Mineralien, aber nicht an Kalzium.

▨ Antwort 198

Die Lösung **B** ist richtig.

✓ **Zu 1:** Allgemein gilt für die Nahrungszusammensetzung: 10 % Eiweiß, 30 % Fett und 60 % Kohlenhydrate (entsprechend dem Kalorienbedarf).

✓ **Zu 2:** Für beide Typen gilt: keine schnell resorbierbaren Zucker (Mono- und Disaccharide).

    Zu 3: Körperliches Training ist für den Diabetiker (egal welcher Typ) sehr wichtig.

    Zu 4: Nahrungsaufteilung in 3 Haupt- und 3 Zwischenmahlzeiten. Es gilt: öfters essen, keine Essensorgien.

✓ **Zu 5:** Diese Aussage gilt für den Typ II, Diabetes mellitus Typ I ist insulinabhängig.

199. **Ein Diabetiker mit Polyneuropathie kann welche Symptome haben?**

1. Herabgesetztes Vibrationsempfinden
2. Eigenreflex nicht auslösbar
3. Berührungsreize werden als Schmerz empfunden.
4. Lähmung
5. Kniestrumpfähnliche Missempfindungen

- ❑ A) Nur die Aussagen 1, 3, 4 und 5 sind richtig.
- ❑ B) Nur die Aussagen 2, 3 und 5 sind richtig.
- ❑ C) Nur die Aussagen 3, 4 und 5 sind richtig.
- ❑ D) Nur die Aussagen 4 und 5 sind richtig.
- ❑ E) Alle Aussagen sind richtig.

200. **Welche Faktoren bzw. Erkrankungen sind ursächlich an der Entstehung von Diabetes mellitus beteiligt?**

1. Erhöhte Glukosebelastung
2. Cushing-Syndrom
3. Chronische Pankreatitis
4. Medikamenteneinnahme
5. Autoimmunerkrankung

- ❑ A) Nur die Aussagen 1, 3, 4 und 5 sind richtig.
- ❑ B) Nur die Aussagen 2, 3 und 5 sind richtig.
- ❑ C) Nur die Aussagen 3, 4 und 5 sind richtig.
- ❑ D) Nur die Aussagen 4 und 5 sind richtig.
- ❑ E) Alle Aussagen sind richtig.

201. **Im Rahmen einer Hypokalzämie können welche Symptome auftreten?**

1. Tetanie
2. Pfötchenstellung
3. Hyperreflexie
4. Polyurie
5. Übelkeit und Erbrechen

- ❑ A) Nur die Aussagen 1, 2, 3 und 4 sind richtig.
- ❑ B) Nur die Aussagen 1, 2 und 3 sind richtig.
- ❑ C) Nur die Aussagen 1 und 2 sind richtig.
- ❑ D) Nur die Aussage 1 ist richtig.
- ❑ E) Alle Aussagen sind richtig.

▓▓ Antwort 199

Die Lösung **E** ist richtig.

- ✓ Zu 1: Eine diabetische Polyneuropathie kann folgende Symptome zeigen: Herabsetzung der Schmerz-, Temperatur- und Berührungsempfindung (z. B. „burning feet", kniestrumpfähnliche Missempfindungen), Hypo- und Areflexie, Lähmungen, Störung des Vibrationsempfindens, Dysästhesie (Berührungsreize werden als Schmerz empfunden), nächtliche Wadenkrämpfe und andere Nervenschmerzen, trockene und atrophische Haut, Ulkusbildung an den Druckstellen der Füße, Erektionsstörungen.
- ✓ Zu 2: Richtig.
- ✓ Zu 3: Ein Symptom, das bei der diabetischen Polyneuropathie recht häufig auftritt. Typisch sind auch die brennenden Schmerzen an der Fußsohle (Burning-feet-Syndrom).
- ✓ Zu 4: Bei völliger Schädigung der Nerven kommt es schließlich zur Lähmung.
- ✓ Zu 5: Die Parästhesien sind typischerweise strumpf- oder handschuhförmig charakterisiert.

▓▓ Antwort 200

Die Lösung **E** ist richtig.

- ✓ Zu 1: Eine erhöhte Glukosebelastung wird beim Diabetes Typ II als Auslösungsfaktor angesehen.
- ✓ Zu 2: Cushing-Syndrom und chronische Pankreatitis sind Erkrankungen, welche zum sekundären Diabetes mellitus führen können (s. Antwort 196).
- ✓ Zu 3: Eine chronische Pankreatitis kann zur völligen Zerstörung der Langerhans-Zellen führen.
- ✓ Zu 4: Glukokortikoide, Kontrazeptiva und Sympathomimetika führen zu einer diabetischen Stoffwechsellage.
- ✓ Zu 5: Diabetes Typ I ist eine Autoimmunerkrankung.

▓▓ Antwort 201

Die Lösung **B** ist richtig.

- ✓ Zu 1: Eine Hypokalzämie verursacht schmerzhafte Muskelkrämpfe (Tetanie). Typische Symptome sind Pfötchenstellung und das sog. Tetaniegesicht mit gespitzten Lippen. Der Patient klagt außerdem über Parästhesien.
- ✓ Zu 2: Die Pfötchenstellung wird in einigen Büchern auch als Geburtshelferhand beschrieben.
- ✓ Zu 3: Die Reflexe reagieren mit einer Überreaktion. Bei einer Hyperkalzämie ist das Gegenteil der Fall.
-   Zu 4: Polyurie, Übelkeit und Erbrechen treten im Rahmen einer Hyperkalzämie auf.
-   Zu 5: Findet sich bei einer Hyperkalzämie.

202. Welcher Gewinn kann aus einer getreidereichen Nahrung gezogen werden?

1. Vitamin E
2. Ballaststoffreich
3. Fettarm
4. Cholesterinarm
5. Vitamin A

☐ A) Nur die Aussagen 1, 2, 3 und 4 sind richtig.
☐ B) Nur die Aussagen 1, 2 und 3 sind richtig.
☐ C) Nur die Aussagen 1 und 2 sind richtig.
☐ D) Nur die Aussage 1 ist richtig.
☐ E) Alle Aussagen sind richtig.

203. Einem Patienten mit diabetischem Fuß empfehlen Sie welche Therapie?

1. Jeden Tag mindestens einmal mit einem Spiegel die Fußsohle betrachten.
2. Um die Durchblutung zu fördern, soll der Patient einmal am Tag barfuß gehen.
3. Die Fußnägel vorsichtig und langsam schneiden.
4. Tragen von möglichst engem Schuhwerk
5. Fußgymnastik

☐ A) Nur die Aussagen 1, 2 und 3 sind richtig.
☐ B) Nur die Aussagen 1, 3 und 4 sind richtig.
☐ C) Nur die Aussagen 1, 3 und 5 sind richtig.
☐ D) Nur die Aussagen 2, 3 und 5 sind richtig.
☐ E) Alle Aussagen sind richtig.

204. Welche Aussagen zu Selen sind richtig?

1. Gilt als essenzielles Spurenelement.
2. Kann unter Umständen krebserregend sein.
3. Gilt in jeder chemischen Verbindung als hochgiftig.
4. Eine Selenvergiftung entsteht v. a. durch eine erhöhte Seleneinnahme im Rahmen einer Nahrungsmittelergänzungstherapie.
5. Kann unter Umständen antikanzerogen wirken.

☐ A) Nur die Aussagen 1, 2 und 3 sind richtig.
☐ B) Nur die Aussagen 1, 2, 4 und 5 sind richtig.
☐ C) Nur die Aussagen 2, 3 und 4 sind richtig.
☐ D) Nur die Aussagen 2 und 4 sind richtig.
☐ E) Alle Aussagen sind richtig.

■■ Antwort 202

Die Lösung **A** ist richtig.

Was wir Heilpraktiker alles wissen sollen!

- ✓ Zu 1: Getreide ist reich an Vitamin E.
- ✓ Zu 2: Das ist bekannt. Nicht geschältes Getreide, Gemüse und Obst sind ballaststoffreich.
- ✓ Zu 3: Getreide ist sicherlich fettarm. Jeder kennt die fettreichen Nahrungsmittel.
- ✓ Zu 4: Wie unter 3 schon erwähnt, Getreide ist fettarm (das schließt die Cholesterine mit ein).
-   Zu 5: Vitamin A findet sich in Fleisch (v. a. Leber), Fischtran, Milch, Eiern, Butter, Gemüse (z. B. Spinat, Karotten) und Obst; nicht in Getreide.

■■ Antwort 203

Die Lösung **C** ist richtig.

- ✓ Zu 1: Viele Patienten haben einen sog. neuropathischen Fuß; infolge der Polyneuropathie ist die Schmerzempfindung herabgesetzt. Um Verletzungen frühzeitig zu bemerken, muss der Patient mindestens einmal am Tag seine Fußsohlen mit dem Spiegel betrachten.
-   Zu 2: Barfuß gehen ist nun wirklich kontraindiziert.
- ✓ Zu 3: Die Aussage stimmt. Beim unbedachten Schneiden kann es leicht zu Verletzungen der Haut kommen.
-   Zu 4: Zu enge Schuhe können Druckstellen und nachträgliche Hautverletzungen mit sich führen. Es werden orthopädische Schuhe und Einlagen empfohlen.
- ✓ Zu 5: Die Aussage ist richtig.

■■ Antwort 204

Die Lösung **B** ist richtig.

- ✓ Zu 1: Selen gilt als essenzielles (lebensnotwendiges) Spurenelement.
- ✓ Zu 2: In der Natur kommt Selen nur sehr selten in elementarer Form vor; i. d. R. wird es in Verbindungen mit anderen Elementen gefunden (z. B. Schwefel). Einige der Selenverbindungen sind giftig und gelten als kanzerogen (z. B. Tabakrauch).
-   Zu 3: Selen ist nicht in jeder Verbindung giftig, sonst wäre es ja kein essenzielles Spurenelement.
- ✓ Zu 4: Diese Aussage ist richtig.
- ✓ Zu 5: Die Stoffwechselvorgänge, an denen Selen beteiligt ist, sind noch nicht vollständig erforscht, jedoch weiß man, dass Selen bei der Zellentgiftung mitwirkt und freie Radikale umwandelt. Freie Radikale können die DNS verändern und Krebs verursachen.

205. **Welche Aussagen zu Folsäure sind richtig?**

1. Ein Folsäuremangel kann bei der Alkoholkrankheit auftreten.
2. Die Symptomatik ähnelt der einer Eisenmangelanämie.
3. Folsäure findet sich reichlich in Spinat.
4. Folsäure wird zum Aufbau des Hämoglobins benötigt.
5. Folsäure ist ein wasserunlösliches Vitamin.

- ❑ A) Nur die Aussagen 1, 2 und 3 sind richtig.
- ❑ B) Nur die Aussagen 1 und 3 sind richtig.
- ❑ C) Nur die Aussagen 1, 2, 4 und 5 sind richtig.
- ❑ D) Nur die Aussagen 2 und 4 sind richtig.
- ❑ E) Alle Aussagen sind richtig.

Antwort 205

Die Lösung **B** ist richtig.

✓ Zu 1: Die Hauptursache des Folsäuremangels ist eine unzureichende Nahrungszufuhr. Davon sind Alkoholabhängige verstärkt betroffen.

Zu 2: Die Aussage ist falsch, die Symptomatik ähnelt einer Vitamin-B_{12}-Mangelanämie. Neben den allgemeinen Anämiesymptomen treten Schleimhautveränderungen auf, jedoch keine neurologischen Beschwerden.

✓ Zu 3: Folsäure findet sich besonders in Leber, Fleisch, Molkereiprodukten, Pilzen und Blattgemüse (Spinat).

Zu 4: Die Aussage ist falsch, Folsäure wird u. a. zur Zellteilung benötigt.

Zu 5: Folsäure gehört zum Vitamin-B-Komplex und ist natürlich wasserlöslich. Der Lernende merkt sich die wasserunlöslichen Vitamine durch die Bezeichnung „EDEKA" (Vitamin A, D, E und K). Alle anderen Vitamine sind wasserlöslich.

206 **Welche der folgenden Aussagen zu den Nieren treffen zu?**

1. In den Nierenkörperchen oder Glomerula diffundiert Flüssigkeit (Blutplasma) durch die Gefäßwände.
2. Die beiden Nieren werden pro Minute von etwa 30 l Blut durchströmt.
3. In den Glomerula (Blutgefäßknäuel) wird der Primärharn abfiltriert.
4. Die Nieren sind an der Regulierung des Mineralhaushalts beteiligt.
5. Die Nieren sind an der Regulierung des Blutdrucks beteiligt.

- ❏ A) Nur die Aussagen 2 und 3 sind richtig.
- ❏ B) Nur die Aussagen 1, 2 und 4 sind richtig.
- ❏ C) Nur die Aussagen 1, 2, 3 und 4 sind richtig.
- ❏ D) Nur die Aussagen 1, 3, 4 und 5 sind richtig.
- ❏ E) Alle Aussagen sind richtig.

207. **Wann findet sich ein erhöhtes spezifisches Gewicht im Urin?**

1. Beim Diabetiker
2. Patient mit hohem Fieber und Schüttelfrost
3. Patient mit einem Wasserkonsum von 4 l pro Tag bei sitzender Tätigkeit
4. Patient mit Brechdurchfall
5. Patient nach einem 25 km langen Langlauf

- ❏ A) Nur die Aussagen 1, 2, 4 und 5 sind richtig.
- ❏ B) Nur die Aussagen 1, 2 und 5 sind richtig.
- ❏ C) Nur die Aussagen 2, 3, 4 und 5 sind richtig.
- ❏ D) Nur die Aussagen 2, 3 und 5 sind richtig.
- ❏ E) Alle Aussagen sind richtig.

Antwort 206

Die Lösung **D** ist richtig.

- ✓ Zu 1: Der Vorgang nennt sich glomeruläre Filtration. Meiner Meinung nach ist „diffundiert" nicht ganz richtig, „filtriert" wäre besser, aber das Gesundheitsamt wertete diese Aussage als richtig; außerdem konnte man auch nicht anders ankreuzen.
- Zu 2: In 24 Stunden fließen ca. 1600–1800 l durch beide Nieren. In der Minute sind das ungefähr ein Liter und nicht 30.
- ✓ Zu 3: Der Vorgang nennt sich glomeruläre Filtration.
- ✓ Zu 4: Da die Niere entscheiden kann, was und wie viel sie ausscheidet, kann sie die Elektrolyte in ihrer Norm halten.
- ✓ Zu 5: Ein konstanter Blutdruck ist für die glomeruläre Filtration äußerst wichtig, sonst würde die Niere ihrer Funktion nicht mehr gerecht werden können; daher die Fähigkeit der Niere, auf den Blutdruck Einfluss auszuüben.

Antwort 207

Die Lösung **A** ist richtig.

- ✓ Zu 1: Beim Diabetiker findet sich ein erhöhtes spezifisches Gewicht im Urin infolge der vermehrten Ausscheidung von sog. schweren Stoffen, also Glukose.
- ✓ Zu 2: Hohes Fieber führt zum Schwitzen und dadurch zur Verminderung der Menge des Körperwassers. Dadurch erhöht sich die Harnkonzentration (Hypersthenurie).
- Zu 3: Ein Patient mit einem so hohen Wasserkonsum hat ein erniedrigtes spezifisches Gewicht im Urin (Hyposthenurie).
- ✓ Zu 4: Jeder Wasserverlust des Körpers führt zwangsweise zu erhöhter Konzentration des Urins (wenn nicht zusätzlich getrunken wird).
- ✓ Zu 5: Eine Person nach einem 25-km-Langlauf wird ein erhöhtes spezifisches Gewicht des Urins aufweisen, auch wenn sie unterwegs Wasser aufgenommen hat.

! Mit dem spezifischen Gewicht wird die Konzentration des Urins bestimmt. Dabei wird das Gewichtsverhältnis von einem Liter Wasser zu einem Liter Harn in Gramm bestimmt (1 012–1 031).

208 **Welche Substanzen werden aus dem Primärharn rückresorbiert?**

1. Wasser
2. Aminosäuren
3. Glukose
4. Erythrozyten
5. Albumine

❏ A) Nur die Aussagen 1, 2, 3 und 4 sind richtig.
❏ B) Nur die Aussagen 1, 2 und 3 sind richtig.
❏ C) Nur die Aussagen 1, 4 und 5 sind richtig.
❏ D) Nur die Aussagen 1, 3 und 5 sind richtig.
❏ E) Alle Aussagen sind richtig.

209. **Wie groß ist die Menge des Primärharns in 24 Stunden?**

❏ A) 160–190 l
❏ B) 16–19 l
❏ C) 1,6–1,9 l
❏ D) 160–190 ml
❏ E) 1600–1900 l

▰▰ Antwort 208

Die Lösung **B** ist richtig.

✓ Zu 1: Wasser ist das Transportmedium im Körper, ohne Wasser läuft nichts.

✓ Zu 2: Aminosäuren sind Eiweißbausteine und klein genug, um durch den glomerulären Filter zu passen. Sicherlich werden auch diese für den Körper so wichtigen Bausteine wieder rückresorbiert.

✓ Zu 3: Glukose ist so wichtig für den Körper, dieses Molekül wird auf jeden Fall zurückgeholt. Nur wenn der Glukosespiegel im Blut über 180 mg/dl steigt (Nierenschwelle), geht dem Körper Glukose verloren.

Zu 4: Erythrozyten haben im Normalfall im Primärharn nichts zu suchen. Erythrozyten außerhalb von Gefäßen stellen immer eine Blutung dar.

Zu 5: Albumine sind wichtige Bluteiweiße, die u. a. für den kolloidosmotischen Druck verantwortlich sind. Bluteiweiße passen im Normalfall nicht durch den glomerulären Filter.

! Beim Primärharn handelt es sich um eine grobe Filtration. 99 % dieser Menge wird wieder in den Körper aufgenommen. Dabei werden natürlich alle wichtigen Stoffe wieder aufgenommen.

▰▰ Antwort 209

Die Lösung **A** ist richtig.

✓ Zu A: Die Nierendurchblutung beträgt ca. 25 % des Herzzeitvolumens, das sind in der Minute ca. 1,2 l und am Tag ca. 1700 l. Davon werden ungefähr 160–190 l Primärharn gebildet.

Zu B: Falsch.

Zu C: Hier handelt es sich um die Menge des Sekundärharns.

Zu D: Angegeben waren Milliliter, nicht Liter.

Zu E: Hier handelt es sich um die Nierendurchblutung pro Tag.

210. Mit einem Harnteststreifen finden Sie bei einem männlichen Patienten Blut im Urin. Was kann dem zugrunde liegen?

1. Steine im Nierenbecken
2. Tuberkulose
3. Nierenvenenthrombose
4. Rektumkarzinom
5. Körperliche Anstrengung, z. B. Joggen

☐ A) Nur die Aussagen 1, 2, 3 und 5 sind richtig.
☐ B) Nur die Aussagen 1, 2 und 3 sind richtig.
☐ C) Nur die Aussagen 1 und 4 sind richtig.
☐ D) Nur die Aussagen 1, 3, 4 und 5 sind richtig.
☐ E) Alle Aussagen sind richtig.

211. Welche der folgenden Aussagen zur Frage „Was kann man im Urin erkennen?" treffen zu?

1. Schäumender Urin bedeutet Verdacht auf Eiweißverlust.
2. Trüber Urin bedeutet Verdacht auf Harnwegsinfektion.
3. Weißlich-lehmfarbener Urin ist ein Hinweis auf Hepatitis.
4. Die Konzentration des Urins kann durch Flüssigkeitsaufnahme nicht beeinflusst werden.
5. Blut im Urin ist ein Hinweis auf Blasen- oder Nierensteine, kann auch ein erstes Zeichen für eine bösartige Erkrankung sein.

☐ A) Nur die Aussage 5 ist richtig.
☐ B) Nur die Aussagen 1, 3 und 4 sind richtig.
☐ C) Nur die Aussagen 1, 2 und 5 sind richtig.
☐ D) Nur die Aussagen 2, 3 und 5 sind richtig.
☐ E) Nur die Aussagen 1, 2, 3 und 5 sind richtig.

Antwort 210

Die Lösung **A** ist richtig.

✓ Zu 1: Gerade große Steine führen zu einer Verletzung der Schleimhaut des Nierenbeckens.
✓ Zu 2: Die Tuberkulose war früher viel häufiger als heute. Natürlich kann jede Infektionskrankheit in der Niere Blut im Urin erscheinen lassen.
✓ Zu 3: Nierenvenenthrombose, Nierenembolie, Kollagenosen, erhöhte Blutungsneigung und Stauungsnieren infolge einer Rechtsherzinsuffizienz können z. B. für eine Mikrohämaturie verantwortlich sein.
  Zu 4: Blutungen von einem kolorektalen Karzinom lassen sich natürlich nicht mit einem Harnteststreifen feststellen, sondern durch Testbriefe (z. B. Haemoccult®).
✓ Zu 5: Bei ungewohnten körperlichen Anstrengungen (z. B. Jogger-Hämaturie) ist eine Verletzung der Schleimhaut der harnableitenden Wege und somit ein Abgang von Blut (Mikro- oder Makrohämaturie) möglich.

Antwort 211

Die Lösung **C** ist richtig.

✓ Zu 1: Bei einer (starken) Proteinurie (nephrotisches Syndrom) ist der Urin trübe schäumend.
✓ Zu 2: Eine Harnwegsinfektion kann mit einem trüben Urin (Leukozyten, Eiter) einhergehen.
  Zu 3: Einen weißlich-lehmfarbenen Urin hat sich der Prüfer ausgedacht. Es gibt einen weißlich-lehmfarbenen Stuhl, z. B. bei Hepatitis.
  Zu 4: Die Konzentration des Urins ist durch Flüssigkeitsaufnahme sicherlich beeinflussbar.
✓ Zu 5: Diese Aussage ist richtig.

212. **Was könnte man physiologisch oder pathologisch unter dem Lichtmikroskop beim Mittelstrahlurin sehen?**

1. Fettzylinder
2. Viren
3. Epithelien
4. Leukozyten
5. Hyaline Zylinder

- [ ] A) Nur die Aussagen 1, 2, 3 und 4 sind richtig.
- [ ] B) Nur die Aussagen 1, 3, 4 und 5 sind richtig.
- [ ] C) Nur die Aussagen 1, 4 und 5 sind richtig.
- [ ] D) Nur die Aussagen 2, 3 und 5 sind richtig.
- [ ] E) Alle Aussagen sind richtig.

213. **Welche Stoffe werden bei gesunder Niere über den Harn ausgeschieden?**

1. Harnstoff
2. Kreatinin
3. Transferrin
4. Bilirubin
5. Urobilinogen

- [ ] A) Nur die Aussagen 1, 2, 3 und 5 sind richtig.
- [ ] B) Nur die Aussagen 1, 2 und 5 sind richtig.
- [ ] C) Nur die Aussagen 1, 4 und 5 sind richtig.
- [ ] D) Nur die Aussagen 2, 3 und 4 sind richtig.
- [ ] E) Alle Aussagen sind richtig.

▧ Antwort 212

Die Lösung **B** ist richtig.

✓ Zu 1: Harnzylinder sind Ausgussteilchen des Tubulusapparates. Fettzylinder sind z. B. bei Diabetes mellitus oder Nephropathie zu finden.

Zu 2: Viren lassen sich nicht mit einem Lichtmikroskop erkennen.

✓ Zu 3: Epithelien sind beim Gesunden immer zu finden, Epithelzylinder (Verschmelzung abgeschilferter Tubulusepithelzellen) weisen jedoch auf eine schwere Nierenerkrankung hin.

✓ Zu 4: Leukozyten kann man unter dem Mikroskop gut erkennen; physiologisch sind immer ein paar vorhanden.

✓ Zu 5: Hyaline (durchsichtige) Harnzylinder bestehen aus Proteinen. Sie können beim nephrotischen Syndrom entstehen, kommen aber auch gelegentlich beim Gesunden nach einer körperlichen Anstrengung vor.

! Unter dem Lichtmikroskop kann man alles erkennen (z. B. Harnzylinder, Epithelzellen, Bakterien, Harnsäure, Spermien, Kalziumkarbonat, Zystinkristalle, Kalziumoxalat und Phosphatkristalle), außer natürlich Viren; diese lassen sich nur mit einem Elektronenmikroskop nachweisen.

Es gibt folgende Harnzylinder: Erythrozytenzylinder (an Glomerulonephritis denken), Leukozytenzylinder (an Pyelonephritis) denken, Epithelzylinder (Nierenerkrankungen; nicht physiologisch), Fettzylinder (diabetische Nephropathie und andere Nierenerkrankungen), hyaline Zylinder (nephrotisches Syndrom, physiologisch).

▧ Antwort 213

Die Lösung **B** ist richtig.

✓ Zu 1: Harnstoff und Kreatinin sind harnpflichtige Stoffe. Sie müssen mit der Niere ausgeschieden werden, sonst vergiften wir uns (Urämie).

✓ Zu 2: Siehe Kommentar unter 1.

Zu 3: Transferrin ist ein Bluteiweiß, welches Eisen transportiert (zur Erinnerung: Ferritin speichert Eisen). Eisen ist viel zu wichtig für den Körper, Eisen wird nie aktiv ausgeschieden.

Zu 4: Bilirubin hat nichts im Urin zu suchen. Das unkonjugierte Bilirubin ist mit dem Bluteiweiß Albumin verbunden und kann nicht durch den glomerulären Filter. Das konjugierte wasserlösliche Bilirubin wird im Normalfall über die Galle ausgeschieden.

✓ Zu 5: Urobilinogen entsteht im „Bilirubinkreislauf". Es ist wasserlöslich und wird größtenteils über die Niere ausgeschieden.

214. Ein Patient berichtet von einem roten bis rotbraunen Urin. Welche Ursachen können Ihrer Meinung nach dafür ursächlich sein?

1. Myoglobinurie
2. Nahrungsmittel
3. Eiweißverlustniere
4. Blasenkarzinom
5. Diabetes mellitus

❏ A) Nur die Aussagen 1, 2, 3 und 4 sind richtig.
❏ B) Nur die Aussagen 1, 2 und 4 sind richtig.
❏ C) Nur die Aussagen 2 und 4 sind richtig.
❏ D) Nur die Aussagen 3 und 4 sind richtig.
❏ E) Alle Aussagen sind richtig.

215. Welche Aussagen zur Niere sind richtig?

1. Der Nierenhilus zeigt in Richtung Wirbelsäule.
2. Der untere Nierenrand liegt fast auf der Höhe des Beckenkamms.
3. Die Niere wird durch die beiden Gefäße (A. und V. renalis) an ihrem Ort gehalten.
4. Die arterielle Versorgung der Nieren erfolgt über die A. iliaca interna.
5. Die Niere hat keine Verbindung zu der Nebenniere.

❏ A) Nur die Aussagen 1, 2 und 3 sind richtig.
❏ B) Nur die Aussagen 1 und 4 sind richtig.
❏ C) Nur die Aussagen 2, 3 und 5 sind richtig.
❏ D) Nur die Aussagen 1 und 5 sind richtig.
❏ E) Nur die Aussagen 2 und 4 sind richtig.

216. Was können Sie durch eine Nierenperkussion feststellen?

❏ A) Nierengröße
❏ B) Nierenlage
❏ C) Nierenschmerzen
❏ D) Nierenbeweglichkeit
❏ E) Arteriosklerose

▨ Antwort 214

Die Lösung **B** ist richtig.

✓ Zu 1: Myoglobinurie nennt man die Ausscheidung großer Mengen von Myoglobin (roter Muskelfarbstoff, welcher dem Hämoglobin ähnelt und als Sauerstoffspeicher dient) mit einer deutlichen Rotfärbung des Urins. Ursachen können sein: Muskeltrauma, Muskelentzündungen, idiopathisch.

✓ Zu 2: Einige Nahrungsmittel, z. B. rote Beete, können den Urin rot färben.

  Zu 3: Eine Eiweißverlustniere führt zu einem schaumig-trüben Urin.

✓ Zu 4: Alle gut- oder bösartigen Tumore im Urogenitaltrakt können zur Makrohämaturie führen.

  Zu 5: Ein Patient mit Diabetes mellitus klagt unter Polyurie mit einem wasserklaren Urin.

▨ Antwort 215

Die Lösung **D** ist richtig.

✓ Zu 1: Die Niere liegt im Retroperitonealraum auf Höhe Th 11–L 2 und zeigt mit der konkaven Seite, also dem Nierenhilus, zur Wirbelsäule.

  Zu 2: Wenn der untere Rand der Niere den Beckenkamm erreicht, nennt man das Wander- oder Senkniere. Der untere Nierenrand liegt im Normalfall viel höher.

  Zu 3: Die Niere wird durch die sie umgebene Fettkapsel an ihrem Platz gehalten.

  Zu 4: Die arterielle Versorgung der Niere erfolgt über die A. renalis.

✓ Zu 5: Die Niere hat keine Verbindung zu der Nebenniere. Beide Organe haben völlig verschiedene Funktionen.

▨ Antwort 216

Die Lösung **C** ist richtig.

  Zu A: Die Nierengröße wird durch Ultraschall festgestellt.

  Zu B: Die Nierenlage wird durch Ultraschall festgestellt.

✓ Zu C: Nierenschmerzen entstehen nur dann, wenn die Nierenkapsel gespannt ist. Dies ist v. a. bei der Pyelonephritis und dem Nierenabszess, evtl. auch bei Glomerulonephritis oder Zystenniere der Fall. Das Nierenlager wird mit mittelkräftigen Schlägen der Faust abgeklopft.

  Zu D: Die Niere bewegt sich nicht.

  Zu E: Eventuell lassen sich Strömungsgeräusche auskultieren, wenn eine Nierenarteriosklerose vorliegt.

217. **Bei der tubulären Rückresorption handelt es sich um welche Stoffe?**

1. Harnstoff
2. Glukose
3. Bluteiweiße
4. Elektrolyte
5. Harnsäure

❑ A) Nur die Aussagen 1, 3, 4 und 5 sind richtig.
❑ B) Nur die Aussagen 1, 4 und 5 sind richtig.
❑ C) Nur die Aussagen 2, 3 und 4 sind richtig.
❑ D) Nur die Aussagen 2 und 4 sind richtig.
❑ E) Nur die Aussagen 1 und 5 sind richtig.

218. **Welche Stoffe sind im Primärharn zu finden?**

1. Natrium
2. Glukose
3. Albumine
4. Phosphor
5. Harnstoff

❑ A) Nur die Aussagen 1, 2, 4 und 5 sind richtig.
❑ B) Nur die Aussagen 1, 3, 4 und 5 sind richtig.
❑ C) Nur die Aussagen 1, 2 und 4 sind richtig.
❑ D) Nur die Aussagen 2 und 3 sind richtig.
❑ E) Nur die Aussagen 1, 3 und 5 sind richtig.

219. **Was bezeichnet man als Nephron?**

❑ A) Nierenkelch
❑ B) Nierenlappen
❑ C) Markpyramide
❑ D) Nierenkörperchen
❑ E) Kleinste funktionelle Einheit der Niere

■ Antwort 217

Die Lösung **D** ist richtig.

Zu 1: Harnstoff ist ein harnpflichtiger Stoff und soll über den Harn ausgeschieden werden. Es macht also keinen Sinn, dass dieser Stoff im Tubulusapparat ins Blut zurückgeholt wird.

✓ Zu 2: Glukose ist sozusagen das Lebenselixier des Körpers; sie wird für die Energie-prozesse des Körpers benötigt. Glukose wird immer zurückgeholt, außer die Kapazität der Rückresorption im Tubulusapparat ist erschöpft. Dies ist bei ei-nem Blutzuckerspiegel von ca. 180 mg der Fall.

Zu 3: Bluteiweiße passen nicht durch den glomerulären Filter; sie haben im Primär-harn nichts zu suchen.

✓ Zu 4: Die Regulation des Elektrolythaushalts ist eine der wichtigen Aufgaben der Niere.

Zu 5: Harnsäure ist auch ein harnpflichtiger Stoff.

■ Antwort 218

Die Lösung **A** ist richtig.

✓ Zu 1: Natrium ist im Primärharn.

✓ Zu 2: Glukose ist im Primärharn.

Zu 3: Albumine sind Bluteiweiße; sie sind im Normalfall nicht im Primärharn zu fin-den.

✓ Zu 4: Phosphor ist im Primärharn.

✓ Zu 5: Harnstoff ist im Primärharn.

! Der Primärharn ist eine grobe Filtrationsmenge, in der alle molekularen Stoffe zu finden sind, die durch den glomerulären Filter passen. Blutzellen und Bluteiweiße passen nicht hindurch.

■ Antwort 219

Die Lösung **E** ist richtig.

Zu A: Die Nierenkelche sind ein Teil des Nierenbeckens.

Zu B: Ein Nierenlappen ist eine funktionelle Einheit, die aus je einer Nierenmarkpy-ramide mit dem anschließenden Anteil der Nierenrinde besteht und von einer Bogenarterie versorgt wird.

Zu C: Eine Nierenmarkpyramide ist ein beim Durchschneiden der Niere mit dem bloßen Auge sichtbares Gebilde, welches mit der Basis zum Nierenrand zeigt. Es weist eine ausgeprägte Längsstreifung auf, die sog. Markstrahlen. Sie ent-stehen durch die zahlreich parallel verlaufenden Sammelrohre.

Zu D: Die Nierenkörperchen sind Teil des Nephrons; in ihnen findet die glomeruläre Filtration statt.

✓ Zu E: Ein Nephron besteht aus dem Nierenkörperchen (Malpighi-Körperchen) und dem anschließenden Tubulusapparat.

220. **Welche Aussagen sind richtig?**

1. Der Wasserrücktransport wird u. a. durch das Hormon ADH geregelt.
2. Der Filtrationsdruck in den Kapillarschlingen der Nierenkörperchen wird u. a. durch das Renin-Angiotensin-Aldosteron-System geregelt.
3. Die Niere besitzt zwei Kapillarsysteme.
4. Im Kapillarknäuel des Nierenkörperchens wird Blutflüssigkeit abgepresst.
5. Die Niere kann auch aktiv Stoffe in den Tubulusapparat abgeben.

❏ A) Nur die Aussagen 1, 2, 3 und 4 sind richtig.
❏ B) Nur die Aussagen 1, 3 und 4 sind richtig.
❏ C) Nur die Aussagen 2, 4 und 5 sind richtig.
❏ D) Nur die Aussagen 3, 4 und 5 sind richtig.
❏ E) Alle Aussagen sind richtig.

221. **Bei einem Patienten vermuten Sie eine akute Pyelonephritis. Welche Symptome lassen Sie an dieses Krankheitsbild denken?**

1. Klopfschmerzhafte Nierenlager
2. Massive Proteinurie
3. Leukozyturie
4. Systolischer Blutdruck über 180 mmHg
5. Fieber

❏ A) Nur die Aussagen 1, 2 und 3 sind richtig.
❏ B) Nur die Aussagen 1, 3 und 4 sind richtig.
❏ C) Nur die Aussagen 1 und 5 sind richtig.
❏ D) Nur die Aussagen 1, 3 und 5 sind richtig.
❏ E) Alle Aussagen sind richtig.

▰ Antwort 220

Die Lösung **E** ist richtig.

✓ Zu 1: Das antidiuretische Hormon (ADH) reguliert die Rückresorption des Wassers in der Niere. Es wirkt auf die Sammelrohre der Niere.

✓ Zu 2: Für die Konstanthaltung der glomerulären Filtrationsrate sind die Autoregulation der Gefäßmuskulatur im Vas afferens und im Vas efferens und das Renin-Angiotensin-Aldosteron-System verantwortlich. Eine konstante glomeruläre Filtrationsrate ist Voraussetzung für eine ordentliche Nierenfunktion.

✓ Zu 3: Das erste Kapillarsystem ist das Gefäßknäuel in den Nierenkörperchen, den Glomeruli. Hier erfolgt die glomeruläre Filtration. Das zweite Kapillarsystem sind die Gefäße um die Tubuli herum, das sog. peritubuläre Kapillarnetz. Hier erfolgt die tubuläre Rückresorption.

✓ Zu 4: Diese Aussage beschreibt die glomeruläre Filtration.

✓ Zu 5: Diese Aussage beschreibt die tubuläre Sekretion. Neben der Rückresorption ist der Körper auch in der Lage, bestimmte Stoffe (z. B. die harnpflichtigen) in die Tubuli abzugeben.

▰ Antwort 221

Die Lösung **D** ist richtig.

✓ Zu 1: Klopfschmerzhafte Nierenlager sind das Leitsymptom einer akuten Nierenbeckenentzündung.

Zu 2: Eine massive Proteinurie (mehr als 3,5 g in 25 Stunden) ist Leitsymptom des nephrotischen Syndroms.

✓ Zu 3: In der Regel findet sich eine Leukozyturie, manchmal sind auch Leukozytenzylinder im Urin nachweisbar.

Zu 4: Eine Hypertonie findet sich i. d. R. nicht bei einer akuten Pyelonephritis; bei einer chronischen kann sie jedoch im Zuge einer allmählichen Niereninsuffizienz auftreten.

✓ Zu 5: Kommt bei einer bestehenden Blasenentzündung Fieber hinzu, liegt der Verdacht einer aufsteigenden Infektion mit Beteiligung des Nierenbeckens nahe.

222. **Welche Folgen kann eine chronische Niereninsuffizienz haben?**

1. Lungenödem
2. Anämie
3. Osteopathie
4. Bluthochdruck
5. Hyperreflexie

☐ A) Nur die Aussagen 1, 2, 3 und 4 sind richtig.
☐ B) Nur die Aussagen 1, 2 und 4 sind richtig.
☐ C) Nur die Aussagen 2, 4 und 5 sind richtig.
☐ D) Nur die Aussagen 2, 3, 4 und 5 sind richtig.
☐ E) Alle Aussagen sind richtig.

223. **Bei einem Patienten finden Sie durch Untersuchung mit den Mehrfach-teststreifen Nitrit und Leukozyten positiv. Welche Erkrankungen sind Ihrer Meinung nach wahrscheinlich?**

1. Zystitis
2. Hepatitis A
3. Glomerulonephritis
4. Pyelonephritis
5. Benigne Prostatahyperplasie

☐ A) Nur die Aussagen 1, 2, 3 und 4 sind richtig.
☐ B) Nur die Aussagen 1, 3 und 4 sind richtig.
☐ C) Nur die Aussagen 1, 3, 4 und 5 sind richtig.
☐ D) Nur die Aussagen 1 und 4 sind richtig.
☐ E) Alle Aussagen sind richtig.

▬ Antwort 222

Die Lösung **E** ist richtig.

✓ Zu 1: Bei der Niereninsuffizienz spricht man von einer urämischen „Wasserlunge", die infolge der Hypervolämie entsteht. Dabei können die harnpflichtigen Stoffe auch zu einer Entzündung führen.

✓ Zu 2: Die renale Anämie (normozytär und normochrom) entsteht durch den Verlust der Erythropoetin produzierenden Zellen in der Niere.

✓ Zu 3: Die urämischen Skelettveränderungen entstehen durch den sekundären Hyperparathyreoidismus. Infolge des Absinkens des Kalziumspiegels durch die Niereninsuffizienz erfolgt eine erhöhte Ausschüttung von Parathormon in den Nebenschilddrüsen. Die Folge ist ein erhöhter Kalziumabbau in den Knochen mit einem erhöhten Frakturrisiko.

✓ Zu 4: Früher oder später entwickelt sich im Verlauf einer Niereninsuffizienz eine Hypertonie. Spätestens im Stadium der Anurie entsteht infolge der Hypervolämie ein Bluthochdruck.

✓ Zu 5: Die neurologische Symptomatik ist sehr vielfältig und häufig noch nicht geklärt. Eine gesteigerte Muskelerregbarkeit ist i. d. R. vorhanden. Neben Muskelschwäche sind auch Krampfanfälle nicht selten.

! Die klinischen Symptome der Niereninsuffizienz (III. und IV. Stadium) sind sehr komplex. Letztlich können durch die Erhöhung der harnpflichtigen Stoffe alle Organe geschädigt sein.

▬ Antwort 223

Die Lösung **D** ist richtig.

✓ Zu 1: Ein positiver Befund von Nitrit und Leukozyten mit dem Mehrfachteststreifen weist auf eine Entzündung der harnableitenden Wege hin. Am bekanntesten sind die Zystitis und die Pyelonephritis.

Zu 2: Hepatitis A ist zwar eine Entzündung des Leberparenchyms. Sie geht aber nicht mit einer Leukozyturie einher.

Zu 3: Für die Glomerulonephritis ist eine Hämaturie und Proteinurie typisch. Es handelt sich um eine abakterielle Entzündung der Nierenkörperchen. Kein Nitrit nachweisbar.

✓ Zu 4: Richtig.

Zu 5: Eine benigne Prostatahyperplasie ist die bei den über 40-jährigen Männern so gefürchtete Prostatavergrößerung. Sie ist keine Entzündung, jedoch kann sie sekundär Harnabflussbehinderung, Steinbildung und Entzündungen im harnableitenden Trakt begünstigen. Wäre die Kombination möglich und in der Fragestellung ein Hinweis auf „männlich" gegeben, so hätte man diese Aussage ankreuzen können.

! Nitrit wird nicht angezeigt bei Gonokokken, Trichomonaden und Mykoplasmen.

224. **Mit dem Mehrfachteststreifen finden Sie Ketonkörper im Urin? Welche Ursachen sind denkbar?**

1. Gicht
2. Diabetes insipidus
3. Diabetes mellitus Typ I
4. Diabetes mellitus Typ II
5. Hungerzustand

❑ A) Nur die Aussagen 1, 3 und 4 sind richtig.
❑ B) Nur die Aussagen 2, 3 und 4 sind richtig.
❑ C) Nur die Aussagen 3 und 5 sind richtig.
❑ D) Nur die Aussagen 3, 4 und 5 sind richtig.
❑ E) Nur die Aussagen 4 und 5 sind richtig.

225. **Eine signifikante Bakteriurie wird als pathologisch angesehen. Wie hoch ist die Keimzahl im Urin pro ml bei Frauen, als Hinweis auf eine Blasenentzündung?**

❑ A) Ab 1000
❑ B) Ab 10 000
❑ C) Ab 100 000
❑ D) Ab 1 000 000
❑ E) Ab 10 000 000

226. **Welche Aussagen zur Poststreptokokken-Glomerulonephritis sind richtig?**

1. Im Urin sind mittels Mehrfachteststreifen Proteine und Erythrozyten nachweisbar.
2. Kann zur Niereninsuffizienz führen.
3. Tritt 1–3 Monate nach einem akuten Infekt mit betahämolysierenden Streptokokken der Gruppe A auf.
4. In einigen Fällen treten Lidödeme auf.
5. Eine arterielle Blutdruckerhöhung ist immer vorhanden.

❑ A) Nur die Aussagen 1, 2 und 4 sind richtig.
❑ B) Nur die Aussagen 1, 2, 3 und 5 sind richtig.
❑ C) Nur die Aussagen 1, 3 und 5 sind richtig.
❑ D) Nur die Aussagen 2, 4 und 5 sind richtig.
❑ E) Nur die Aussagen 3 und 4 sind richtig.

▓▓ Antwort 224

Die Lösung **D** ist richtig.

Zu 1: Gicht, bzw. besser gesagt Hyperurikämie, ist eine Erhöhung der Harnsäure im Blut. Die Ursache ist eine verminderte Ausscheidung über die Niere.

Zu 2: Beim Diabetes insipidus (insipidus = nicht süß) ist die Produktion bzw. Ausschüttung von ADH ungenügend. Dadurch kommt es zum vermehrten Wasserlassen. Übrigens: Es werden zwei Arten unterschieden, der Diabetes insipidus centralis und der Diabetes insipidus renalis.

✓ Zu 3: Ketonkörperchen entstehen sozusagen als Abbauprodukt der Glukoneogenese, also dann, wenn dem Körper (besser gesagt den Zellen) keine Glukosemoleküle mehr zur Verfügung stehen und er dann Fette abbauen muss. Vor allem beim Diabetes mellitus entstehen Ketonkörper; kein Insulin – keine Glukose in den Zellen, der Körper synthetisiert jetzt den benötigten Zucker aus Fetten und Eiweißen.

✓ Zu 4: Auch beim Diabetes mellitus Typ II können Ketonkörper entstehen.

✓ Zu 5: Beim Hungern muss der Körper auf seine „Reserven", die Speicherfette, zurückgreifen.

▓▓ Antwort 225

Die Lösung **C** ist richtig.

Zu A: Niedrigere Keimzahlen sind nicht beweisend für kein Vorhandensein einer Infektion der Harnwege.

Zu B: Niedrigere Keimzahlen sind nicht beweisend für kein Vorhandensein einer Infektion der Harnwege.

✓ Zu C: Von einer *signifikanten* Bakteriurie spricht man bei einer Keimzahl ab 10^5 (Mittelstrahlurin). Behandlungsbedürftig im schulmedizinischen Sinne, d. h. Antibiotikatherapie, sind Schwangere, Säuglinge und Kleinkinder.

Zu D: Behandlungsbedürftig mit Antibiotika.

▓▓ Antwort 226

Die Lösung **A** ist richtig.

✓ Zu 1: Proteinurie und Erythrozyturie sind immer nachweisbar. Sie gelten als Leitsymptome für eine Glomerulonephritis.

✓ Zu 2: Neben der diabetischen Nephropathie sind die Glomerulonephritiden die häufigste Ursache einer chronischen Niereninsuffizienz.

Zu 3: Die Poststreptokokken-Glomerulonephritis kann 1–3 Wochen (nicht Monate) nach einem akuten Infekt mit betahämolysierenden Streptokokken der Gruppe A (Streptococcus pyogenes) auftreten.

✓ Zu 4: Als Leitsymptom gilt die wenig bekannte Volhard-Trias: Hämaturie, Ödeme (v. a. Lidödeme) und Hypertonie.

Zu 5: Das Wort „immer" ist in den Aussagen fast immer falsch. Eine Hypertonie tritt in ungefähr der Hälfte der Fälle auf.

227. **Mit welchen Symptomen kann eine chronische Pyelonephritis auftreten?**

1. Pyurie (Ausscheidung von Eiter im Urin)
2. Gewichtsabnahme
3. Schmerzen im Bereich der Nierenlager
4. Hypertonie
5. BSG zeitweise erhöht

☐ A) Nur die Aussagen 1, 2, 4 und 5 sind richtig.
☐ B) Nur die Aussagen 1, 3 und 5 sind richtig.
☐ C) Nur die Aussagen 2, 3 und 5 sind richtig.
☐ D) Nur die Aussagen 3, 4 und 5 sind richtig.
☐ E) Alle Aussagen sind richtig.

228. **Was ist das Leitsymptom des nephrotischen Syndroms?**

☐ A) Hypertonie
☐ B) Anämie
☐ C) Café-au-lait-farbene Haut
☐ D) Hämaturie
☐ E) Ödeme

■ Antwort 227

Die Lösung **E** ist richtig.

✓ Zu 1: Pyurie, unklare BSG-Erhöhung und eine signifikante Bakteriurie gelten als diagnostischer Hinweis auf eine chronische Pyelonephritis.

✓ Zu 2: Chronische Entzündungen im Körper führen zu einer Gewichtsabnahme. Jede Gewichtsabnahme von 10 % in drei Monaten ohne offensichtlichen Grund muss internistisch abgeklärt werden.

✓ Zu 3: Schmerzen im Bereich der Nierenlager sind typisch für eine akute Pyelonephritis, aber das heißt nicht, dass dahinter nicht eine chronische Nierenentzündung verborgen ist (entzündlicher Schub).

✓ Zu 4: Bei einer unklaren Hypertonie, unklaren Fieberschüben oder einer unklaren Anämie muss die Niere mit untersucht werden.

✓ Zu 5: Unklare BSG-Erhöhungen sind typisch bei allen chronischen Entzündungszuständen im Körper.

! Der Übergang einer chronischen Pyelonephritis in eine Niereninsuffizienz ist fließend. So sind die Symptome einer chronischen PN in MC-Fragen teilweise der einer Niereninsuffizienz ähnlich.

■ Antwort 228

Die Lösung **E** ist richtig.

Zu A: Bei einem nephrotischen Syndrom entsteht i. d. R. keine Hypertonie.

Zu B: Es gibt die renale Anämie; diese entsteht im Rahmen einer Niereninsuffizienz. Der Begriff nephrotisches Syndrom bezeichnet jedoch nur den Zustand der Eiweißverlustniere, mehr nicht.

Zu C: Café-au-lait-farbene Haut findet sich bei Vitamin-B$_{12}$-Mangelanämie, Urämie (Stadium IV der Niereninsuffizienz) und Endokarditis lenta.

Zu D: Das nephrotische Syndrom geht mit einer großen Proteinurie einher (über 3 g/24 Stunden).

✓ Zu E: Die Ödeme entstehen infolge des großen Verlustes der Bluteiweiße, der Albumine, die für den kolloidosmotischen Druck verantwortlich sind.

229. **Welche Aussagen zur Analgetika-Nephropathie sind richtig?**

1. Die Erkrankung betrifft v. a. Frauen.
2. Kann zur Niereninsuffizienz führen.
3. Gilt als präkanzerös (einen bösartigen Tumor begünstigend).
4. Ist eine harmlose Erkrankung, die in der Regel wieder abheilt.
5. Betroffen sind v. a. Patientinnen, die an Anorexia nervosa erkrankt sind.

❑ A) Nur die Aussagen 1, 2, 3 und 5 sind richtig.
❑ B) Nur die Aussagen 1, 2 und 3 sind richtig.
❑ C) Nur die Aussagen 2, 3 und 5 sind richtig.
❑ D) Nur die Aussagen 4 und 5 sind richtig.
❑ E) Alle Aussagen sind richtig.

230. **Wann finden Sie vermehrt Leukozyten im Urin?**

1. Befall der Blasenschleimhaut mit E. coli
2. Nierentuberkulose
3. Diabetes mellitus Typ I
4. Gicht
5. Chronische myeloische Leukämie

❑ A) Nur die Aussagen 1, 2, 3 und 5 sind richtig.
❑ B) Nur die Aussagen 1, 2 und 4 sind richtig.
❑ C) Nur die Aussagen 1 und 2 sind richtig.
❑ D) Nur die Aussagen 1, 2 und 5 sind richtig.
❑ E) Alle Aussagen sind richtig.

▨▨ Antwort 229

Die Lösung **B** ist richtig.

✓ Zu 1: Betroffen sind v. a. ältere Frauen. Der Grund liegt in einer vermehrten Einnahme von Schmerzmitteln (Analgetika) infolge von chronischen Schmerzzuständen (Kopfschmerzen, Arthritiden u. a.).

✓ Zu 2: Man vermutet, dass bis zu 5 % der chronischen Niereninsuffizienzen die Folge einer dauerhaften Einnahme von Schmerzmitteln sind.

✓ Zu 3: Eine dauerhafte Analgetika-Einnahme gilt als präkanzerös.

   Zu 4: Analgetika-Nephropathie ist sicherlich keine harmlose Erkrankung, jedoch ist die Erkrankung bis zum dritten Stadium der Niereninsuffizienz reversibel.

   Zu 5: Patientinnen mit Anorexia nervosa sind i. d. R. nicht von dieser Erkrankung betroffen.

▨▨ Antwort 230

Die Lösung **D** ist richtig.

✓ Zu 1: Bei einer Zystitis müssen Sie mit Leukozyten und Nitrit im Urin rechnen.

✓ Zu 2: Leukozyten sind v. a. bei Infektionen der Niere und des harnableitenden Systems im Urin nachweisbar. Die Tuberkulose ist eine Infektionskrankheit, Erreger sind Mykobakterien.

   Zu 3: Beim Diabetes mellitus Typ I sind Glukose und Ketonkörperchen im Urin nachweisbar. Jedoch ist ein langjähriger Diabetiker anfällig für Infektionen der harnableitenden Wege. Primär haben Leukozyten nichts mit dem Diabetes zu tun, sekundär sind sie jedoch ohne weiteres anzutreffen. Darüber kann man sich streiten. Meiner Meinung nach müsste in einer korrekten MC-Frage erwähnt sein, dass der Diabetes schon länger besteht.

   Zu 4: Gicht führt nicht zu einer vermehrten Leukozytenausscheidung über den Urin.

✓ Zu 5: Die CML ist die Leukämie, welche fast immer mit einer Leukozytose (und einer Milzschwellung) einhergeht. Dieser Umstand führt dann zu einer vermehrten Ausscheidung von Leukozyten über den Urin. Das heißt aber nicht, dass die anderen Leukämiearten keine Leukozyturie haben. Bei jeder Leukämie kann eine Leukozyturie auftreten.

231. **Wie sind die typischen Veränderungen im Urin bei bestimmten Krankheiten?**

1. Wird dunkelbraun, wenn Bilirubin im Urin ist.
2. Wird rot und trüb, wenn Blut im Urin ist.
3. Wird kräftig gelb bei Hepatitis.
4. Wird hell bei Diabetes mellitus.
5. Ist stark getrübt bei Gonorrhö.

❑ A) Nur die Aussagen 1, 2, 4 und 5 sind richtig.
❑ B) Nur die Aussagen 1, 3 und 4 sind richtig.
❑ C) Nur die Aussagen 1, 2 und 5 sind richtig.
❑ D) Nur die Aussagen 2, 3 und 5 sind richtig.
❑ E) Alle Aussagen sind richtig.

232. **Welche Symptome treten bei einer akuten Entzündung der Nierenkörperchen auf?**

1. Schmerzen beim Wasserlassen und Harndrang
2. Eiweiß im Urin
3. Blut im Urin
4. Bluthochdruck
5. Gesichtsödeme, vor allem an den Lidern

❑ A) Nur die Aussagen 1, 2, 3 und 5 sind richtig.
❑ B) Nur die Aussagen 2, 3 und 5 sind richtig.
❑ C) Nur die Aussagen 2, 3, 4 und 5 sind richtig.
❑ D) Nur die Aussagen 2 und 5 sind richtig.
❑ E) Alle Aussagen sind richtig.

233. **Ein Patient kommt zu Ihnen und berichtet von einer Blasenentzündung. Welche Symptome erwarten Sie?**

1. Leukozyten im Teststreifen positiv
2. Nierenlager sind bei der Perkussion schmerzempfindlich
3. Fieber
4. Patient muss ständig zur Toilette
5. Protein im Teststreifen positiv

❑ A) Nur die Aussagen 1, 2, 3 und 5 sind richtig.
❑ B) Nur die Aussagen 1, 2 und 3 sind richtig.
❑ C) Nur die Aussagen 1, 3 und 4 sind richtig.
❑ D) Nur die Aussagen 1 und 4 sind richtig.
❑ E) Nur die Aussagen 1, 4 und 5 sind richtig.

▓ Antwort 231

Die Lösung **A** ist richtig.

- ✓ Zu 1: Eine vermehrte Ausscheidung von unkonjugiertem (wasserlöslichem) Bilirubin über die Niere führt zu einer braunen Verfärbung des Urins. Meist schäumt der Urin beim Schütteln.
- ✓ Zu 2: Eine Makrohämaturie führt zum roten und trüben Urin.
- Zu 3: Bei der Hepatitis wird die Haut gelb, jedoch nicht der Urin, der wird braun.
- ✓ Zu 4: Diabetes mellitus hat eine Polyurie, der Harn ist wasserhell.
- ✓ Zu 5: Gonorrhö ist eine Entzündung der Harnröhre. Typisch ist ein schmerzhaftes Wasserlassen mit Jucken und Brennen in der Harnröhre. Dabei kann es zum eitrigen Ausfluss aus der Harnröhre kommen. Beim Wasserlassen erscheint der Urin dann stark getrübt (Pyurie).

▓ Antwort 232

Die Lösung **C** ist richtig.

- Zu 1: Schmerzen beim Wasserlassen und Harndrang sind eher Zeichen einer Zystitis oder Urethritis.
- ✓ Zu 2: Proteinurie ist zusammen mit Mikrohämaturie das Leitsymptom für eine Glomerulonephritis.
- ✓ Zu 3: Mikrohämaturie ist zusammen mit Proteinurie das Leitsymptom für eine Glomerulonephritis.
- ✓ Zu 4: Hypertonie findet sich in der Hälfte der Fälle.
- ✓ Zu 5: Lidödeme sind typisch für eine akute Glomerulonephritis.

▓ Antwort 233

Die Lösung **D** ist richtig.

- ✓ Zu 1: Bei einer akuten Blasenentzündung werden sich sicherlich Leukozyten im Harn finden.
- Zu 2: Wenn die Nierenlager bei der Perkussion schmerzempfindlich sind, ist der Verdacht auf eine akute Pyelonephritis gegeben.
- Zu 3: Fieber ist für eine isolierte Blasenentzündung untypisch und gibt erst mal den Verdacht auf eine aufsteigende Infektion (Nierenbeckenentzündung).
- ✓ Zu 4: Ein häufiger Harndrang mit nur geringer Harnmenge ist typisch bei einer akuten Zystitis und nennt sich Pollakisurie.
- Zu 5: Eine Proteinurie findet sich v. a. bei einer Eiweißverlustniere oder Glomerulonephritis. Allerdings kann manchmal durch das Ausscheiden von Immunglobulinen über den Harn eine leichte Proteinurie gefunden werden. Sie ist jedoch nicht typisch.

234. **Welche der folgenden Aussagen treffen für die akute Pyelonephritis zu? Wählen Sie bitte drei Aussagen aus!**

❏ A) Erbrechen
❏ B) Leukozytenzylinder im Harnsediment
❏ C) Schüttelfrost
❏ D) Lidödem
❏ E) Nephrotisches Syndrom

235. **Die Eiweißverlustniere weist folgende Symptome auf:**

1. Große Proteinurie
2. Hypoproteinämie
3. Hypercholesterinämie
4. Beinödeme
5. Infektanfälligkeit

❏ A) Nur die Aussagen 1, 2 und 4 sind richtig.
❏ B) Nur die Aussagen 1, 3 und 4 sind richtig.
❏ C) Nur die Aussagen 1, 3, 4 und 5 sind richtig.
❏ D) Nur die Aussagen 2, 3 und 4 sind richtig.
❏ E) Alle Aussagen sind richtig.

Antwort 234

Die Lösungen **A, B** und **C** sind richtig.

✓ Zu A: Bei einer akuten Pyelonephritis kann infolge der Entzündungsreaktion und der Schmerzen das Brechzentrum aktiviert werden. Merke: Das Brechzentrum kann durch unterschiedlichste Reize angeregt werden; akute Entzündungsreaktionen v. a. an den Schleimhäuten und heftigste Schmerzen gehören dazu.

✓ Zu B: Leukozytenzylinder sind eher richtungsweisend für eine Pyelonephritis, während Erythrozytenzylinder eher bei einer Glomerulonephritis auftreten.

✓ Zu C: Typisch für eine Pyelonephritis ist Fieber mit Schüttelfrost.

Zu D: Lidödeme finden sich nicht bei einer akuten Pyelonephritis. Sie sind bei einer Glomerulonephritis zu finden.

Zu E: Das nephrotische Syndrom bezeichnet einen Eiweißverlust von 3 g pro Tag. Es entsteht durch entzündliche und/oder degenerative Prozesse in den Kapillarschlingen der Nierenkörperchen. Die häufigsten Ursachen sind Glomerulonephritis und als Spätkomplikation von Diabetes mellitus (Kimmelstiel-Wilson-Syndrom).

Antwort 235

Die Lösung **E** ist richtig.

✓ Zu 1: Bei der Eiweißverlustniere werden mehr als 3 g pro Tag ausgeschieden. Dadurch ergeben sich die anderen Leitsymptome (Hypoproteinämie, Hypercholesterinämie, Ödeme).

✓ Zu 2: Infolge der vermehrten Proteinurie kommt es zur Hypoproteinämie.

✓ Zu 3: Die Hypercholesterinämie entsteht infolge der überlasteten Leber, die verzweifelt versucht, genug Albumine herzustellen (um das Kreislaufvolumen aufrechterhalten zu können). Dabei werden andere Stoffwechselvorgänge, z. B. der Fettstoffwechsel, vernachlässigt.

✓ Zu 4: Durch den Verlust der Albumine kommt es zum erniedrigten kolloidosmotischen Druck mit einer vermehrten Ansammlung von Wasser im Extrazellulärraum, d. h. zu Ödemen.

✓ Zu 5: Beim nephrotischen Syndrom gehen dem Körper auch Immunglobuline verloren; dadurch entsteht eine Infektanfälligkeit.

236. **Welche Aussagen sind dem vegetativen Nervensystem zuzuordnen?**

1. Es besteht im Wesentlichen aus Sympathikus und Parasympathikus.
2. Erweiterung der Bronchien
3. Fördert oder hemmt die Durchblutung der quergestreiften Muskulatur.
4. Verläuft ausschließlich im ZNS.
5. Speicheldrüsensekretion

☐ A) Nur die Aussagen 1, 2, 3 und 5 sind richtig.
☐ B) Nur die Aussagen 1, 2 und 5 sind richtig.
☐ C) Nur die Aussagen 1 und 2 sind richtig.
☐ D) Nur die Aussagen 2, 4 und 5 sind richtig.
☐ E) Alle Aussagen sind richtig.

237. **Wie schafft man eine Bahnung bei einem schwer auslösbaren Eigenreflex?**

1. Jendrassik-Handgriff
2. Patient soll die Zähne zusammenbeißen.
3. Patient bitten, die Beine kurz hoch zu nehmen.
4. Kurze Pause, nichts tun und noch mal probieren.

☐ A) Nur die Aussage 1 ist richtig.
☐ B) Nur die Aussagen 1, 2 und 3 sind richtig.
☐ C) Nur die Aussagen 2 und 3 sind richtig.
☐ D) Nur die Aussage 3 ist richtig.
☐ E) Nur die Aussage 4 ist richtig.

Antwort 236

Die Lösung **A** ist richtig.

✓ Zu 1: Das vegetative Nervensystem wird in Sympathikus und Parasympathikus unterteilt. Der Sympathikus hat seinen Sitz im Seitenhorn der thorakalen Spinalsegmente und im Grenzstrang. Der Parasympathikus wird hauptsächlich durch den X. Hirnnerv und durch Sakralnerven (S_2–S_4) vertreten (im Weiteren finden sich parasympathische Fasern in den Hirnnerven III, VII und IX).

✓ Zu 2: Der Sympathikus führt zur Erweiterung der Bronchien, der Parasympathikus zur Engstellung.

✓ Zu 3: Der Sympathikus führt zur Vasodilatation der Arterien der Skelettmuskulatur, der Parasympathikus zur Vasokonstriktion.

Zu 4: Diese Aussage ist unsinnig. Das periphere Nervensystem besteht natürlich auch aus vegetativen Nervenfasern.

✓ Zu 5: Die Speicheldrüsensekretion wird vom Parasympathikus gefördert und vom Sympathikus gehemmt.

Antwort 237

Die Lösung **B** ist richtig.

✓ Zu 1: Der Jendrassik-Handgriff wird dann angewandt, wenn ein Eigenreflex nicht oder kaum auslösbar ist. Der Patient zieht die ineinander verhakten Fingerendglieder beider Hände kurz und kräftig auseinander. Danach wird der Eigenreflex noch einmal untersucht.

✓ Zu 2: Außer dem Jendrassik-Handgriff gibt es noch verschiedene Möglichkeiten, dem Reflex einen Weg zu bahnen, z. B. Zähne kurz und fest zusammenzubeißen, Husten, Muskeldehnung.

✓ Zu 3: Beine oder Arme gegen die Schwerkraft anheben ist eine Möglichkeit der Reflexbahnung.

Zu 4: Eine Reflexbahnung funktioniert in der Regel nicht mit passiver Entspannung.

! Bei der Reflexbahnung handelt es sich um verschiedene Techniken zur Steigerung der Erregungsabläufe in einem Reflexbogen.

238. Der Nervenaustrittspunkt welchen Nervs am unteren Augenhöhlenrand (Foramen infraorbitale) kann per Palpation geprüft werden?

- ❏ A) N. ophthalmicus
- ❏ B) N. opticus
- ❏ C) N. maxillaris
- ❏ D) N. olfactorius
- ❏ E) N. facialis

239. Sympathikus und Parasympathikus ...?

1. ... gehören zum vegetativen Nervensystem.
2. ... gehören zum autonomen Nervensystem.
3. ... gehören zum willkürlichen Nervensystem.
4. ... arbeiten willkürlich und unwillkürlich.
5. ... arbeiten unwillkürlich.

- ❏ A) Nur die Aussagen 1, 2, 3 und 4 sind richtig.
- ❏ B) Nur die Aussagen 1, 2 und 5 sind richtig.
- ❏ C) Nur die Aussage 1 ist richtig.
- ❏ D) Nur die Aussagen 1 und 2 sind richtig.
- ❏ E) Nur die Aussagen 2 und 5 sind richtig.

▨ Antwort 238

Die Lösung **C** ist richtig.

Zu A: Der N. ophthalmicus ist der erste Ast des V. Hirnnervs (Trigeminus V$_1$), er verläuft über einen Knocheneinschnitt (Foramen supraorbitale) aus der Augenhöhle in den Gesichtsbereich und ist rein sensibel. Er versorgt die Haut von Stirn und Nasenrücken, die äußere und mittlere Augenhaut, die Nasennebenhöhlen (außer Kieferhöhle). Dieser Nerv ist per Palpation prüfbar.

Zu B: Der N. opticus ist der II. Hirnnerv, der Sehnerv. Er hat mit der Fragestellung nichts zu tun.

✓ Zu C: Der N. maxillaris ist der zweite Ast des V. Hirnnervs (Trigeminus, V$_2$), welcher durch das Foramen infraorbitale hindurchtritt und per Palpation geprüft werden kann. Er ist auch rein sensibel und innerviert die Schläfenhaut, das untere Augenlid, die Oberlippe, die oberen Zähne, deren Zahnfleisch und Gaumen.

Zu D: Der N. olfactorius ist der I. Hirnnerv, der Riechnerv. Er hat mit der Fragestellung nichts zu tun.

Zu E: Der N. facialis ist der VII. Hirnnerv.

▨ Antwort 239

Die Lösung **B** ist richtig.

✓ Zu 1: Sympathikus und Parasympathikus gehören zum unwillkürlichen bzw. vegetativen Nervensystem (NS).

✓ Zu 2: Autonomes NS ist eine andere Bezeichnung für vegetatives NS.

Zu 3: Diese Aussage ist falsch.

Zu 4: Sympathikus und Parasympathikus arbeiten nur unwillkürlich.

✓ Zu 5: Sympathikus und Parasympathikus arbeiten unwillkürlich.

240 **Welche Aussagen zum Liquor cerebrospinalis sind richtig?**

1. Fließt im Subarachnoidalraum und im Ventrikelsystem des Gehirns.
2. Ist sehr eiweiß- und fettreich.
3. Hat die Aufgabe, das Gehirn vor Stößen zu schützen.
4. Es befinden sich rote Blutkörperchen im Liquor cerebrospinalis.
5. Die Liquormenge beträgt ungefähr 150 ml.

❑ A) Nur die Aussagen 1, 2, 3 und 4 sind richtig.
❑ B) Nur die Aussagen 1, 2 und 5 sind richtig.
❑ C) Nur die Aussagen 1, 4 und 5 sind richtig.
❑ D) Nur die Aussagen 2, 3 und 5 sind richtig.
❑ E) Nur die Aussagen 1, 3 und 5 sind richtig.

241. **Welche Aussage zum Rückenmark ist richtig?**

❑ A) Die graue Substanz umhüllt die weiße wie ein Mantel.
❑ B) Das Rückenmark endet in Höhe L 4/L 5.
❑ C) Die weiße Substanz ist die Umschaltstation für Reize.
❑ D) Die graue Substanz verbindet das Gehirn mit den Rückenmarksnerven.
❑ E) Die graue Substanz ist die selbstständige Schaltstelle für Reflexe.

Antwort 240

Die Lösung **E** ist richtig.

✓ Zu 1: Diese Aussage ist richtig. Das Ventrikelsystem besteht aus vier Hohlräumen im Gehirn, welche mit der Hirnflüssigkeit gefüllt sind und untereinander in Verbindung stehen. Der IV. Ventrikel besitzt zwei Öffnungen zum Subarachnoidalraum.

Zu 2: Der Liquor cerebrospinalis ist ein Ultrafiltrat des Blutes. Er besteht aus einer farblosen, nahezu eiweiß- und fettfreien Flüssigkeit.

✓ Zu 3: Der Liquor dient als Puffer für das stoßempfindliche Gehirn. Er führt zur Herabsetzung des wirklichen Gewichts von ca. 1500 g auf ein effektives Gewicht von ca. 50 g. Daher auch die wahnsinnigen Kopfschmerzen bei einer Meningitis.

Zu 4: Generell gilt, Erythrozyten finden sich ausschließlich in den Gefäßen; auch die Thrombozyten haben im Normalfall hier nichts zu suchen. Leukozyten finden sich im Liquor, jedoch in geringer Zahl. Eine Erhöhung der Leukozyten weist auf eine Meningitis hin.

✓ Zu 5: Diese Aussage ist richtig. Was die wenigsten jedoch wissen, die Liquormenge wird am Tag ca. dreimal ausgetauscht; das heißt, die Tagesproduktion beträgt ca. 450 ml.

! Die mit Flüssigkeit gefüllten vier Hirnventrikel haben die Aufgabe die Trägheit der Gehirnmasse herabzusetzen. Sonst würde das Gehirn infolge von Rotationsbewegungen durch sein eigenes Gewicht auf die Schädelinnenseite stoßen.

Antwort 241

Die Lösung **E** ist richtig.

Zu A: Im Rückenmark umhüllt die weiße Substanz die schmetterlingsartige graue Substanz. Im Gehirn ist es genau umgekehrt.

Zu B: Das Rückenmark endet ungefähr in Höhe L 1.

Zu C: Die weiße Substanz besteht immer aus Nervenfasern, welche den Reiz weiterleiten. Für die „Umschaltung" ist die graue Substanz zuständig.

Zu D: Das Gehirn wird durch die Nervenfasern, also die weiße Substanz, mit der grauen Substanz des Rückenmarks verbunden.

✓ Zu E: Die graue Substanz ist die selbstständige Schaltstelle für monosynaptische (Eigenreflexe) und polysynaptische Reflexe (Fremdreflexe).

242. **Welche Aufgaben hat das Kleinhirn?**

1. Koordination des vegetativen Nervensystems
2. Koordination der Feinmotorik
3. Steuerung des Hormonsystems
4. Steuerung des Muskeltonus
5. Steuerung der Atmung

❑ A) Nur die Aussagen 1 und 2 sind richtig.
❑ B) Nur die Aussagen 2 und 3 sind richtig.
❑ C) Nur die Aussagen 2 und 4 sind richtig.
❑ D) Nur die Aussagen 2 und 5 sind richtig.
❑ E) Nur die Aussagen 4 und 5 sind richtig.

243. **Das vegetative Nervensystem ...**

1. ... wird vom Hypothalamus gesteuert.
2. ... beeinflusst die glatte Muskulatur.
3. ... beeinflusst die Magensäurebildung.
4. ... beeinflusst den Blutzuckerwert.
5. ... beeinflusst den Herzrhythmus.

❑ A) Nur die Aussagen 1, 2, 3 und 4 sind richtig.
❑ B) Nur die Aussagen 1, 2 und 3 sind richtig.
❑ C) Nur die Aussagen 2, 3, 4 und 5 sind richtig.
❑ D) Nur die Aussagen 2 und 3 sind richtig.
❑ E) Alle Aussagen sind richtig.

244. **Welche Aussage zu den Reflexen ist richtig?**

❑ A) Der Achillessehnenreflex ist ein Fremdreflex.
❑ B) Der Bauchdeckenreflex ist ein Eigenreflex.
❑ C) Beim Fremdreflex ist das Rückenmark nicht beteiligt.
❑ D) Beim Eigenreflex liegen der Ort der Reizung und der Reaktion in verschiedenen Organen.
❑ E) Keine der Aussagen ist richtig.

Antwort 242

Die Lösung **C** ist richtig.

Zu 1: Das vegetative Nervensystem wird vom Hypothalamus koordiniert.

✓ Zu 2: Das Kleinhirn hat folgende Aufgabe: Koordination von Bewegung, Muskeltonus und Gleichgewicht, Steuerung der Blickmotorik. Damit der Mensch bei größeren Bewegungen sein Gleichgewicht nicht verliert, muss der Bewegungsablauf so kontrolliert bzw. koordiniert werden, dass gegenläufige automatische Bewegungen anderer Körperteile das Gleichgewicht ausbalancieren.

Zu 3: Der Hypothalamus ist der „Boss" des vegetativen Nervensystem und hat daher auch die Aufgabe, das Hormonsystem zu regulieren.

✓ Zu 4: Siehe Kommentar unter 2.

Zu 5: Der Hypothalamus steuert die Atmung und die ihm untergeordneten Zentren (z. B. in der Medulla oblongata; als Ganzes unter Formatio reticularis bekannt).

Antwort 243

Die Lösung **E** ist richtig.

✓ Zu 1: Wenn wir das vegetative Nervensystem mit einem Unternehmen vergleichen, dann ist der Hypothalamus der Chef des Ganzen und die Formatio reticularis ist vergleichbar mit dem Stab seiner Abteilungsleiter.

✓ Zu 2: Das vegetative Nervensystem innerviert die glatte Muskulatur.

✓ Zu 3: Die Magensäurebildung wird u. a. vom Parasympathikus gesteuert.

✓ Zu 4: Adrenalin wird im Nebennierenmark (sympathische Nervenfasern) hergestellt und beeinflusst u. a. den Blutzuckerwert (erhöht den Blutzuckerspiegel).

✓ Zu 5: Der Herzrhythmus wird u. a. von den Herznerven (Sympathikus und Parasympathikus) beeinflusst.

Antwort 244

Die Lösung **E** ist richtig.

Zu A: Der Achillessehnenreflex ist ein Eigenreflex.

Zu B: Der Bauchdeckenreflex ist ein Fremdreflex.

Zu C: Beim Fremdreflex sind mehrere Rückenmarkssegmente beteiligt.

Zu D: Beim Eigenreflex liegen der Ort der Reizung und der Reaktion in einem Organ.

✓ Zu E: Keine der vorherigen Aussagen ist richtig.

245. **Welcher Nerv versorgt die mimische Muskulatur?**

- ❑ A) N. trigeminus
- ❑ B) N. accessorius
- ❑ C) N. facialis
- ❑ D) N. vagus
- ❑ E) N. ophthalmicus

246. **Welche Nerven besitzen parasympathische Fasern?**

1. Zweiter Sakralnerv
2. N. accessorius
3. N. olfactorius
4. N. vagus
5. N. vestibulocochlearis

- ❑ A) Nur die Aussagen 2, 3 und 4 sind richtig.
- ❑ B) Nur die Aussagen 2 und 4 sind richtig.
- ❑ C) Nur die Aussagen 4 und 5 sind richtig.
- ❑ D) Nur die Aussagen 1 und 4 sind richtig.
- ❑ E) Nur die Aussage 4 ist richtig.

247. **Welche Aussagen zur Migräne sind richtig?**

- ❑ A) Die einfache Migräne geht mit neurologischen Funktionsstörungen („Aura") einher.
- ❑ B) Die Kopfschmerzen treten typischerweise diffus auf.
- ❑ C) Während eines akuten Migräneanfalls führen homöopathische Medikamente zu schneller Schmerzlinderung.
- ❑ D) Am häufigsten sind Männer betroffen.
- ❑ E) Keine der Aussagen ist richtig.

Antwort 245

Die Lösung **C** ist richtig.

Zu A: Der *N. trigeminus* (V. Hirnnerv) ist der Drillingsnerv, welcher sich in drei Hauptäste aufteilt: Den N. ophthalmicus (V_1 Augenhöhlennerv), den N. maxillaris (V_2 Oberkiefernerv) und den N. mandibularis (V_3 Unterkiefernerv).

Zu B: Beim *N. accessorius* handelt es sich um den XI. Hirnnerv, den sog. Halsnerv. Er versorgt als rein motorischer Nerv den Trapezius (Kapuzenmuskel) und den Sternokleidomastoideus (Kopfwender).

✓ Zu C: Der *N. facialis* (VII. Hirnnerv) versorgt die mimische Muskulatur und besitzt zudem parasympathische Fasern (Tränendrüse, Geschmacksempfindung).

Zu D: Der *N. vagus* (X. Hirnnerv) ist der Hauptnerv des Parasympathikus.

Zu E: Beim *N. ophthalmicus* handelt es sich um den ersten Ast des Trigeminusnervs (V_1).

! Die 12 Hirnnerven müssen (auswendig) gelernt werden.

Antwort 246

Die Lösung **D** ist richtig.

✓ Zu 1: Der Parasympathikus wird als kraniosakrales System bezeichnet; mit „kranio" (Kopf) sind die Hirnnerven (im Wesentlichen der Vagus) gemeint und mit „sakral" die Sakralnerven S_2–S_4.

Zu 2: Der N. accessorius (XI. Hirnnerv) besitzt nur rein motorische Fasern.

Zu 3: Der N. olfactorius (I. Hirnnerv) besitzt nur rein sensorische Fasern.

✓ Zu 4: Der Vagusnerv gilt als der Hauptnerv des Parasympathikus.

Zu 5: Der N. vestibulocochlearis (VIII. Hirnnerv) besitzt nur rein sensorische Fasern.

! Neben dem N. vagus gibt es noch drei weitere Hirnnerven, welche kleine parasympathische Anteile besitzen: Hirnnerv III (N. oculomotorius), Hirnnerv VII (N. facialis) und Hirnnerv IX (N. glossopharyngeus).

Antwort 247

Die Lösung **E** ist richtig.

Zu A: Es gibt zwei Unterscheidungen: Die einfache Migräne (ca. 90 %) ohne Vorzeichen und die klassische Migräne (ca. 10 %) mit neurologischen Reiz- und Ausfallerscheinungen.

Zu B: Die Kopfschmerzen treten typischerweise halbseitig auf.

Zu C: Da diese Fragen vom Amtsarzt oder anderen Ärzten entworfen wurden, kann man davon ausgehen, dass diese Personen ein Nein betreffs dieser Aussage erwarten.

Zu D: Frauen sind häufiger betroffen.

✓ Zu E: Keine der vorherigen Aussagen ist richtig.

248. **Welche Symptome sind bei einem Hirntumor denkbar?**

1. Epileptische Anfälle
2. Hepatosplenomegalie (Leber- und Milzvergrößerung)
3. Kopfschmerzen
4. Wesensveränderungen
5. Erbrechen

☐ A) Nur die Aussagen 1, 3, 4 und 5 sind richtig.
☐ B) Nur die Aussagen 1, 2 und 3 sind richtig.
☐ C) Nur die Aussagen 3 und 5 sind richtig.
☐ D) Nur die Aussagen 3, 4 und 5 sind richtig.
☐ E) Alle Aussagen sind richtig.

249. **Welche Symptome treten bei der Multiplen Sklerose auf?**

1. Sehstörungen
2. Nystagmus
3. Blasenschwäche
4. Skandierende Sprache
5. Rigor (Muskelsteifheit)

☐ A) Nur die Aussagen 1, 2, 3 und 4 sind richtig.
☐ B) Nur die Aussagen 1, 2 und 3 sind richtig.
☐ C) Nur die Aussagen 1, 4 und 5 sind richtig.
☐ D) Nur die Aussagen 2, 3 und 4 sind richtig.
☐ E) Alle Aussagen sind richtig.

Antwort 248

Die Lösung **A** ist richtig.

✓ Zu 1: Ein häufiges Symptom infolge eines Hirntumors.

Zu 2: Hepatosplenomegalie entsteht z. B. infolge eines Blutstaus (Rechtsherzinsuffizienz, Leberzirrhose) oder im Rahmen von Infektionskrankheiten (z. B. Mononukleose).

✓ Zu 3: Ausdauernde Kopfschmerzen, die mit Analgetika nicht zu beeinflussen sind, führen zum Verdacht einer intrakranialen Druckerhöhung.

✓ Zu 4: Wenn der Hirntumor z. B. auf die Kerne des limbischen Systems drückt, kommt es zu deutlichen Veränderungen in der Persönlichkeit.

✓ Zu 5: Ein schwallartiges Erbrechen, häufig ohne vorausgehende Übelkeit, ist ebenfalls ein Leitsymptom für die intrakraniale Druckerhöhung.

! Die drei häufigsten Symptome eines Hirntumors sind hartnäckige Kopfschmerzen, epileptische Anfälle und Erbrechen. Natürlich ist auch jede Art von neurologischen Ausfallerscheinungen denkbar.

Antwort 249

Die Lösung **A** ist richtig.

✓ Zu 1: Sehstörungen sind bei der MS ein relativ häufig anzutreffendes Symptom, z. B. vorübergehende Blindheit, Sehschärfeabfall, Doppelbildersehen.

✓ Zu 2: Beim Nystagmus handelt es sich um ein unwillkürliches Zittern der Augenbulbi, welches durch den Befall von Kleinhirnbahnen entsteht.

✓ Zu 3: Schwierigkeiten beim Wasserlassen sind ebenfalls ein häufig anzutreffendes Symptom.

✓ Zu 4: Bei der skandierenden Sprache handelt es sich um eine typisch abgehackte Sprache. Dieses Phänomen entsteht durch den Befall von Nervenbahnen des Klein- und Großhirns.

Zu 5: Rigor (Muskelstarre) ist typisch für das Parkinson-Syndrom (bei Parkinson merke RAT: Rigor, Akinese, Tremor).

! Bei der MS sind spastische Lähmungen (1. Neuron defekt) und auch schlaffe Lähmungen (2. Neuron defekt) möglich.

250. **Welche Aussagen zum Nervensystem sind richtig?**

1. Bei der Schädigung des 1. Motoneurons ist der Babinski-Reflex positiv.
2. Eine Schädigung des 2. Motoneurons führt zu einer schlaffen Lähmung.
3. Ein Pyramidenbahnzeichen ist Ausdruck der Schädigung von peripheren Nerven.
4. Bei einer spastischen Lähmung sind die Eigenreflexe herabgesetzt bis erloschen.
5. Die Pyramidenbahn kreuzt zu 90 % im entsprechenden Spinalsegment auf die andere Seite.

❑ A) Nur die Aussagen 1, 2, 3 und 4 sind richtig.
❑ B) Nur die Aussagen 1, 2 und 5 sind richtig.
❑ C) Nur die Aussagen 1 und 2 sind richtig.
❑ D) Nur die Aussagen 3 und 4 sind richtig.
❑ E) Nur die Aussagen 2 und 5 sind richtig.

251. **Welche Symptome können bei der klassischen Form der Epilepsie beobachtet werden?**

1. Vor dem Anfall visuelle und akustische Wahrnehmungen (Aura)
2. Tonisch-klonische Krämpfe
3. Urin- und Stuhlabgang
4. Zungenbiss
5. Patient ist bei Bewusstsein

❑ A) Nur die Aussagen 1, 2, 3 und 4 sind richtig.
❑ B) Nur die Aussagen 1, 3 und 4 sind richtig.
❑ C) Nur die Aussagen 1, 2, 3 und 5 sind richtig.
❑ D) Nur die Aussagen 2 und 4 sind richtig.
❑ E) Alle Aussagen sind richtig.

252. **Was versteht man unter Horner-Syndrom?**

1. Mydriasis (Pupillenerweiterung)
2. Miosis (Pupillenverengung)
3. Ptosis (Herabsinken des Oberlides)
4. Enophthalmus
5. Exophthalmus

❑ A) Nur die Aussagen 1, 3 und 4 sind richtig.
❑ B) Nur die Aussagen 1, 3 und 5 sind richtig.
❑ C) Nur die Aussagen 1 und 5 sind richtig.
❑ D) Nur die Aussagen 2, 3 und 4 sind richtig.
❑ E) Nur die Aussagen 2 und 5 sind richtig.

Antwort 250

Die Lösung **C** ist richtig.

✓ Zu 1: Der Babinski-Reflex ist ein pathologischer Reflex. Im Säuglingsalter ist dieser Reflex noch vorhanden, später (spätestens nach einem Jahr) bilden sich dann Hemmneurone, welche diesen Reflex unterdrücken. Bei Schädigung des ersten Neurons kann man davon ausgehen, dass auch die Hemmneurone geschädigt sind. Der ursprüngliche Reflex tritt wieder auf.

✓ Zu 2: Das zweite Motoneuron sitzt mit dem Zellleib im Vorderhorn und zieht in die Peripherie; wird diese Nervenzelle geschädigt, kommt es zur schlaffen Lähmung.

Zu 3: Zeichen für eine Schädigung des zentralen Nervensystems.

Zu 4: Bei einer spastischen Lähmung (Schädigung des 1. Neurons) sind die Eigenreflexe verstärkt.

Zu 5: Sie kreuzt zu 90 % in der Medulla oblongata auf die andere Seite.

Antwort 251

Die Lösung **A** ist richtig.

✓ Zu 1: Beim klassischen Anfall (Grand Mal) erleben ca. 10 % der Patienten kurz vor dem Anfall visuelle und akustische Wahrnehmungen (z. B. Kopfschmerzen, Taubheitsgefühl, Geruchs-, Geschmacks-, Hör- und Sehstörungen).

✓ Zu 2: Beim klassischen Grand-Mal-Anfall sind zuerst eine kurz andauernde tonische Phase mit Muskelstarre und dann eine klonische Phase mit rhythmischen Muskelzuckungen typisch.

✓ Zu 3: Urin- und Stuhlabgang sind nicht selten.

✓ Zu 4: Infolge der rhythmischen Zuckungen des Masseters kann es zu Verletzungen der Zunge mit einem rötlichen Schaum vor dem Mund kommen.

Zu 5: Der Patient ist während des Anfalls nicht bei Bewusstsein. Die Prodromalerscheinungen vor dem Anfall erlebt der Patient dagegen bewusst. Nachdem der Anfall vorüber ist, kehrt das Bewusstsein kurz zurück, dann fällt der Patient in einen tiefen Schlaf.

Antwort 252

Die Lösung **D** ist richtig.

Zu 1: Das Horner-Syndrom ist etwas zum Auswendiglernen kurz vor der Prüfung.

✓ Zu 2: Der Horner-Symptomenkomplex entsteht durch Verletzungen am Sympathikus. Normalerweise innerviert der Sympathikus den M. dilatator pupillae, welcher zur Erweiterung der Pupillen führt. Fällt dieser aus, wird eine Verengung (Miosis) beobachtet.

✓ Zu 3: Das Herabsinken des Oberlides entsteht durch den Ausfall des Müller-Muskels (glatte Muskelfasern), welcher über den Sympathikus innerviert wird.

✓ Zu 4: Richtig.

Zu 5: Ein Exophthalmus (sog. Glotzauge) ist typisch beim Morbus Basedow.

253. **Welche Risikofaktoren für einen Apoplex kennen Sie?**

1. Hypertonie
2. Diabetes mellitus
3. Hypotonie
4. Rauchen
5. Arteriosklerose

☐ A) Nur die Aussagen 1, 4 und 5 sind richtig.
☐ B) Nur die Aussagen 1, 3, 4 und 5 sind richtig.
☐ C) Nur die Aussagen 1, 2, 4 und 5 sind richtig.
☐ D) Nur die Aussagen 2 und 5 sind richtig.
☐ E) Alle Aussagen sind richtig.

254. **Welche Aussagen zum Tremor eines Patienten mit Morbus Parkinson sind richtig?**

1. Schrift des Erkrankten ist sehr zittrig.
2. Typisch ist ein feinschlägiger Tremor.
3. Zittern ist in Ruhe maximal ausgeprägt.
4. Beim Schreiben ist die Schrift wegen des Tremors kaum leserlich.
5. Der Tremor fehlt im Schlaf.

☐ A) Nur die Aussagen 1, 4 und 5 sind richtig.
☐ B) Nur die Aussagen 1 und 3 sind richtig.
☐ C) Nur die Aussagen 2 und 4 sind richtig.
☐ D) Nur die Aussagen 2, 3 und 5 sind richtig.
☐ E) Nur die Aussagen 3 und 5 sind richtig.

255. **Welche Aussagen zur Symptomatik bei Multipler Sklerose sind richtig?**

1. Doppelbildersehen
2. Spastische Lähmungen
3. Begleitdepression
4. Fehlender oder abgeschwächter Bauchdeckenreflex
5. Pathologischer Reflex möglich

☐ A) Nur die Aussagen 1, 3 und 5 sind richtig.
☐ B) Nur die Aussagen 1, 2, 3 und 4 sind richtig.
☐ C) Nur die Aussagen 1, 2 und 4 sind richtig.
☐ D) Nur die Aussagen 2, 3 und 4 sind richtig.
☐ E) Alle Aussagen sind richtig.

■ Antwort 253

Die Lösung **C** ist richtig.

✓ Zu 1: Die wichtigsten Risikofaktoren für Hirndurchblutungsstörungen sind Hypertonie, Diabetes mellitus, Rauchen, Hyperlipidämie und Adipositas.

✓ Zu 2: Patienten mit Diabetes mellitus haben ein erhöhtes Risiko, einen Schlaganfall zu erleiden.

Zu 3: Patienten mit essenzieller Hypotonie haben nach der Statistik eine erhöhte Lebenserwartung.

✓ Zu 4: Jeder weiß, dass Rauchen Arteriosklerose begünstigt.

✓ Zu 5: Richtig.

! Ein Hirnschlag tritt häufig im Zusammenhang mit dem sog. Wohlstandssyndrom auf (gehäuftes Zusammentreffen von Adipositas, Hyperlipidämie, Diabetes mellitus Typ II und essenzieller Hypertonie).

■ Antwort 254

Die Lösung **E** ist richtig.

Zu 1: Ein Patient mit dem Parkinson-Syndrom hat einen Ruhetremor, bei Bewegung ist der Tremor nicht mehr vorhanden.

Zu 2: Der Patient hat ein grobschlägiges Zittern mit einer Frequenz von 4–7 Schlägen in der Sekunde. Typisch sind die sog. Pillendreh- und Geldzähl-Bewegungen der Hand.

✓ Zu 3: Ruhe und auch Stress verschlechtern den Tremor.

Zu 4: Der Patient zittert nicht beim Schreiben, allerdings wird die Schrift allmählich kleiner (Mikrographie) und ist nicht leicht zu lesen.

✓ Zu 5: Im Schlaf und bei Bewegung verschwindet der Tremor!

! Die klassische Symptomentrias beim Parkinson-Syndrom ist RAT: Rigor, Akinese, Tremor.

■ Antwort 255

Die Lösung **E** ist richtig.

✓ Zu 1: In der Differenzialdiagnostik bei Doppelbildern immer an MS denken.

✓ Zu 2: Da auch nur das erste Neuron befallen sein kann, sind spastische Lähmungen möglich. Typisch sind aber eher schlaffe Lähmungen bzw. Schwäche einer betroffenen Extremität oder auch nur Parästhesien (Missempfindungen).

✓ Zu 3: Leichte bis schwere Verstimmungen der Patienten sind in der Regel vorhanden. In einigen Fällen wird auch von teilweiser Euphorie berichtet.

✓ Zu 4: Typisch für die MS.

✓ Zu 5: Wenn das erste Neuron betroffen ist, können pathologische Reflexe entstehen.

256. **Welche Aussagen zur Polyneuropathie sind richtig?**

1. Ursache kann die Alkoholkrankheit sein.
2. Am häufigsten ist die Polyneuropathie entzündlich bedingt.
3. Die Missempfindungen treten typischerweise strumpf- oder handschuhförmig an den distalen Extremitäten auf.
4. Es kann zum Fehlen von Reflexen kommen.
5. Schmerzen kommen nicht vor.

- ❏ A) Nur die Aussagen 1, 3 und 4 sind richtig.
- ❏ B) Nur die Aussagen 1, 2, 3 und 5 sind richtig.
- ❏ C) Nur die Aussagen 1, 2 und 4 sind richtig.
- ❏ D) Nur die Aussagen 2 und 4 sind richtig.
- ❏ E) Alle Aussagen sind richtig.

257. **Welche Symptome können Sie bei der Alzheimer-Krankheit beobachten?**

1. Verlust der Orientierung
2. Neurologische Bewegungsstörungen
3. Gestörte Merkfähigkeit
4. Unfähigkeit, sinnvolle Handlungen auszuführen
5. Plötzlicher Beginn der Krankheit mit einem Gedächtnisverlust

- ❏ A) Nur die Aussagen 1, 2, 3 und 4 sind richtig.
- ❏ B) Nur die Aussagen 1, 2 und 3 sind richtig.
- ❏ C) Nur die Aussagen 2, 3 und 4 sind richtig.
- ❏ D) Nur die Aussagen 2, 3 und 5 sind richtig.
- ❏ E) Alle Aussagen sind richtig.

258. **Welche Aussagen zur Alzheimer-Krankheit sind richtig?**

1. Es handelt sich um eine Atrophie der weißen Substanz im Gehirn.
2. Die Krankheit beginnt meist nach dem 80. Lebensjahr.
3. Die Ursache ist zurzeit nicht bekannt.
4. Es besteht eine makroskopisch erkennbare Hirnatrophie.
5. Die Erkrankung macht sich im Alter v. a. durch Gedächtnisstörungen bemerkbar.

- ❏ A) Nur die Aussagen 1, 3 und 4 sind richtig.
- ❏ B) Nur die Aussagen 1, 2 und 3 sind richtig.
- ❏ C) Nur die Aussagen 3, 4 und 5 sind richtig.
- ❏ D) Nur die Aussagen 2, 3 und 5 sind richtig.
- ❏ E) Alle Aussagen sind richtig.

Antwort 256

Die Lösung **A** ist richtig.

✓ Zu 1: Alkoholkrankheit und Diabetes mellitus sind die häufigsten Ursachen einer Polyneuropathie.

Zu 2: Am häufigsten ist die Polyneuropathie degenerativ bedingt. Entzündlich bedingte Polyneuropathien kommen sicherlich vor (z. B. im Rahmen von Infektionskrankheiten oder toxisch bedingt), sind aber viel seltener.

✓ Zu 3: Typisch für die Polyneuropathie sind strumpf- und handschuhförmig auftretende Parästhesien.

✓ Zu 4: Reflexe können herabgesetzt sein (Hyporeflexie) oder völlig fehlen (Areflexie).

Zu 5: Falsch. Die Schmerzen können teilweise sehr erheblich sein, z. B. das Burning-feet-Syndrom.

Antwort 257

Die Lösung **A** ist richtig.

✓ Zu 1: Eine Orientierungsstörung ist am Anfang häufig und ist bei alten Menschen immer verdächtig für eine Demenz.

✓ Zu 2: Neurologische Bewegungsstörungen sind schon fortgeschrittene Symptome.

✓ Zu 3: Mit der Vergesslichkeit (vergisst, wo das Auto geparkt ist) fängt es an!

✓ Zu 4: Bei jedem Patienten ist die Apraxie, eine Unfähigkeit sinnvolle Handlungen auszuführen, früher oder später zu erwarten.

Zu 5: Diese Krankheit beginnt nicht plötzlich, sie beginnt allmählich.

! Die Alzheimer-Krankheit ist eine unaufhaltsam fortschreitende degenerative Erkrankung der Großhirnrinde. Pathologisch sind vermehrt krankhafte Ablagerungen im Gehirn festzustellen (sog. Alzheimer-Fibrillen), die daraufhin zum Untergang von Nervenzellen führen.

Antwort 258

Die Lösung **C** ist richtig.

Zu 1: Es handelt sich um eine Atrophie der gesamten Hirnsubstanz, nicht ausschließlich der weißen Substanz.

Zu 2: Das Erkrankungsalter liegt zwischen dem 40. und 80. Lebensjahr.

✓ Zu 3: Die Ursache ist nicht bekannt. Es gibt viele Spekulationen, u. a. infolge einer Vergiftung mit Aluminium.

✓ Zu 4: Es besteht ein auffälliger Hirnschwund, welcher mit bloßen Augen am eröffneten Schädel wahrzunehmen ist.

✓ Zu 5: Eine allmählich zunehmende Vergesslichkeit ist das Leitsymptom jeglicher Demenzform.

259. **Welche Aussage zu Lähmungen ist richtig?**

☐ A) Die Ursache einer Lähmung ist in der Regel idiopathisch (ohne erkennbare Ursache).

☐ B) Periphere Nervenschäden können zu spastischen Lähmungen führen.

☐ C) Bei schlaffen Lähmungen liegt meist eine Schädigung der Pyramidenbahn vor.

☐ D) Bei der Poliomyelitis (Kinderlähmung) kommt es zu spastischen Lähmungen.

☐ E) Keine der Aussagen ist richtig.

260. **Wie erwarten Sie die Muskeleigenreflexe bei einer spastischen Lähmung?**

☐ A) Die Muskeleigenreflexe sind normal.

☐ B) Die Muskeleigenreflexe sind herabgesetzt.

☐ C) Die Muskeleigenreflexe sind gesteigert.

☐ D) Die Muskeleigenreflexe fehlen.

261. **Welche Symptome zählen zu den meningitischen Zeichen?**

1. Nackensteifigkeit
2. Stärkste Kopfschmerzen
3. Gelbfärbung der Haut
4. Lichtscheu
5. Eigenreflexe aufgehoben

☐ A) Nur die Aussagen 1, 2, 3 und 4 sind richtig.

☐ B) Nur die Aussagen 1, 2 und 5 sind richtig.

☐ C) Nur die Aussagen 1, 2 und 4 sind richtig.

☐ D) Nur die Aussagen 1, 3 und 4 sind richtig.

☐ E) Alle Aussagen sind richtig.

Antwort 259

Die Lösung **E** ist richtig.

Zu A: Es gibt idiopathische Lähmungen, aber in der Regel sind Lähmungen begründbar.

Zu B: Periphere Nervenschäden führen zu Parästhesien oder im schlimmsten Fall zu schlaffen Lähmungen.

Zu C: Bei der schlaffen Lähmung liegt eine Schädigung des 2. Neurons vor. Die Pyramidenbahn stellt das 1. Neuron dar.

Zu D: Bei der Poliomyelitis kommt es typischerweise zu schlaffen Lähmungen, weil das Poliovirus im Wesentlichen nur das motorische Vorderhorn (2. Neuron) befällt.

✓ Zu E: Keine der vorherigen Aussagen ist richtig.

Antwort 260

Die Lösung **C** ist richtig.

Zu A: Bei einer spastischen Lähmung ist der monosynaptische Reflexbogen übersteuert, dadurch können die Reflexe nicht normal sein.

Zu B: Die Muskeleigenreflexe sind infolge der Übersteuerung des monosynaptischen Reflexbogens nicht herabgesetzt, sondern heraufgesetzt.

✓ Zu C: Die Muskeleigenreflexe sind gesteigert.

Zu D: Falsch.

! Bei einer spastischen Lähmung ist das 1. Neuron gestört. Der monosynaptische Reflexbogen (2. Neuron) ist intakt und übersteuert.

Antwort 261

Die Lösung **C** ist richtig.

✓ Zu 1: Bei der Differenzialdiagnose müssen Sie bei einer Nackensteifigkeit immer zuerst eine Meningitis ausschließen.

✓ Zu 2: Es heißt, Meningitis verursacht die stärksten Kopfschmerzen.

Zu 3: Ein Ikterus kann in drei Ursachen begründet sein (prähepatisch, intrahepatisch und posthepatisch), hat jedoch mit den Meningen nichts zu tun.

✓ Zu 4: Jede Art von Reizen führt beim Patienten zur Verstärkung der Kopfschmerzen.

Zu 5: Bei einer Meningitis sind die Hirnhäute betroffen, nicht das Gehirn. Jedoch geht in der Praxis häufig eine Meningitis gleichzeitig mit einer Enzephalitis einher. Das würde dann Meningoenzephalitis heißen.

! Beim meningealen Syndrom handelt es sich um Symptome, die durch eine Erkrankung der Meningen ausgelöst werden (z. B. Meningitis, Subarachnoidalblutung, auch intrakraniale Druckerhöhungen).

262. **Welche Aussagen über den Parasympathikus sind richtig?**

1. Gehört zum vegetativen Nervensystem
2. Hat seinen Sitz im Stammhirn und im sakralen Bereich des Rückenmarks
3. Benutzt als Neurotransmitter Acetylcholin
4. Besitzt eine energiemobilisierende und aktivitätssteigernde Funktion
5. Führt zu einer Sekretionssteigerung der Bronchialdrüsen (schleimproduzierende Becherzellen)

- ❑ A) Nur die Aussagen 1, 2, 3 und 4 sind richtig.
- ❑ B) Nur die Aussagen 1, 2, 3 und 5 sind richtig.
- ❑ C) Nur die Aussagen 1, 4 und 5 sind richtig.
- ❑ D) Nur die Aussagen 1 und 3 sind richtig.
- ❑ E) Nur die Aussage1 ist richtig.

263 **Welche Symptome können bei einer Hirndrucksteigerung auftreten?**

1. Kopfschmerzen
2. Psychische Veränderungen
3. Stauungspapille
4. Weite Pupillen
5. Nüchternerbrechen

- ❑ A) Nur die Aussagen 1, 2, 3 und 4 sind richtig.
- ❑ B) Nur die Aussagen 1, 2 und 3 sind richtig.
- ❑ C) Nur die Aussagen 1 und 2 sind richtig.
- ❑ D) Nur die Aussagen 1 und 5 sind richtig.
- ❑ E) Alle Aussagen sind richtig.

264. **Welche Aussage zum Karpaltunnel-Syndrom trifft am ehesten zu? Das Karpaltunnel-Syndrom ...**

- ❑ A) ... kann zu einer Atrophie der Daumenballenmuskulatur führen.
- ❑ B) ... beruht auf einer Kompression des N. ulnaris.
- ❑ C) ... wird in der Regel mit Medikamenten behandelt.
- ❑ D) ... ist durch Krankengymnastik gut behandelbar.
- ❑ E) ... tritt vorwiegend bei jungen Männer (< 20 Jahre) auf.

■ Antwort 262

Die Lösung **B** ist richtig.

✓ Zu 1: Sicherlich.

✓ Zu 2: Der Parasympathikus wird auch als kraniosakrales System bezeichnet, weil er seinen Ursprung im Gehirn (Stammhirn) und im sakralen Bereich des Rückenmarks hat.

✓ Zu 3: Der Parasympathikus benutzt als Neurotransmitter Acetylcholin, der Sympathikus Adrenalin und Noradrenalin.

  Zu 4: Eine energiemobilisierende und aktivitätssteigernde Funktion zeichnet den Sympathikus aus.

✓ Zu 5: In der parasympathischen Erholungsphase ist eine Sekretionssteigerung der schleimproduzierenden Becherzellen feststellbar.

■ Antwort 263

Die Lösung **E** ist richtig.

✓ Zu 1: Die Hirndrucksteigerung führt zur Reizung der Meningen.

✓ Zu 2: Je nach Lokalisation des Tumors können psychische Veränderungen als erstes Symptom auftreten.

✓ Zu 3: Eine Stauungspapille ist durch einen Augenarzt per Ophthalmoskopie feststellbar. Es handelt sich um einen vergrößerten blinden Fleck mit einer pilzartigen Vorwölbung, welche durch den erhöhten Intrakranialdruck entsteht.

✓ Zu 4: Entstehen durch die Schädigung der parasympathischen Fasern.

✓ Zu 5: Ein schwallartiges, evtl. unstillbares Erbrechen, v. a. ohne Übelkeit, ist ein alarmierendes Zeichen einer Hirndrucksteigerung!

! Trias einer Hirndrucksteigerung: (einseitige) Kopfschmerzen, Nüchternerbrechen ohne Übelkeit, Stauungspapille.

■ Antwort 264

Die Lösung **A** ist richtig.

✓ Zu A: Neben der Schwurhand ist die Atrophie der Daumenballenmuskulatur Leitsymptom einer Medianuslähmung (Karpaltunnelsyndrom = Medianuskompressionssyndrom).

  Zu B: Das Karpaltunnelsyndrom beruht auf der Kompression des N. medianus. Nur dieser Nerv verläuft im Karpaltunnel.

  Zu C: Da diese Erkrankung idiopathisch ist, ist eine medikamentöse Behandlung nicht möglich.

  Zu D: Krankengymnastik ist eine Möglichkeit der Therapie, in vielen Fällen zeigt diese jedoch keine wesentliche Verbesserung. Als angehender Osteopath muss ich jedoch widersprechen; in der Hälfte der Fälle können die Beschwerden gelindert werden. Aber das gilt nicht als offizielle (sprich: ärztliche) Meinung.

  Zu E: Frauen sind doppelt so häufig betroffen.

265. Eine Schädigung des N. radialis bei Humerusfrakturen hat am häufigsten zur Folge eine ...?

- ❏ A) ... Fallhand.
- ❏ B) ... Hypästhesie der Handfläche.
- ❏ C) ... Parese des Unterarms.
- ❏ D) ... Krallenhand.
- ❏ E) ... Schwurhand.

266. Welche Aussage für die Medulla oblongata ist am ehesten richtig?

- ❏ A) „Boss" des vegetativen Nervensystems
- ❏ B) Für die Feinmotorik zuständig
- ❏ C) Monosynaptischer Reflexbogen
- ❏ D) Zuständig für die Gefühlswelt
- ❏ E) Pyramidenbahnkreuzung

267. Welche Aussage ist richtig? Pathologische Reflexe...

- ❏ A) ... entstehen durch die Schädigung des zweiten Neurons.
- ❏ B) ... betreffen den monosynaptischen Reflexbogen.
- ❏ C) ... entstehen durch Schädigung der Pyramidenbahn.
- ❏ D) Alle Aussagen sind richtig.
- ❏ E) Keine der Aussagen ist richtig.

Antwort 265

Die Lösung **A** ist richtig.

✓ Zu A: Eine Schädigung des N. radialis kann eine Radialislähmung zur Folge haben. Das klinische Leitsymptom einer manifesten Radialislähmung ist die Fallhand.

Zu B: Eine verminderte Berührungsempfindlichkeit (Hypästhesie) der Handfläche besteht bei der Radialislähmung nicht, da der N. radialis den Handrücken sensibel versorgt. Diese Aussage ist sicherlich zu kritisieren, da erstens das Wort „Hypästhesie" erklärt werden muss (es handelt sich hier nicht um ein gängiges medizinisches Fachwort) und zweitens wir Heilpraktiker sicherlich nicht die nervale Innervation wissen müssen. Aber wer den unten genannten Spruch kannte, konnte die MC-Frage gut lösen.

Zu C: Der Unterarm wird v. a. durch den Bizeps und Trizeps bewegt, und diese werden vom N. musculocutaneus innerviert.

Zu D: Eine Krallenhand ist bei der Ulnarislähmung zu finden.

Zu E: Eine Schwurhand ist bei der Medianuslähmung zu finden.

! **Merksatz** für Medianus-, Ulnaris- und Radialislähmung:
Ich *schwöre* beim heiligen *Medianus*, dass ich der *Ulna* die Augen *auskralle*, wenn ich vom *Rad falle*.

Antwort 266

Die Lösung **E** ist richtig.

Zu A: „Boss" des vegetativen Nervensystems ist der Hypothalamus.

Zu B: Für die Feinmotorik ist u. a. das Kleinhirn zuständig.

Zu C: Ein monosynaptischer Reflexbogen zeichnet die Eigenreflexe aus.

Zu D: Der Teil im Gehirn, welchem die Emotionen zugeordnet werden, heißt limbisches System.

✓ Zu E: In der Medulla oblongata befindet sich die Pyramidenkreuzung, das heißt, dass 90 % der Pyramidenbahnen hier auf die andere Seite wechseln.

Antwort 267

Die Lösung **C** ist richtig.

Zu A: Pathologische Reflexe entstehen durch die Schädigung des 1. Neurons.

Zu B: Pathologische Reflexe betreffen das 1. Neuron. Der monosynaptische Reflexbogen betrifft das 2. Neuron.

✓ Zu C: Pathologische Reflexe entstehen durch Schädigung der Pyramidenbahn.

Zu D: Falsch.

Zu E: Falsch.

268. **Was stimmt für die idiopathische Trigeminusneuralgie?**

1. Frauen sind häufiger betroffen.
2. Auslösung der Schmerzattacken häufig durch kleinste Reize
3. Betroffen ist das Versorgungsgebiet des VII. Hirnnervs.
4. Meist symmetrisches Auftreten der Schmerzattacken
5. Häufig begleitend vermehrte Tränen- und Schweißabsonderung

☐ A) Nur die Aussagen 1, 2 und 3 sind richtig.
☐ B) Nur die Aussagen 1, 2 und 5 sind richtig.
☐ C) Nur die Aussagen 1, 3 und 4 sind richtig.
☐ D) Nur die Aussagen 1, 3 und 5 sind richtig.
☐ E) Alle Aussagen sind richtig.

▨ Antwort 268

Die Lösung **B** ist richtig.

✓ Zu 1: Von der idiopathischen Trigeminusneuralgie sind v. a. Frauen um das 50. Lebensjahr betroffen.

✓ Zu 2: Die Schmerzattacken können durch verschiedenste Reize ausgelöst werden (z. B. leichte Berührung, Sprechen, Kauen, Niesen, Windhauch, Kälte, Wärme).

Zu 3: Betroffen ist v. a. das Versorgungsgebiet des zweiten Astes des Trigeminus (V_2), des N. maxillaris.

Zu 4: Die Schmerzattacken treten meist asymmetrisch auf.

✓ Zu 5: Begleitend können eine reflektorische Verkrampfung der mimischen Muskulatur, vermehrte Tränen- und Schweißabsonderung und/oder eine Gesichtsrötung auftreten.

9 Endokrinologie

269. **Welche Aussagen in Bezug auf Hormone sind richtig?**

1. Kalzitonin wird in der Schilddrüse produziert.
2. ADH wird im Hypophysenhinterlappen produziert.
3. Adrenalin wird im Nebennierenmark produziert.
4. Mineralokortikoide werden im Hypophysenvorderlappen produziert.
5. Androgene werden in der Nebennierenrinde produziert.

- ❑ A) Nur die Aussagen 1, 2, 3 und 5 sind richtig.
- ❑ B) Nur die Aussagen 1, 2 und 4 sind richtig.
- ❑ C) Nur die Aussagen 2, 3 und 5 sind richtig.
- ❑ D) Nur die Aussagen 1, 3 und 5 sind richtig.
- ❑ E) Nur die Aussagen 2 und 3 sind richtig.

270. **Welche Funktion hat die Nebenschilddrüse?**

- ❑ A) Erhöhung des Natriumspiegels im Blut
- ❑ B) Erhöhung des Kalziumspiegels im Blut
- ❑ C) Erhöhung des Kaliumspiegels im Blut
- ❑ D) Erniedrigung des Kalziumspiegels
- ❑ E) Erhöhung des Blutzuckerspiegels

Antwort 269

Die Lösung **D** ist richtig.

✓ Zu 1: Kalzitonin wird in den sog. C-Zellen der Schilddrüse produziert und führt zur Erniedrigung des Kalziumspiegels im Blutplasma.

  Zu 2: ADH wird im Hypothalamus produziert und im HHL gespeichert.

✓ Zu 3: Adrenalin und Noradrenalin werden im chromaffinen Gewebe des Nebennierenmarks produziert.

  Zu 4: Die Mineralokortikoide werden in der äußeren Schicht der Nebennierenrinde (Zona glomerulosa) produziert und führen zur Natrium-Rückresorption im Tubulusapparat der Niere.

✓ Zu 5: Androgene werden in der innersten Schicht der Nebennierenrinde (Zona reticularis) produziert und stellen die männlichen Sexualhormone dar.

Antwort 270

Die Lösung **B** ist richtig.

  Zu A: Aldosteron (Mineralokortikoid) führt zur Erhöhung des Natriumspiegels im Blut.

✓ Zu B: Parathormon ist der Gegenspieler des Kalzitonins und führt zur Erhöhung des Kalziumspiegels im Blutplasma.

  Zu C: Es gibt keine Hormone, welche direkt für den Kaliumspiegel im Blut verantwortlich sind; indirekt hat jedoch das Hormon Aldosteron Einfluss auf den Kaliumspiegel: Je mehr Aldosteron ausgeschüttet wird, desto höher der Natriumspiegel und niedriger der Kaliumspiegel, je weniger Aldosteron, desto niedriger der Natriumspiegel und höher der Kaliumspiegel.

  Zu D: Kalzitonin führt zur Erniedrigung des Kalziumspiegels im Blut. Eine echte Hypokalzämie führt zur Tetanie (Muskelverkrampfungen).

  Zu E: Folgende Hormone können den Blutzuckerspiegel erhöhen: Adrenalin, Kortison, Schilddrüsenhormone, STH, Glukagon.

271. **Welche der folgenden Aussagen treffen zu? Glukokortikoide der Nebenniere ...**

1. ... bewirken einen Anstieg des Blutzuckers.
2. ... steigern die Magensäureproduktion.
3. ... steigern den Blutdruck.
4. ... erhöhen die Knochendichte.

❏ A) Nur die Aussage 1 ist richtig.
❏ B) Nur die Aussagen 2 und 3 sind richtig.
❏ C) Nur die Aussagen 1, 2 und 3 sind richtig.
❏ D) Nur die Aussagen 2, 3 und 4 sind richtig.
❏ E) Alle Aussagen sind richtig.

272. **Welche Aussagen sind richtig? Insulin ...**

1. ... steigert den Blutzucker.
2. ... wird in den A-Zellen des Inselapparates der Bauchspeicheldrüse produziert.
3. ... bewirkt eine Förderung des Transports von Glukose in die Muskelzellen.
4. ... wird beim Ungeborenen in der Leber hergestellt.
5. ... führt zum Aufbau von Glykogen in den Leberzellen.

❏ A) Nur die Aussagen 1, 2 und 4 sind richtig.
❏ B) Nur die Aussagen 1 und 5 sind richtig.
❏ C) Nur die Aussagen 2, 3 und 5 sind richtig.
❏ D) Nur die Aussagen 3 und 5 sind richtig.
❏ E) Nur die Aussagen 1, 3 und 4 sind richtig.

▬▬ Antwort 271

Die Lösung **C** ist richtig.

✓ Zu 1: Die Glukokortikoide bewirken einen Anstieg des Blutzuckers durch Umwandlung von Glykogen zu Glukose und durch Glukoneogenese (Glukosebildung aus Fetten und Eiweißen).

✓ Zu 2: Die Glukokortikoide steigern die Magensäureproduktion; sie haben eine gastrinähnliche Wirkung.

✓ Zu 3: Die Glukokortikoide steigern den Blutdruck, indem sie vasokonstriktiv wirken.

　 Zu 4: Die Glukokortikoide vermindern die Knochendichte.

! Weitere Wirkungen der Glukokortikoide: antientzündlich, antiallergisch, immunsuppressiv, aldosteronähnliche Wirkung (führt zur Erhöhung des Kreislaufvolumens).

▬▬ Antwort 272

Die Lösung **D** ist richtig.

　 Zu 1: Insulin steigert nicht den Blutzucker, sondern senkt ihn, indem das Hormon Glukosemoleküle in die Zelle überführt.

　 Zu 2: Insulin wird in den B-Zellen des Inselapparates der Bauchspeicheldrüse produziert.

✓ Zu 3: Richtig.

　 Zu 4: Falsch. In der Leber des Ungeborenen erfolgt die Hämatopoese (Blutbildung).

✓ Zu 5: Insulin senkt den Blutzucker, also bewirkt es auch eine Umwandlung der Glukose in die Speicherform Glykogen.

! Weitere Aufgaben des Insulins: Hemmung der Lipolyse (Abbau der Fettspeicher), Förderung der Lipogenese (Aufbau der Fettspeicher), Förderung der Eiweißsynthese durch Aminosäuretransport in die Zellen.

273. Welche Hormone sind an der Regulation des Wasserhaushalts beteiligt?

1. Antidiuretisches Hormon
2. Erythropoetin
3. Kortison
4. Adrenalin
5. Aldosteron

❑ A) Nur die Aussagen 1 und 3 sind richtig.
❑ B) Nur die Aussagen 1 und 5 sind richtig.
❑ C) Nur die Aussagen 2 und 4 sind richtig.
❑ D) Nur die Aussagen 2, 3 und 4 sind richtig.
❑ E) Nur die Aussagen 3 und 5 sind richtig.

274. Welche Aussagen zum Hypothalamus sind richtig? Wählen Sie drei Antworten!

❑ A) Der Hypothalamus gehört zum Mittelhirn.
❑ B) Der Hypothalamus produziert unter anderem Hormone, die die Hormonausscheidung der Adenohypophyse hemmen.
❑ C) Der Hypothalamus produziert das ADH (antidiuretisches Hormon).
❑ D) Der Hypothalamus produziert unter anderem Hormone, die die Hormonausscheidung der Adenohypophyse anregen.
❑ E) Der Hypothalamus produziert Glukokortikoide (Kortison/Kortisol).

275. Welche Hormone werden in der Nebennierenrinde gebildet?

1. Kortison
2. Adrenalin
3. Aldosteron
4. Renin
5. Östrogene

❑ A) Nur die Aussagen 1, 2, 3 und 5 sind richtig.
❑ B) Nur die Aussagen 1, 3 und 5 sind richtig.
❑ C) Nur die Aussagen 1, 2 und 4 sind richtig.
❑ D) Nur die Aussagen 2, 3, 4 und 5 sind richtig.
❑ E) Alle Aussagen sind richtig.

▨ Antwort 273

Die Lösung **B** ist richtig.

✓ Zu 1: ADH (antidiuretisches Hormon) wird im Hypothalamus produziert und im Hypophysenhinterlappen gespeichert; es führt zur vermehrten Wasserrückresorption, v. a. an den Sammelrohren der Niere.

Zu 2: Erythropoetin wird zu 90 % in der Niere produziert und führt zur Stimulierung der Erythropoese (Bildung der roten Blutkörperchen) im Knochenmark.

Zu 3: Kortison wird im mittleren Rindenabschnitt (Zona fasciculata) der Nebennierenrinde produziert und hat verschiedenste metabolische Wirkungen (s. unter Antwort 271).

Zu 4: Adrenalin wird im Nebennierenmark hergestellt und erregt als Neurotransmitter die Rezeptoren des Sympathikus.

✓ Zu 5: Aldosteron wird im äußeren Rindenabschnitt (Zona glomerulosa) der NNR produziert und führt zur vermehrten Natriumrückresorption mit gleichzeitiger Kaliumausscheidung im Tubulusapparat der Niere (Natrium zieht zwangsläufig Wasser mit sich).

▨ Antwort 274

Die Lösungen **B, C, D** sind richtig.

Eine sog. Mehrfachauswahlaufgabe (die neueste Kreation der Gesundheitsämter). Sie sind schwieriger als andere MC-Fragen und auch dann falsch, wenn Sie zwei Antworten richtig angekreuzt haben, aber eine falsch.

Zu A: Der Hypothalamus gehört zum Zwischenhirn (Diencephalon).

✓ Zu B: Der Hypothalamus produziert Inhibiting-Hormone, die auf eine Hormonausschüttung im Hypophysenvorderlappen (Adenohypophyse) hemmend wirken.

✓ Zu C: Diese Aussage ist richtig. Im Hypophysenhinterlappen in den synaptischen Vesikeln der Neurone wird das Hormon dann gespeichert.

✓ Zu D: Hier handelt es sich um die Releasing-Hormone des Hypothalamus, welche die Hormonausscheidung des HVL anregen.

Zu E: Glukokortikoide werden in der mittleren Zone der Nebennierenrinde produziert.

▨ Antwort 275

Die Lösung **B** ist richtig.

✓ Zu 1: Kortison (ein Glukokortikoid) wird in der mittleren Zone (Zona fasciculata) produziert.

Zu 2: Adrenalin wird im Nebennierenmark produziert.

✓ Zu 3: Aldosteron (ein Mineralokortikoid) wird in der äußeren Schicht (Zona glomerulosa) produziert.

Zu 4: Renin wird im juxtaglomerulären Apparat in der Niere produziert.

✓ Zu 5: In der inneren Schicht (Zona reticularis) werden größtenteils Androgene, aber in geringen Mengen auch Östrogene produziert.

276. **Welche Hormone werden im Hypophysenvorderlappen produziert?**

1. STH (somatotropes Hormon)
2. ADH (antidiuretisches Hormon)
3. Oxytozin
4. ACTH (adrenokortikotropes Hormon)
5. MSH (melanozytenstimulierendes Hormon)

☐ A) Nur die Aussagen 1, 4 und 5 sind richtig.
☐ B) Nur die Aussagen 2 und 3 sind richtig.
☐ C) Nur die Aussagen 1 und 4 sind richtig.
☐ D) Nur die Aussagen 1, 2, 4 und 5 sind richtig.
☐ E) Alle Aussagen sind richtig.

277. **Welche der folgenden Hormone wirken blutzuckersenkend?**

1. Adrenalin
2. Kortison
3. Glukagon
4. Insulin

☐ A) Nur die Aussage 4 ist richtig.
☐ B) Nur die Aussage 3 ist richtig.
☐ C) Nur die Aussagen 1 und 4 sind richtig.
☐ D) Nur die Aussagen 2 und 4 sind richtig.
☐ E) Nur die Aussagen 2, 3 und 4 sind richtig.

278. **Welche Aussagen über das Wachstumshormon (Somatotropin) sind richtig?**

1. Wird im Hypophysenhinterlappen gebildet.
2. Beeinflusst das Wachstum.
3. Steuert die Funktion der Nebennieren.
4. Führt bei einer Überproduktion nach dem Schluss der Epiphysenfuge zum Krankheitsbild des Gigantismus.
5. Kann bei einer Überproduktion zur Hyperglykämie führen.

☐ A) Nur die Aussagen 1, 2 und 4 sind richtig.
☐ B) Nur die Aussagen 1, 2 und 5 sind richtig.
☐ C) Nur die Aussage 2 ist richtig.
☐ D) Nur die Aussagen 2, 3, 4 und 5 sind richtig.
☐ E) Nur die Aussagen 2 und 5 sind richtig.

■■■ Antwort 276

Die Lösung **A** ist richtig.

✓ Zu 1: Das Wachstumshormon wird im Hypophysenvorderlappen produziert.

Zu 2: ADH wird im Hypothalamus produziert und im Hypophysenhinterlappen gespeichert.

Zu 3: Oxytozin wird im Hypothalamus produziert und im Hypophysenhinterlappen gespeichert. Es führt zur Anregung der Wehen und zum Milcheinschuss bei Schwangeren.

✓ Zu 4: ACTH (das Steuerhormon der mittleren und inneren Zone der NNR) wird im Hypophysenvorderlappen produziert.

✓ Zu 5: MSH wird im Hypophysenvorderlappen produziert. Es führt zur Produktion von Melanin in der Oberhaut und so zur verstärkten Pigmentierung der Haut.

■■■ Antwort 277

Die Lösung **A** ist richtig.

Zu 1: Adrenalin wirkt an den Rezeptoren des Sympathikus und wirkt blutzuckersteigernd.

Zu 2: Kortison wirkt u. a. blutzuckersteigernd.

Zu 3: Glukagon wirkt blutzuckersteigernd.

✓ Zu 4: Es gibt nur **ein** blutzuckersenkendes Hormon und das ist das Insulin!

! Folgende Hormone wirken blutzuckersteigernd: Glukagon, STH, T_3 und T_4, Kortison, Adrenalin.

■■■ Antwort 278

Die Lösung **E** ist richtig.

Zu 1: Wird im Hypophysenvorderlappen produziert.

✓ Zu 2: Das ist sicherlich die Aufgabe des Wachstumshormons; es beschleunigt den Zellzyklus der Gewebe.

Zu 3: Ein Teil der Nebennieren wird durch das Hormon ACTH, ein anderer Teil (die Mineralokortikoide) wird durch das RAA-System gesteuert.

Zu 4: STH führt bei einer Überproduktion nach dem Schluss der Epiphysenfuge zum Krankheitsbild der Akromegalie.

✓ Zu 5: STH ist einer der Gegenspieler von Insulin.

279. **Welche Hormone werden im Inselapparat des Pankreas gebildet?**

1. Glukagon
2. STH
3. Glykogen
4. Insulin
5. Trypsinogen

❑ A) Nur die Aussagen 1, 2, 4 und 5 sind richtig
❑ B) Nur die Aussagen 1, 2 und 4 sind richtig
❑ C) Nur die Aussage 4 ist richtig
❑ D) Nur die Aussagen 1 und 4 sind richtig
❑ E) Nur die Aussagen 1, 3, 4 und 5 sind richtig

280. **Welche der folgenden Hormone wirken als Insulinantagonisten?**

1. Katecholamine
2. Glukagon
3. Kortisol
4. Aldosteron
5. Wachstumshormon

❑ A) Nur die Aussagen 1, 2, 3 und 5 sind richtig.
❑ B) Nur die Aussagen 2, 3 und 4 sind richtig.
❑ C) Nur die Aussagen 3 und 4 sind richtig.
❑ D) Nur die Aussagen 3, 4 und 5 sind richtig.
❑ E) Nur die Aussage 4 ist richtig.

281. **Welche Symptome können bei einem Schilddrüsenkarzinom auftreten?**

1. Strumaknoten
2. Rekurrensparese (Kehlkopflähmung)
3. Stridor
4. Schluckbeschwerden
5. Atemnot

❑ A) Nur die Aussagen 1, 2, 3 und 4 sind richtig.
❑ B) Nur die Aussagen 1, 3, 4 und 5 sind richtig.
❑ C) Nur die Aussagen 1, 4 und 5 sind richtig.
❑ D) Nur die Aussagen 2, 3 und 4 sind richtig.
❑ E) Alle Aussagen sind richtig.

◼◼◼ Antwort 279

Die Lösung **D** ist richtig.

- ✓ Zu 1: Glukagon wird in den A-Zellen des Inselapparats des Pankreas gebildet.
- Zu 2: STH wird im Hypophysenvorderlappen produziert.
- Zu 3: Glykogen ist die Speicherform der Glukose; hauptsächlich in den Leberzellen, aber auch in den Muskelzellen oder im Tubulusapparat der Niere.
- ✓ Zu 4: Insulin wird in den B-Zellen des Inselapparats des Pankreas gebildet.
- Zu 5: Trypsinogen ist kein Hormon, sondern ein Enzym, welches im exokrinen Teil des Pankreas gebildet wird und zur Eiweißspaltung befähigt ist.

! In den D-Zellen wird Somatostatin produziert, ein Hormon, welches die gastrointestinale Funktion und die Ausschüttung von STH, TSH, ACTH, Insulin und Glukagon hemmt.

◼◼◼ Antwort 280

Die Lösung **A** ist richtig.

- ✓ Zu 1: Katecholamine gehören zu einer Gruppe von Botenstoffen, denen u. a. Dopamin, Adrenalin und Noradrenalin zugeordnet werden.
- ✓ Zu 2: Glukagon wird in den A-Zellen des Inselapparates der Bauchspeicheldrüse produziert und führt zur Blutzuckererhöhung.
- ✓ Zu 3: Kortisol wird in der mittleren Zone der NNR produziert und führt u. a. zur Blutzuckererhöhung.
- Zu 4: Aldosteron fällt hier aus der Reihe, es führt zu einer vermehrten Rückresorption von Natrium im Tubulusapparat der Niere.
- ✓ Zu 5: Das Wachstumshormon hat eine blutzuckersteigernde Wirkung.

◼◼◼ Antwort 281

Die Lösung **E** ist richtig.

- ✓ Zu 1: Unter Strumaknoten versteht man eine knotige Schwellung der Schilddrüse. Letztlich kann eine Struma euthyreot (normale Hormonproduktion), hypothyreot (Unterfunktion), hyperthyreot (Überfunktion) oder ein bösartiger Knoten sein.
- ✓ Zu 2: Das Karzinom kann zur Schädigung des N. recurrens mit Ausbildung einer Kehlkopflähmung führen.
- ✓ Zu 3: Durch das invasiv wachsende und verdrängend wirkende Karzinom kann es zur Atembehinderung im Bereich des Kehlkopfs führen. Eine Einengung in diesem Bereich führt zum inspiratorischen Stridor.
- ✓ Zu 4: Tumorgewebe kann den Ösophagus einengen und so zu Dysphagien führen.
- ✓ Zu 5: Siehe Kommentar unter 3.

! Weitere Komplikation: Horner-Syndrom (Miosis = verengte Pupillen, Ptosis = herabhängendes Augenlid, Enophthalmus = nach innen gesunkener Augapfel) durch Schädigung der sympathischen Fasern im Halsbereich.

282. **Welche Symptome können bei der Hyperthyreose auftreten?**

1. Die Stuhlfrequenz kann häufiger als 4-mal am Tag sein.
2. Gewichtsabnahme
3. Grobschlägiger Tremor
4. Vorliebe für warme Räume
5. Die Reflexbereitschaft ist abgeschwächt.

☐ A) Nur die Aussagen 1 und 2 sind richtig.
☐ B) Nur die Aussagen 1, 2, 3 und 5 sind richtig.
☐ C) Nur die Aussagen 1, 4 und 5 sind richtig.
☐ D) Nur die Aussagen 2, 3 und 4 sind richtig.
☐ E) Nur die Aussagen 2, 4 und 5 sind richtig.

283. **Ein Diabetes insipidus kann hervorgerufen werden durch Schädigung des ...**

1. ... Nebennierenmarks.
2. ... Pankreas.
3. ... Hypophysenhinterlappens.
4. ... lymphatischen Gewebes.
5. ... Hypothalamus.

☐ A) Nur die Aussagen 3 und 5 sind richtig.
☐ B) Nur die Aussagen 1, 2 und 3 sind richtig.
☐ C) Nur die Aussagen 1, 2 und 4 sind richtig.
☐ D) Nur die Aussagen 1, 3, 4 und 5 sind richtig.
☐ E) Alle Aussagen sind richtig.

284. **Was kann bei einem Hypoparathyreoidismus auftreten?**

☐ A) Osteoporose
☐ B) Tetanie
☐ C) Morbus Addison
☐ D) Myxödem
☐ E) Nierensteine

Antwort 282

Die Lösung **A** ist richtig.

- ✓ Zu 1: Eine erhöhte Stuhlfrequenz tritt infolge der erhöhten Ausschüttung von Schilddrüsenhormonen auf.
- ✓ Zu 2: Infolge des verstärkten Grundumsatzes kommt es trotz Appetit zum Gewichtsverlust.
- Zu 3: Bei der Hyperthyreose besteht ein feinschlägiger Tremor. Ein grobschlägiger Tremor kann im Rahmen eines Parkinson-Syndroms in Erscheinung treten.
- Zu 4: Infolge des verstärkten Grundumsatzes lieben diese Personen kühle Räume bzw. kleiden sich sparsam.
- Zu 5: Die Reflexbereitschaft bei Personen mit einer Hyperthyreose ist erhöht. Trotzdem besteht Muskelschwäche.

! Vorsicht bei der Altershyperthyreose, sie tritt nur mit wenigen und uncharakteristischen Symptomen auf (Gewichtsverlust und Kräfteverfall stehen im Vordergrund).

Antwort 283

Die Lösung **A** ist richtig.

- Zu 1: Im Nebennierenmark wird Adrenalin produziert und nicht ADH.
- Zu 2: Im endokrinen Teil des Pankreas werden Insulin, Glukagon und Somatostatin produziert und nicht ADH.
- ✓ Zu 3: Im HHL wird ADH gespeichert. Durch eine Zerstörung, z. B. infolge eines Tumors, wird die Speicherung beeinträchtigt.
- Zu 4: In den lymphatischen Geweben wird kein ADH produziert.
- ✓ Zu 5: Im Hypothalamus wird ADH produziert.

Antwort 284

Die Lösung **B** ist richtig.

- Zu A: Eine Osteoporose hat multifaktorielle Ursachen. Bei der primären Form wird die postmenopausale Osteoporose von der Altersosteoporose unterschieden.
- ✓ Zu B: Ein Hypoparathyreoidismus führt zu einer Hypokalzämie und diese zu tetanischen Anfällen.
- Zu C: Die Addison-Krankheit entsteht durch Autoimmunprozesse, bösartige Tumoren oder Infektionskrankheiten in der Nebennierenrinde („brauner Addison"). Seltener kann es infolge einer Insuffizienz des HVL oder des Hypothalamus zur Krankheitserscheinung kommen („weißer Addison").
- Zu D: Ein Myxödem tritt generalisiert im Rahmen einer Hypothyreose auf. Seltener kann es lokal im Bereich der Tibia bei einer Schilddrüsenüberfunktion auftreten.

285. **Welche Aussagen sind richtig? Eine Jodmangelstruma ...**

1. ... tritt in der BRD überall gleichmäßig auf.
2. ... wirkt häufig begünstigend für die Entstehung eines Schilddrüsenkarzinoms.
3. ... geht in der Regel mit einer euthyreoten Stoffwechsellage einher.
4. ... zeigt in der Regel einen erhöhten TSH-Spiegel im Blut (TSH = thyreoidstimulierendes Hormon).
5. ... kann als Komplikation eine Atemnot zur Folge haben.

☐ A) Nur die Aussagen 1, 2 und 3 sind richtig.
☐ B) Nur die Aussagen 3 und 4 sind richtig.
☐ C) Nur die Aussagen 2, 3, 4 und 5 sind richtig.
☐ D) Nur die Aussagen 3, 4 und 5 sind richtig.
☐ E) Nur die Aussagen 1 und 3 sind richtig.

286. **Welche Aussagen zum Insulin sind richtig?**

1. Insulin bewirkt die Lipolyse.
2. Insulin führt zum Ansteigen des Blutzuckers.
3. Insulin führt zu einem vermehrten Einstrom von Glukose in die Muskelzellen.
4. Insulin fördert die Synthese von Proteinen.
5. Insulin fördert den Aufbau von Glykogen.

☐ A) Nur die Aussagen 1, 2 und 3 sind richtig.
☐ B) Nur die Aussagen 3 und 4 sind richtig.
☐ C) Nur die Aussagen 2, 3, 4 und 5 sind richtig.
☐ D) Nur die Aussagen 3, 4 und 5 sind richtig.
☐ E) Alle Aussagen sind richtig.

287. **Welche Aussagen zum Jodmangel in der BRD sind richtig?**

1. Das autonome Adenom der Schilddrüse kann in der Regel durch Verabreichung von Jodid gut therapiert werden.
2. Jodmangel ist der entscheidende Faktor bei der Entstehung der endemischen Struma.
3. Jodmangel ist eine der häufigsten vermeidbaren Ursachen für eine geistige Retardierung (Entwicklungsverzögerung).
4. In Deutschland gibt es nur aufgrund der guten Ernährungslage keinen Jodmangel.

☐ A) Nur die Aussagen 1, 2 und 3 sind richtig.
☐ B) Nur die Aussagen 2 und 3 sind richtig.
☐ C) Nur die Aussagen 3 und 4 sind richtig.
☐ D) Nur die Aussagen 2 und 4 sind richtig.
☐ E) Alle Aussagen sind richtig.

▪▪▪ Antwort 285

Die Lösung **D** ist richtig.

Zu 1: Eine Jodmangelstruma tritt v.a. in Jodmangelgebieten (z.B. Gebirgsregionen) auf.

Zu 2: Eine Jodmangelstruma gilt nicht als kanzerogen. Sie kann jedoch eine Schilddrüsenautonomie (nicht dem Regelkreis unterworfener Bezirk von Drüsenzellen mit Entwicklung einer Schilddrüsenüberfunktion) hervorrufen.

✓ Zu 3: Eine Jodmangelstruma ist in der Regel euthyreot, das heißt, es besteht eine normale Hormonproduktion.

✓ Zu 4: Der erhöhte TSH-Spiegel ist verantwortlich für das Wachstum des Schilddrüsengewebes.

✓ Zu 5: Eine Struma kann als Komplikation eine Verdrängung der Trachea mit Ausbildung von Atemnot zur Folge haben.

! Weitere Komplikation einer Euthyreose: Verdrängung der Speiseröhre (Schluckbeschwerden), venöse Einflussstauung, Rekurrensparese (= Kehlkopflähmung mit Heiserkeit), Horner-Trias. 90 % aller Schilddrüsenerkrankungen sind euthyreote Strumae!

▪▪▪ Antwort 286

Die Lösung **D** ist richtig.

Insulin-Fragen sind beliebt!

Zu 1: Das Gegenteil ist der Fall. Insulin fördert den Einbau von Fett in die Fettzellen (Lipogenese).

Zu 2: Insulin führt als alleiniges Hormon zum Abfall des Blutzuckers.

✓ Zu 3: Korrekt.

✓ Zu 4: Insulin fördert die Eiweißsynthese durch Aminosäuretransport in die Zellen.

✓ Zu 5: Korrekt.

▪▪▪ Antwort 287

Die Lösung **B** ist richtig.

Zu 1: Ein Adenom ist ein vom exokrinen oder endokrinen Drüsenepithel ausgehender gutartiger Tumor. Dieser ist nur durch eine Operation zu therapieren.

✓ Zu 2: So sieht es die Jodindustrie und die ärztliche Meinung. Es gibt jedoch ähnlich wie beim Thema „Impfung" heftige Kritik und Widersprüche.

✓ Zu 3: Ein bisschen umständlich ausgedrückt. Damit ist Kretinismus (angeborene Hypothyreose) gemeint. Dieser entsteht durch Jodmangel, Hypothyreose der Mutter, Fehlen oder Fehlbildung der Schilddrüse des Neugeborenen. Die Erkrankung ist durch die TSH-Bestimmung am 5. Lebenstag selten geworden.

Zu 4: In Deutschland gibt es Jodmangelgebiete (z.B. Schwarzwald). Zum Ausbruch der Erkrankung bedarf es jedoch nicht nur eines Jodmangels, sondern auch eines angeborenen Defekts der Follikelepithelzellen.

288. **Welche Aussagen zum Myxödem bei der Hypothyreose sind richtig?**

1. Das Gesicht eines Patienten mit Hypothyreose ist häufig vom Myxödem betroffen.
2. Das Myxödem hinterlässt nach Eindrücken die für ein Ödem typischen Hautdellen.
3. Patienten mit Myxödem haben in der Regel eine trockene Haut.
4. Patienten mit Myxödem haben eine rötliche Haut.
5. Häufig sind die unteren Extremitäten vom Myxödem befallen.

- [ ] A) Nur die Aussagen 1, 2, 3 und 5 sind richtig.
- [ ] B) Nur die Aussagen 3, 4 und 5 sind richtig.
- [ ] C) Nur die Aussagen 1, 3 und 5 sind richtig.
- [ ] D) Nur die Aussagen 1 und 4 sind richtig.
- [ ] E) Alle Aussagen sind richtig.

289. **Welche Ursachen einer Struma kennen Sie?**

1. Immunogene Hyperthyreose
2. Hyperparathyreodismus (Überfunktion der Nebenschilddrüsen)
3. Hypothyreose
4. Jodmangel
5. Thyreoditis

- [ ] A) Nur die Aussagen 1, 2, 4 und 5 sind richtig.
- [ ] B) Nur die Aussagen 3, 4 und 5 sind richtig.
- [ ] C) Nur die Aussagen 1, 3, 4 und 5 sind richtig.
- [ ] D) Nur die Aussagen 1 und 4 sind richtig.
- [ ] E) Alle Aussagen sind richtig.

290. **Ein Patient berichtet von einem kalten Schilddrüsenknoten, welcher vom Arzt bei einer Schilddrüsenszintigraphie entdeckt wurde. Welche Ursachen sind denkbar?**

1. Schilddrüsenkarzinom
2. Schilddrüsenautonomie
3. Schilddrüsenzyste
4. Fibrosierung von Schilddrüsengewebe nach einem entzündlichen Prozess
5. Morbus Basedow

- [ ] A) Nur die Aussagen 1, 2, 3 und 4 sind richtig.
- [ ] B) Nur die Aussagen 1, 2 und 3 sind richtig.
- [ ] C) Nur die Aussagen 1, 3 und 4 sind richtig.
- [ ] D) Nur die Aussagen 3 und 4 sind richtig.
- [ ] E) Alle Aussagen sind richtig.

Antwort 288

Die Lösung **C** ist richtig.

✓ Zu 1: Häufig befallene Stellen am Körper sind das Gesicht und die unteren Extremitäten.

Zu 2: Ein Myxödem ist kein echtes Ödem, es besteht aus einer pathologischen Ablagerung von Mukopolysacchariden v. a. in Haut und Unterhaut.

✓ Zu 3: Es kommt zur teigigen Aufschwemmung mit blasser, wachsartiger und trockener Haut.

Zu 4: Falsch. Siehe Kommentar unter 3.

✓ Zu 5: Richtig. Siehe Kommentar unter 1.

Antwort 289

Die Lösung **C** ist richtig.

✓ Zu 1: Die immunogene Hyperthyreose ist der Morbus Basedow.

Zu 2: Eine Nebenschilddrüsenüberfunktion führt in der Regel nicht zu einer Strumabildung, auch wenn es sich hier um eine Überfunktion handelt.

✓ Zu 3: Eine Hypothyreose kann zur Struma führen (hypothyreote Struma).

✓ Zu 4: Ein Jodmangel führt bei angeborener Disposition zur euthyreoten Struma.

✓ Zu 5: Auch eine Schilddrüsenentzündung kann durch histaminbedingte Schwellung zur Strumabildung führen.

Antwort 290

Die Lösung **C** ist richtig.

✓ Zu 1: Ein Schilddrüsenkarzinom führt in der Regel zu einem kalten Knoten, weil das Tumorgewebe hormonell nicht aktiv ist. Sehr selten kann ein Schilddrüsenkarzinom Schilddrüsenhormone produzieren, dann würde ein heißer Knoten bei der Szintigraphie entstehen.

Zu 2: Eine Schilddrüsenautonomie lässt einen heißen Knoten bei der Szintigraphie entstehen.

✓ Zu 3: Eine Schilddrüsenzyste ist in der Regel harmlos und einmalig. Zysten können sich in jedem Organ einmalig bilden.

✓ Zu 4: Im Rahmen von entzündlichen Prozessen wird das Parenchym durch Bindegewebe ersetzt. Hier wird sich keine hormonelle Produktion mehr finden.

Zu 5: Beim Morbus Basedow finden sich keine Schilddrüsenknoten.

! Ein kalter Knoten im Rahmen einer Szintigraphie (blaue Farbe) weist auf eine Nichtspeicherung von Jod hin.

291. **Welche Hormone sind am Knochenstoffwechsel beteiligt?**

1. Östrogene
2. Parathormon
3. Schilddrüsenhormone
4. Glukagon
5. Kalzitonin

- [ ] A) Nur die Aussagen 1, 2, 3 und 4 sind richtig.
- [ ] B) Nur die Aussagen 2, 3 und 4 sind richtig.
- [ ] C) Nur die Aussagen 1, 3 und 5 sind richtig.
- [ ] D) Nur die Aussagen 1, 2 und 5 sind richtig.
- [ ] E) Nur die Aussagen 3 und 5 sind richtig.

292. **Bei einem Ausfall der Nebennierenrinde z. B. infolge von Autoimmun-prozessen entsteht welches Krankheitsbild?**

- [ ] A) Cushing-Syndrom
- [ ] B) Phäochromozytom
- [ ] C) Morbus Basedow
- [ ] D) Morbus Addison
- [ ] E) Adrenogenitales Syndrom

▓ Antwort 291

Die Lösung **D** ist richtig.

- ✓ Zu 1: Östrogene haben sehr viele Wirkungen, u. a. wirken sie auf den Knochenaufbau. Die Hormonersatzbehandlung nach den Wechseljahren ist jedoch nach wie vor umstritten.
- ✓ Zu 2: Parathormon wird in der Nebenschilddrüse produziert und wirkt am Knochen, im Darm und am Tubulusapparat der Niere, um den Kalziumspiegel im Blut zu erhöhen.
- Zu 3: Schilddrüsenhormone sind nicht direkt am Knochenstoffwechsel beteiligt, haben aber Einfluss auf den Kalziumabbau. Bei einer länger andauernden Hyperthyreose kann eine Osteoporose mit Hyperkalzämie infolge eines vermehrten Kalziumabbaus aus den Knochen entstehen.
- Zu 4: Glukagon wird in den A-Zellen des Inselapparats produziert und erhöht den Blutzuckerspiegel.
- ✓ Zu 5: Kalzitonin ist der Gegenspieler des Parathormons, es führt zum Sinken des Kalziumspiegels.

▓ Antwort 292

Die Lösung **D** ist richtig.

- Zu A: Das Cushing-Syndrom ist die Bezeichnung für ein „Zuviel" an Glukokortikoiden; am häufigsten ist der exogene Cushing (durch eine Kortisonbehandlung hervorgerufenes Krankheitsbild).
- Zu B: Das Phäochromozytom ist ein adrenalinbildender Tumor im Nebennierenmark. Es kommt zu anfallsartigen Bluthochdrücken mit typischen Symptomen des Sympathikus.
- Zu C: Unter Morbus Basedow versteht man eine immunogene Hyperthyreose.
- ✓ Zu D: Bei der Addison-Krankheit handelt es sich um eine Insuffizienz der Nebennierenrinde. Unterschieden wird der „braune" Addison (Ursache liegt in der NNR) vom „weißen" Addison (Ursache liegt im HVL oder im Hypothalamus).
- Zu E: Das adrenogenitale Syndrom (AGS) entsteht durch eine vermehrte Produktion von Androgenen in der Nebennierenrinde.

293 **Typische Symptome eines manifesten Cushing-Syndroms?**

1. Gewichtsabnahme
2. Psychische Veränderungen
3. Patient hat Schwierigkeiten, aus der Hocke ohne Hilfsmittel hochzukommen.
4. Diabetische Stoffwechsellage
5. Hypertonie

☐ A) Nur die Aussagen 1, 2, 3 und 4 sind richtig.
☐ B) Nur die Aussagen 2, 3, 4 und 5 sind richtig.
☐ C) Nur die Aussagen 2 und 5 sind richtig.
☐ D) Nur die Aussagen 1, 2 und 3 sind richtig.
☐ E) Alle Aussagen sind richtig.

294. **Welche Aussagen sind richtig?**

1. Leitsymptom des Conn-Syndroms ist die Hypertonie.
2. Die Körpertemperatur ist im thyreotoxischen Koma sehr stark erhöht.
3. Bei einer Unterfunktion der Nebenschilddrüsen kann es beim Beklopfen der Wange zu Muskelzuckungen kommen.
4. Eine Nebenschilddrüsenunterfunktion kann postoperativ auftreten.
5. Eine vier Wochen unbehandelte Hypothyreose eines Neugeborenen führt meist zu irreversiblen Schäden des Zentralnervensystems.

☐ A) Nur die Aussagen 1, 2, 3 und 4 sind richtig.
☐ B) Nur die Aussagen 1, 2 und 4 sind richtig.
☐ C) Nur die Aussagen 2, 3 und 5 sind richtig.
☐ D) Nur die Aussagen 3, 4 und 5 sind richtig.
☐ E) Alle Aussagen sind richtig.

▰▰ Antwort 293

Die Lösung **B** ist richtig.

Zu 1: Ein Cushing-Patient klagt eher über eine Gewichtszunahme. Es kommt zu einer Fettverteilungsstörung, bei der die Fettreserven an den Extremitäten abgebaut werden und am Körperstamm wieder eingebaut werden (Stiernacken, Vollmondgesicht).

✓ Zu 2: Angstattacken und Psychosen treten bei Cushing-Patienten nicht selten auf.

✓ Zu 3: Ein Leitsymptom des Cushing-Syndroms. Die Glukokortikoide sorgen für eine Glukoneogenese, zur Bildung von neuen Zuckermolekülen aus Fetten und Eiweißen. Ein großes Eiweißdepot sind die kontraktilen Filamente der Muskelzellen (Aktin und Myosin). So kommt es infolge eines vermehrten Abbaus dieser Filamente zu einer deutlichen Muskelschwäche.

✓ Zu 4: Die Glukokortikoide sorgen infolge der Glukoneogenese für einen erhöhten Blutzucker. Über einen längeren Zeitraum führt dies zu einer Problematik wie beim Diabetes mellitus.

✓ Zu 5: Glukokortikoide haben eine vasokonstriktive Wirkung und führen somit in der Mehrzahl der Fälle zu einer Blutdruckerhöhung.

▰▰ Antwort 294

Die Lösung **E** ist richtig.

✓ Zu 1: Unter Conn-Syndrom versteht man Aldosteronismus, ein „Zuviel" an Aldosteron. Infolge der Hypernatriämie kommt es zur Hypertonie und Hypokaliämie. Weitere Symptome: Muskelschwäche, Paresen, Herzrhythmusstörungen, Verstopfung.

✓ Zu 2: Das thyreotoxische Koma entsteht in der Regel bei Patienten mit Morbus Basedow und muss als Notfall angesehen werden. Die Stoffwechselvorgänge im Körper sind derart gesteigert, dass der Tod eintreten kann. In diesem Fall nennt man die erhöhte Körpertemperatur nicht Fieber, sondern Hyperthermie.

✓ Zu 3: Eine Unterfunktion der Nebenschilddrüsen führt zu einer Hypokalzämie. Das Chvostek-Zeichen ist positiv, wenn beim Beklopfen der Wange Muskelzuckungen in diesem Bereich auftreten.

✓ Zu 4: Eine Nebenschilddrüsenunterfunktion entsteht durch eine „versehentliche" Entfernung bei Schilddrüsenoperationen, in anderen Fällen ist eine Ursache nicht nachweisbar (idiopathisch).

✓ Zu 5: Diese Aussage ist richtig. Schon nach wenigen Wochen kommt es zu irreversiblen Schäden im ZNS. Dieses Krankheitsbild (Kretinismus) ist heute durch Vorsorgeuntersuchungen selten geworden.

295. **Welche Aussagen sind richtig? Hypothyreose ...**

1. ... kann durch eine Schilddrüsenentzündung verursacht sein.
2. ... wird mit Schilddrüsenhormonen behandelt.
3. ... führt zu einer Veränderung der Haut.
4. ... zeichnet sich mit einem typischen ausdruckslosen Gesicht aus.
5. ... führt zur Gewichtszunahme.

☐ A) Nur die Aussagen 2, 3, 4 und 5 sind richtig.
☐ B) Nur die Aussagen 1, 2, 4 und 5 sind richtig.
☐ C) Nur die Aussagen 3, 4 und 5 sind richtig.
☐ D) Nur die Aussagen 1 und 4 sind richtig.
☐ E) Alle Aussagen sind richtig.

Antwort 295

Die Lösung **E** ist richtig.

✓ Zu 1: Die Ursachen einer Schilddrüsenunterfunktion können sein: Thyreoiditis (am häufigsten Hashimoto-Thyreoiditis), anhaltender Jodmangel, Strahlenbehandlung, Schilddrüsenoperation, Erkrankungen des Hypophysenvorderlappen oder des Hypothalamus.

✓ Zu 2: Richtig.

✓ Zu 3: Man spricht vom Myxödem, eine pathologische Ablagerung von Mukopolysacchariden in Haut und Unterhaut mit blasser, wachsartiger und trockener Haut. Die teigige Aufschwemmung hinterlässt keine Dellen wie sonst beim Ödem üblich.

✓ Zu 4: Infolge des verringerten Grundumsatzes ist ein apathisches Aussehen typisch.

✓ Zu 5: Gewichtszunahme trotz Appetitlosigkeit ist ein Leitsymptom.

10 Sinnesorgane

296. **Die häufigste Ursache einer Myopie (Kurzsichtigkeit) ist ...**

❑ A) ... ein zu langer Augapfel.
❑ B) ... ein zu kurzer Augapfel.
❑ C) ... eine verstärkte Brechkraft der Hornhaut.
❑ D) ... eine verstärkte Brechkraft der Linse.
❑ E) ... idiopathisch (Ursache nicht feststellbar).

297. **Welche Aussagen sind richtig? Ohrenschmalz ...**

1. ... kann Schallleitungsstörungen hervorrufen.
2. ... kann zu Schallempfindungsstörungen führen.
3. ... wird auch im Mittelohr produziert.
4. ... wird im Außenohr produziert.
5. ... ist eine physiologische Schutzvorrichtung.

❑ A) Nur die Aussagen 1, 2, 4 und 5 sind richtig.
❑ B) Nur die Aussagen 1, 4 und 5 sind richtig.
❑ C) Nur die Aussagen 1, 3 und 5 sind richtig.
❑ D) Nur die Aussagen 2 und 4 sind richtig.
❑ E) Alle Aussagen sind richtig.

Antwort 296

Die Lösung **A** ist richtig.

✓ Zu A: Die häufigste Ursache einer Kurzsichtigkeit ist ein zu langer Augapfel.

Zu B: Ein zu kurzer Augapfel ist die häufigste Ursache für eine Weitsichtigkeit.

Zu C: Eine verstärkte Brechkraft der Hornhaut kann eine Ursache darstellen, ist aber selten.

Zu D: Eine verstärkte Brechkraft der Linse kann eine Ursache darstellen, ist aber selten.

Zu E: In der Regel ist eine Ursache feststellbar.

! Merke: Bei einer **Kurz**sichtigkeit findet sich ein **langer** Augapfel (kurz – lang).
Bei einer **Weit**sichtigkeit findet sich ein **kurzer** Augapfel (weit – kurz).

Antwort 297

Die Lösung **B** ist richtig.

✓ Zu 1: Richtig. Eine Schallleitungsschwerhörigkeit entsteht infolge von Störungen der Schallleitung im Gehörgang bzw. im Mittelohr. Folgende Krankheiten können dafür ursächlich sein: Otitis externa, Zerumen (Ohrenschmalzpfropf), Otitis media, Otosklerose (Verknöcherung des ovalen Fensters), Druckerhöhung im Mittelohr durch Hämatombildung (z. B. Schädelbasisfraktur).

Zu 2: Eine Schallempfindungsschwerhörigkeit entsteht infolge von Störungen der Schallempfindung im Innenohr. Folgende Ursachen können vorliegen: Altersschwerhörigkeit (Presbyakusis), chronische oder akute Lärmbelästigung, akuter Hörsturz, Morbus Menière, toxische Substanzen, Infektionen (z. B. Diphtherie, Typhus), Arteriosklerose, Akustikusneurinom.

Zu 3: Ohrenschmalz ist eine hell-bräunliche Absonderung spezieller Talgdrüsen des äußeren Gehörgangs mit der Aufgabe, abgestoßene Epithelzellen und Schmutzpartikel zu binden und nach außen zu transportieren.

✓ Zu 4: Richtig. Siehe Kommentar unter 3.

✓ Zu 5: Siehe Kommentar unter 3.

298. **Welche Aussagen über das Mittelohr sind richtig?**

1. Hier befinden sich die Gehörknöchelchen.
2. Das Mittelohr hat Zugang zu den pneumatischen Zellen des Warzenfortsatzes.
3. Das Mittelohr hat über die Eustachische Röhre Zugang zum Nasenrachenraum.
4. Das Mittelohr hat im Wesentlichen die Aufgabe, den Schall weiterzuleiten.
5. Es enthält das eigentliche Hörorgan.

- ❑ A) Nur die Aussagen 1, 3 und 4 sind richtig.
- ❑ B) Nur die Aussagen 1, 2, 3 und 4 sind richtig.
- ❑ C) Nur die Aussagen 1, 3 und 5 sind richtig.
- ❑ D) Nur die Aussagen 1, 2 und 4 sind richtig.
- ❑ E) Nur die Aussagen 1 und 4 sind richtig.

299. **Wenn Licht von außen durch die Pupille in das Auge einfällt, so durchdringt es dabei auf dem Weg bis zur Netzhaut in einer bestimmten Reihenfolge dazwischen liegende Gewebeschichten**

- ❑ A) Bindehaut, Hornhaut, Linse, vordere Augenkammer, Netzhaut
- ❑ B) Bindehaut, Hornhaut, vordere Augenkammer, Linse, Netzhaut
- ❑ C) Bindehaut, Hornhaut, Linse, Glaskörper, Netzhaut
- ❑ D) Hornhaut, vordere Augenkammer, Linse, Glaskörper, Netzhaut
- ❑ E) Hornhaut, Linse, vordere Augenkammer, Glaskörper, Netzhaut

Antwort 298

Die Lösung **B** ist richtig.

- ✓ Zu 1: In der Paukenhöhle (der Raum des Mittelohrs) liegen die drei Gehörknöchelchen, Hammer (verwachsen mit dem Trommelfell), Amboss und Steigbügel (verwachsen mit dem ovalen Fenster), welche gelenkig miteinander verbunden sind.
- ✓ Zu 2: Die Paukenhöhle hat Zugang zu den kleinen Höhlungen innerhalb des Processus mastoideus (Warzenfortsatz). Dieser besteht nicht aus kompaktem Knochenmaterial. Bei einer chronischen Otitis media kann der Entzündungsprozess auf die Schleimhäute im Inneren des Warzenfortsatzes übergreifen (Mastoiditis).
- ✓ Zu 3: Die Paukenhöhle hat über die Ohrtrompete (Eustachische Röhre) eine Verbindung zum Nasenrachenraum. Die Eustachische Röhre dient dem Druckausgleich.
- ✓ Zu 4: Richtig.
- Zu 5: Das eigentliche Hörorgan (Corti-Organ) befindet sich in der häutigen Schnecke (Ductus cochlearis) und besteht aus Stütz- und Sinneszellen (sog. Haarzellen).

! Bei einer Untersuchung des Ohres nicht die Untersuchung des Mastoideus vergessen (Palpation).

Antwort 299

Die Lösung **D** ist richtig.

- Zu A: Falsch ist die Bindehaut, außerdem kommt die vordere Augenkammer vor der Linse.
- Zu B: Falsch ist die Bindehaut.
- Zu C: Die Bindehaut ist kein lichtbrechendes Medium; sie verbindet den Augapfel mit den Lidern und dient als Gleitschicht für die Bewegungen des Augapfels.
- ✓ Zu D: Dies ist die korrekte Reihenfolge.
- Zu E: Die vordere Augenkammer befindet sich vor der Linse.

300. **Welche Hautschichten sind nicht durchblutet?**

1. Basalschicht
2. Lederhaut
3. Oberhaut
4. Subkutis
5. Hornschicht

☐ A) Nur die Aussagen 1, 2 und 3 sind richtig.
☐ B) Nur die Aussagen 3 und 5 sind richtig.
☐ C) Nur die Aussagen 1, 2, 4 und 5 sind richtig.
☐ D) Nur die Aussagen 3, 4 und 5 sind richtig.
☐ E) Nur die Aussagen 1, 3 und 5 sind richtig.

301. **Welche Aussagen sind richtig? Die Tränenflüssigkeit …**

1. … sorgt für die Durchsichtigkeit des Glaskörpers.
2. … hat den gleichen Proteingehalt wie das Blutplasma.
3. … fließt über den Schlemm-Kanal ab.
4. … wirkt der Austrocknung der Hornhaut entgegen.
5. … enthält Lysozyme.

☐ A) Nur die Aussagen 1, 3, 4 und 5 sind richtig.
☐ B) Nur die Aussagen 2, 3 und 4 sind richtig.
☐ C) Nur die Aussagen 1 und 5 sind richtig.
☐ D) Nur die Aussagen 3, 4 und 5 sind richtig.
☐ E) Nur die Aussagen 4 und 5 sind richtig.

▦ Antwort 300

Die Lösung **E** ist richtig.

- ✓ Zu 1: Die erste Schicht der Oberhaut. Von hier aus erfolgt das Wachstum.
- Zu 2: Die Lederhaut ist sehr gefäßreich; von hier aus erfolgt die Diffusion der Subkutis.
- ✓ Zu 3: Die Oberhaut dient dem Schutz der Haut. Sie ist permanent den äußeren Einflüssen (Wetter, Traumen, Mikroben) ausgesetzt; daher ist es effizienter, wenn sie nicht durchblutet ist.
- Zu 4: Die Subkutis gehört streng genommen nicht zur Haut. Sie liegt unter der Haut und wird auch als Unterhautfettgewebe bezeichnet.
- ✓ Zu 5: Die Hornschicht ist die oberste Schicht der Epidermis und bildet das eigentliche Bollwerk gegen die feindliche Umwelt. Diese Schicht besteht aus ehemaligen Zellen der Oberhaut, welche sich mit ihrem eigenen „Klebstoff", dem Keratin (Hornstoff), zu einem Schutzmantel verklebt hat.

! Nur die Oberhaut (Epidermis) ist nicht durchblutet. Sie besteht aus fünf Schichten: Basalzellschicht, Stachelzellschicht, Körnerzellschicht, Glanzschicht (kommt nur an Handteller und Fußsohlen vor) und Hornschicht.

▦ Antwort 301

Die Lösung **E** ist richtig.

- Zu 1: Die Tränenflüssigkeit besteht aus einem dünnflüssigen, eiweißarmen Sekret. Sie dient der Befeuchtung und Reinigung der Konjunktiven (Augenbindehaut) und der Hornhaut und hat bakterizide Wirkung durch IgA und Lysozyme.
- Zu 2: In der Regel haben alle aus dem Blutplasma filtrierten Flüssigkeiten (Kammerwasser, Liquor cerebrospinalis, Lymphe) einen geringeren Anteil an Proteinen.
- Zu 3: Das Kammerwasser fließt über den Schlemm-Kanal ab. Solche Fragen, in denen das Kammerwasser mit der Tränenflüssigkeit verwechselt wird, sind häufig anzutreffen.
- ✓ Zu 4: Geringe bzw. fehlende Tränenflüssigkeit führt zur Austrocknung der Hornhaut und somit zur Gefahr einer Keratitis (Hornhautentzündung).
- ✓ Zu 5: Alle Körperflüssigkeit, die von Schleimhäuten produziert werden, enthalten Lysozyme und Immunglobuline der Klasse A (IgA).

302. **Was stimmt für die Eustachische Röhre?**

1. Sie dient dem Druckausgleich zwischen Paukenhöhle und der Außenwelt.
2. Sie verbindet den Epipharynx mit der Paukenhöhle.
3. Sie verbindet das Mittelohr mit dem Mundrachenraum.
4. Sie verbindet den oberen Rachenraum mit dem äußeren Ohr.
5. Sie verbindet das Innenohr mit dem Nasenrachenraum.

❏ A) Nur die Aussagen 1 und 2 sind richtig.
❏ B) Nur die Aussagen 1 und 3 sind richtig.
❏ C) Nur die Aussagen 1 und 4 sind richtig.
❏ D) Nur die Aussagen 1 und 5 sind richtig.
❏ E) Nur die Aussage 1 ist richtig.

303. **In welche Augenhaut geht die Iris über?**

❏ A) Hornhaut
❏ B) Lederhaut
❏ C) Netzhaut
❏ D) Aderhaut
❏ E) Keine Augenhaut

Antwort 302

Die Lösung **A** ist richtig.

- ✓ Zu 1: Die Eustachische Röhre dient dem Druckausgleich zwischen dem Mittelohr und der äußeren Welt.
- ✓ Zu 2: Die Eustachische Röhre verbindet den Nasenrachenraum (oberster Rachenraum; lateinisch auch Epipharynx bzw. Nasopharynx) mit dem Mittelohr.
- Zu 3: Falsch. Sie mündet nicht in den Mundrachenraum, sondern in den Nasenrachenraum.
- Zu 4: Das äußere Ohr (Auris externa) hat keine Verbindungen zum Rachenraum.
- Zu 5: Das Innenohr besteht aus Sinnesorganen zum Erfahren des Gleichgewichtes (Vestibulusapparat) und zum Hören (Schnecke, Cochlea).

! Die Rachenräume, so einfach sie auch sind, werden gerne durcheinander gebracht: Der *obere* Rachenraum (Epipharynx, Pars nasalis, Nasenrachenraum) befindet sich hinter den Choanen als reiner *Atemweg*. In diesem Raum befindet sich die Rachenmandel (Tonsilla pharyngea) und die Einmündung zur Eustachischen Röhre. Der *mittlere* Rachenraum (Mesopharynx, Pars oralis, Mundrachenraum) befindet sich zwischen weichem Gaumen und Kehlkopfeingang als *Atem- und Speiseweg*. In der hinteren Wand befinden sich die lymphatischen Seitenstränge. Der *untere* Rachenraum (Hypopharynx, Pars laryngea, Kehlkopfrachenraum) befindet sich hinter dem Kehlkopf als reiner *Speiseweg*.

Antwort 303

Die Lösung **D** ist richtig.

- Zu A: Die Hornhaut entsteht aus der Lederhaut und liegt vorne als lichtbrechendes Medium.
- Zu B: Die Lederhaut ist die äußere Schicht des Auges und dient dem Schutz.
- Zu C: Die Netzhaut ist die innere Augenhaut und besteht aus Sinnesepithel.
- ✓ Zu D: Die Aderhaut geht im vorderen Teil des Auges in die Iris über. Die Iris (Regenbogenhaut) besitzt zum einen eine starke Pigmentierung und zum anderen zwei Muskeln, welche die Fähigkeit haben die Pupille zu erweitern (Mydriasis; M. dilatator pupillae) und zu verengen (Miosis; M. sphincter pupillae).
- Zu E: Falsch.

! Am Auge unterscheidet man drei Augenhäute, die dem Glaskörper anliegen: Die *Lederhaut* als *äußere* Augenhaut; sie dient als Schutzschicht des Augapfels. Nach vorne geht sie in die durchsichtige Hornhaut über und nach hinten beim Eintritt in den Schädel in die Dura mater. Die *Aderhaut* als *mittlere* Augenhaut; von hier aus erfolgt die Versorgung des Augapfels. Nach vorne geht sie in die Ziliarkörper und die Iris über. Die *Netzhaut* (Retina) als *innere* Augenhaut; hier erfolgt die Sinnesempfindung.

304. **Welche anatomischen Strukturen im Auge begrenzt die vordere Augen-kammer?**

1. Glaskörper
2. Hornhaut
3. Linse
4. Iris
5. Ziliarkörper

- ❏ A) Nur die Aussagen 1, 2 und 3 sind richtig.
- ❏ B) Nur die Aussagen 1, 2, 3 und 4 sind richtig.
- ❏ C) Nur die Aussagen 1, 3, 4 und 5 sind richtig.
- ❏ D) Nur die Aussagen 3 und 4 sind richtig.
- ❏ E) Nur die Aussagen 2, 3 und 4 sind richtig.

305. **Welche Aussagen zur Schuppenflechte sind richtig?**

1. Es handelt sich um eine der häufigsten Hauterkrankungen.
2. Nach dem ersten Auftreten besteht die Erkrankung meist lebenslang.
3. Das erste Auftreten liegt meist zwischen dem 4. und 8. Lebensjahrzehnt.
4. Typischerweise treten Nagelveränderungen auf.
5. Bevorzugte Stellen der Erkrankung sind Gesichtshaut, Rumpf und Oberschen-kel.

- ❏ A) Nur die Aussage 1 ist richtig.
- ❏ B) Nur die Aussagen 3, 4 und 5 sind richtig.
- ❏ C) Nur die Aussagen 1, 2 und 4 sind richtig.
- ❏ D) Nur die Aussagen 2, 3, 4 und 5 sind richtig.
- ❏ E) Alle Aussagen sind richtig.

Antwort 304

Die Lösung **E** ist richtig.

    Zu 1: Der Glaskörper begrenzt die hintere Augenkammer.

✓ Zu 2: Folgende Strukturen begrenzen die vordere Augenkammer: Hornhaut, Iris, Linse, Kammerwinkel.

✓ Zu 3: Genau.

✓ Zu 4: Richtig.

    Zu 5: Der Ziliarkörper, eine Ausbuchtung der Aderhaut bevor sie in die Iris übergeht, begrenzt die hintere Augenkammer.

! Begrenzung der hinteren Augenkammer: Nach hinten der Glaskörper, nach vorne die Iris, zu den Seiten die Linse und der Ziliarkörper.

Antwort 305

Die Lösung **C** ist richtig.

✓ Zu 1: Genau.

✓ Zu 2: Die Schuppenflechte gilt als unheilbar. Es gibt wesentliche Verbesserungen durch die Heilmedizin, in der Regel ist der Patient jedoch nie ganz beschwerdefrei.

    Zu 3: Es gibt zwei Typen von Psoriasis: Typ-1-Psoriasis mit frühem Ausbruch der Krankheit (meist im 2. Lebensjahrzehnt), einer familiären Häufung und einem Auftreten von bestimmten HLA-Antigenen. Patienten mit Typ-2-Psoriasis haben einen späten Krankheitsbeginn (meist über 40 Jahre) und es findet sich auch keine familiäre Häufung bzw. eine Verbindung zu bestimmten HLA-Antigenen.

✓ Zu 4: Ein typischer Nagelbefund bei Psoriasis-Patienten sind Ölflecke und Tüpfelnägel.

    Zu 5: Bevorzugte Stellen der Erkrankung sind die Streckseiten der großen Gelenke (Ellenbogen und Knie) und der behaarte Kopf. Generell können aber alle Hautareale betroffen sein. Schleimhäute sind nicht betroffen.

! Ein Tipp von mir: Lassen Sie sich nicht verrückt machen von Details und Kleinigkeiten in MC-Fragen, die Ihnen nicht geläufig sind. Konzentrieren Sie sich auf das Wesentliche, dann ist auch diese MC-Frage zu „knacken". Sie hätten wissen sollen, dass typischerweise Nagelveränderungen auftreten und dass die bevorzugten Stellen der Erkrankung *nicht* im Gesicht, Rumpf und Oberschenkel anzutreffen sind. Das heißt, die Aussage 4 muss „rein" und die Aussage 5 „raus", dann kommen Sie automatisch auf die Antwort C. Nicht immer sind die Fragen so fair, aber häufig.

306. **Welche Aussagen zur Neurodermitis sind richtig?**

1. Es handelt sich um ein exogenes, stark juckendes Ekzem.
2. Im ersten Lebensjahr besteht häufig Milchschorf.
3. Im Schulalter befindet sich die Lokalisation häufig in den Kniekehlen und den Ellbeugen.
4. Eine Unverträglichkeit gegenüber bestimmten Nahrungsmitteln ist sehr selten.
5. Typisch für die Hauterkrankung ist der quälende Juckreiz.

☐ A) Nur die Aussagen 1, 3 und 5 richtig.
☐ B) Nur die Aussagen 3, 4 und 5 sind richtig.
☐ C) Nur die Aussagen 1, 2 und 4 sind richtig.
☐ D) Nur die Aussagen 1, 3, 4 und 5 sind richtig.
☐ E) Nur die Aussagen 2, 3 und 5 sind richtig.

307. **Welche Aussagen zum Dermographismus sind richtig?**

1. Tritt häufig bei Patienten mit allergischen Erkrankungen auf.
2. Beim roten Dermographismus handelt es sich um eine Vasodilatation der Hautgefäße.
3. Der Dermographismus lässt eine Beurteilung des vegetativen Zustandes eines Patienten zu.
4. Beim Dermographismus handelt es sich um eine infektiöse Hauterkrankung.
5. Patienten mit Dermographismus zeigen sehr häufig Herzerkrankungen.

☐ A) Nur die Aussagen 1, 2 und 3 sind richtig.
☐ B) Nur die Aussagen 1, 4 und 5 sind richtig.
☐ C) Nur die Aussagen 1, 2 und 4 sind richtig.
☐ D) Nur die Aussagen 2, 3 und 5 sind richtig.
☐ E) Nur die Aussage 2 ist richtig.

Antwort 306

Die Lösung **E** ist richtig.

Zu 1: Neurodermitis ist ein endogenes (von innen her kommend, die Ursache nicht wissend; bei den exogenen Formen ist es ein Stoff von außen), stark juckendes Ekzem.

✓ Zu 2: Die meisten Patienten mit Neurodermitis hatten als Säugling Milchschorf. Im weiteren Verlauf des Lebens neigen diese Patienten häufig zu anderen allergischen Erkrankungen, wie z. B. Heuschnupfen, Asthma bronchiale, allergische Konjunktivitis.

✓ Zu 3: Eine häufige Lokalisation bei Erwachsenen findet sich v. a. an den Beugeseiten von Ellbogen-, Knie- und Handgelenken. Im frühen Kindesalter sind mehr die Streckseiten und das Gesicht betroffen. Letztlich können aber auch noch andere Körperstellen betroffen sein (Hals, Nacken, Schulter, Brust).

Zu 4: Eine Unverträglichkeit gegenüber bestimmten Nahrungsmitteln ist häufig. Weitere auslösende Faktoren können sein: Jahreszeitenwechsel, Exposition von Allergenen, Infektionen (meist Virusinfekte), psychische Belastungen.

✓ Zu 5: Neurodermitis hat einen quälenden Juckreiz. Das Kratzen führt in der Regel zu deutlichen Spuren auf der Haut, die sich nicht selten entzünden (verschmutzte bzw. infizierte Fingernägel).

Antwort 307

Die Lösung **A** ist richtig.

✓ Zu 1: Dermographismus bezeichnet eine Überempfindlichkeit der Haut: Nach dem Bestreichen der Haut mit einem Fingernagel oder einem spitzen Gegenstand kommt es für längere Zeit zu weißlichen oder geröteten Hautkonturen.

✓ Zu 2: Diese Aussage ist korrekt. Beim weißen Dermographismus handelt es sich um eine Vasokonstriktion der Hautgefäße.

✓ Zu 3: Patienten mit diesem Syndrom gelten als vegetativ labil, das heißt, es besteht eine neurovegetative Dysregulation.

Zu 4: Es handelt sich nicht um eine infektiöse Hauterkrankung, sondern um eine irreguläre Reflexantwort.

Zu 5: Definitiv nein. Herzerkrankungen haben andere Ursachen; im Wesentlichen Bluthochdruck und Arteriosklerose.

308. **Welche Aussagen über den grünen Star sind richtig?**

1. Beim grünen Star handelt es sich um eine Erhöhung des Augeninnendrucks.
2. Es besteht die Gefahr einer Netzhautablösung.
3. Es handelt sich um eine Linsentrübung.
4. Patienten mit einem grünen Star sehen typischerweise Doppelbilder.
5. Es besteht die Gefahr einer Erblindung.

- ❑ A) Nur die Aussagen 1, 2, 4 und 5 sind richtig.
- ❑ B) Nur die Aussagen 1 und 5 sind richtig.
- ❑ C) Nur die Aussagen 1, 2 und 5 sind richtig.
- ❑ D) Nur die Aussage 3 ist richtig.
- ❑ E) Nur die Aussagen 1 und 4 sind richtig.

309. **Welche Aussagen stimmen für das Melanom bei Erwachsenen?**

1. Es entsteht immer auf dem Boden eines Muttermals oder Leberflecks.
2. Bei einem rot entzündlichen Hof um ein Muttermal besteht der Verdacht auf Malignität.
3. Patienten mit lichtempfindlicher Haut und langjähriger Sonneneinwirkung sind häufiger von dieser Erkrankung betroffen.
4. Ein 1 cm großes Muttermal, das innerhalb von drei Wochen um seine eigene Größe wächst, ist krebsverdächtig.
5. Das Melanom ist semimaligne, weil es so gut wie keine Metastasen bildet.

- ❑ A) Nur die Aussagen 1, 2, 4 und 5 sind richtig.
- ❑ B) Nur die Aussagen 1 und 2 sind richtig.
- ❑ C) Nur die Aussagen 2, 3 und 4 sind richtig.
- ❑ D) Nur die Aussagen 2, 3, 4 und 5 sind richtig.
- ❑ E) Nur die Aussagen 2, 4 und 5 sind richtig.

Antwort 308

Die Lösung **B** ist richtig.

✓ Zu 1: Der grüne Star ist das Glaukom. Der Name hat damit zu tun, dass im Rahmen eines akuten Glaukoms häufig ein Hornhautödem auftritt; dieses führt dann zum Farbensehen.

Zu 2: Beim Glaukom wird die Netzhautatrophie gefürchtet. Die Netzhautablösung (Ablatio retinae) ist eine eigenständige Erkrankung. Sie kann durch kleinste Risse in der Netzhaut, bei Diabetes mellitus oder durch Erkrankungen des Glaskörpers entstehen.

Zu 3: Die Linsentrübung nennt sich grauer Star.

Zu 4: Doppelbilder entstehen nur bei Schädigungen der 6 Augenmuskeln bzw. der dazu gehörigen drei Hirnnerven (III., IV. und VI.) oder der Bahnen im Zentralnervensystem. Typische Erkrankungen, die zu Doppelbildern führen: Botulismus, Multiple Sklerose.

✓ Zu 5: Deswegen gilt das akute Glaukom auch als Notfall.

Antwort 309

Die Lösung **C** ist richtig.

Zu 1: Das Wort „immer" ist fast immer falsch. Ein malignes Melanom entsteht sehr häufig aus einem Muttermal, jedoch nicht grundsätzlich. Es handelt sich um eine Entartung der Melanozyten in der Oberhaut, in einigen Fällen sind sogar die Aderhaut des Auges und die Gehirnhäute betroffen (dort befinden sich ebenfalls pigmentbildende Zellen).

✓ Zu 2: Die Verdachtszeichen auf eine Malignität werden in der sog. ABCDE-Regel zusammengefasst: A (asymmetry) = asymmetrische Form, B (border) = Begrenzung (unregelmäßiger Rand mit unscharfer Begrenzung), C (color) = Farbe (Zunahme der Pigmentierung, blauschwarze Verfärbung), D (diameter) = Durchmesser (Fleck wird größer als 5 mm), E (elevation and enlargement) = Erhabenheit (Entstehung einer höckerigen Oberfläche) und Vergrößerung (schnelles Wachstum eines Pigmentflecks).

✓ Zu 3: Die Prädisposition für diesen Hautkrebs ist bekannt: lichtempfindliche Haut, langjährige Sonneneinwirkung, Sonnenbrände in der Kindheit, hohe Anzahl von Leberflecken.

✓ Zu 4: Siehe Kommentar unter 2.

Zu 5: Das Basaliom ist semimaligne, nicht das Melanom.

310. **Welche Ursachen kann eine Schallempfindungsschwerhörigkeit haben?**

1. Hörsturz
2. Morbus Menière
3. Trommelfellruptur
4. Verlegung des Gehörgangs durch Zerumen
5. Otitis media (Mittelohrentzündung)

❑ A) Nur die Aussagen 1 und 2 sind richtig.
❑ B) Nur die Aussagen 1, 2, 3 und 4 sind richtig.
❑ C) Nur die Aussagen 1, 2 und 3 sind richtig.
❑ D) Nur die Aussagen 3 und 4 sind richtig.
❑ E) Nur die Aussagen 3, 4 und 5 sind richtig.

311. **Glaukom. Was ist richtig?**

1. Schmerzen
2. Gerötetes Auge
3. Regenbogenfarbensehen
4. Gesichtsfeldeinengung
5. Hornhautödem

❑ A) Nur die Aussagen 1, 2, 3 und 4 sind richtig.
❑ B) Nur die Aussagen 1 und 3 sind richtig.
❑ C) Nur die Aussagen 1, 2 und 3 sind richtig.
❑ D) Nur die Aussagen 1, 4 und 5 sind richtig.
❑ E) Alle Aussagen sind richtig.

▤ Antwort 310

Die Lösung **A** ist richtig.

✓ Zu 1: Eine Schallempfindungsschwerhörigkeit entsteht durch Erkrankungen des Innenohrs, dort wo der Schall empfunden wird. Folgende Krankheiten können dafür ursächlich sein: Altersschwerhörigkeit, chronische oder akute Lärmbelästigung, akuter Hörsturz, Morbus Menière, toxische Substanzen, Infektionen, Arteriosklerose, Akustikusneurinom (gutartiger aber raumfordernder Tumor, der am Hör- und Gleichgewichtsnerv im Kleinhirnbrückenwinkel entsteht).

✓ Zu 2: Siehe Kommentar unter 1.

Zu 3: Eine Trommelfellruptur führt zu einer Schallleitungsschwerhörigkeit.

Zu 4: Verlegung des Gehörgangs durch Zerumen (Ohrschmalz) führt zu einer Schallleitungsschwerhörigkeit.

Zu 5: Otitis media verursacht ebenfalls eine Schallleitungsschwerhörigkeit.

▤ Antwort 311

Die Lösung **E** ist richtig.

✓ Zu 1: In dieser MC-Frage wird nicht unterschieden, ob es sich um ein akutes oder ein chronisches Glaukom handeln. Also müssen Sie die Symptome für beide Verläufe ankreuzen! Beim chronischen Glaukom fehlen die Schmerzen in der Regel, seltener bestehen Kopfschmerzen. Das Leitsymptom für die chronische Form ist die Gesichtsfeldeinengung.

✓ Zu 2: Die Konjunktivitis entsteht begleitend infolge des enormen Drucks in den Augenkammern.

✓ Zu 3: Das Regenbogenfarbensehen entsteht durch das Hornhautödem. Der Druck ist so stark, dass Kammerwasser in die Hornhaut hineingedrückt wird; Wasser in einem lichtbrechenden Medium führt bekanntlich zur Erscheinung des Regenbogens.

✓ Zu 4: Gesichtsfeldeinengung ist eines der wenigen Symptome des chronischen Glaukoms.

✓ Zu 5: Siehe Kommentar unter 3.

312. **Welche Aussagen sind richtig? Das Narbenkeloid ...**

1. ... hat eine familiäre Häufung.
2. ... gehört zur den Wundheilungsstörungen.
3. ... gehört zu den bösartigen Tumoren.
4. ... tritt nicht selten nach Verbrennungen auf.
5. ... kann auch noch Monate nach einem Trauma auftreten.

☐ A) Nur die Aussagen 1, 2, 4 und 5 sind richtig.
☐ B) Nur die Aussagen 1, 2 und 3 sind richtig.
☐ C) Nur die Aussagen 2 und 4 sind richtig.
☐ D) Nur die Aussagen 4 und 5 sind richtig.
☐ E) Alle Aussagen sind richtig.

313. **Welche Aussagen sind richtig? Ein grauer Star ...**

1. ... führt zur Glaskörpertrübung.
2. ... führt zur Linsentrübung.
3. ... führt zur Hornhauttrübung.
4. ... führt anfänglich zur Lichtempfindlichkeit.
5. ... führt zur Abnahme der Sehschärfe.

☐ A) Nur die Aussagen 2, 4 und 5 sind richtig.
☐ B) Nur die Aussagen 1, 2 und 5 sind richtig.
☐ C) Nur die Aussagen 2, 3, 4 und 5 sind richtig.
☐ D) Nur die Aussagen 1, 3 und 5 sind richtig.
☐ E) Alle Aussagen sind richtig.

Antwort 312

Die Lösung **A** ist richtig.

✓ Zu 1: Das Narbenkeloid ist eine systemische Wundheilungsstörung. Es handelt sich um eine gutartige derbe Bindegewebswucherung, die nach Verletzungen im Bereich der Narbe und über die Narbe hinaus auftritt. Manchmal treten die Wucherungen erst Wochen nach dem Trauma auf. Die Erkrankung ist familiär gehäuft und tritt v. a. bei großen Verletzungen, wie z. B. bei Brandverletzungen, auf.

✓ Zu 2: Siehe Kommentar unter 1.

Zu 3: Das Narbenkeloid ist sicherlich kein bösartiger Tumor. Er kann zu Verwachsungen führen, die v. a. im Gesichtsbereich entstellend wirken und teilweise Operationen nach sich ziehen können.

✓ Zu 4: Vor allem Verbrennungen führen bei diesen Menschen zu starken Wundheilungsstörungen.

✓ Zu 5: Siehe Kommentar unter 1.

Antwort 313

Die Lösung **A** ist richtig.

Zu 1: Ein grauer Star ist eine Trübung der Linse, nicht des Glaskörpers.

✓ Zu 2: Ein grauer Star ist eine Linsentrübung. Die Ursachen sind sehr unterschiedlich, am häufigsten idiopathisch ist der Altersstar (Cataracta senilis). Aber auch Erkrankungen wie z. B. Diabetes mellitus, hypokalzämische Tetanie, Haut- und Muskelerkrankungen, Hypothyreose und Augenerkrankungen (Glaukom, Iridozyklitis) können zu dieser Erkrankung führen.

Zu 3: Ein grauer Star ist eine Trübung der Linse, nicht der Hornhaut.

✓ Zu 4: Lichtempfindlichkeit ist eines der wenigen Frühsymptome. Die Patienten müssen plötzlich eine Sonnenbrille oder einen breiten Hut tragen. Es kommt zum Nebelsehen und zu einer allmählichen Abnahme der Sehschärfe. Zum Schluss können nur noch Helligkeitsunterschiede wahrgenommen werden.

✓ Zu 5: Siehe Kommentar unter 4.

314. **Welche Symptome erwarten Sie bei einem akuten Glaukom?**

1. Nystagmus
2. Reflektorische Pupillenstarre
3. Pupille entrundet
4. Weicher Augapfel
5. Vorwölbung des Augapfels

☐ A) Nur die Aussagen 1, 2 und 5 sind richtig.
☐ B) Nur die Aussagen 1, 2, 3 und 5 sind richtig.
☐ C) Nur die Aussagen 2, 3, 4 und 5 sind richtig.
☐ D) Nur die Aussagen 2 und 3 sind richtig.
☐ E) Alle Aussagen sind richtig.

315. **Welche Aussagen zur Mastoiditis sind richtig?**

1. Kann als Komplikation einer akuten Mittelohrentzündung auftreten.
2. Entzündung der Schleimhaut der Paukenhöhle
3. Entzündung der Schleimhaut des äußeren Ohres
4. Entzündung der Schleimhaut der lufthaltigen Zellen des Warzenfortsatzes
5. Entzündung der Schleimhaut der Ohrtrompete

☐ A) Nur die Aussagen 1 und 2 sind richtig.
☐ B) Nur die Aussagen 1 und 3 sind richtig.
☐ C) Nur die Aussagen 1 und 4 sind richtig.
☐ D) Nur die Aussagen 2 und 4 sind richtig.
☐ E) Nur die Aussage 4 ist richtig.

■■■ Antwort 314

Die Lösung **D** ist richtig.

Zu 1: Nystagmus ist eine unwillkürliche, ruckartige und schnell aufeinander erfolgende Bewegung des Augapfels. Ursachen sind z. B. Erkrankungen des N. vestibulocochlearis (Hör- und Gleichgewichtsnerv), Erkrankungen des Kleinhirns, Hirntumore, Multiple Sklerose.

✓ Zu 2: Bei sehr hohem Kammerdruck wird die Regenbogenhaut auf der Linse auseinandergedrückt; der M. sphincter pupillae hat keinen Spielraum mehr zum Bewegen: Die Pupille ist lichtstarr und entrundet.

✓ Zu 3: Siehe Kommentar unter 2.

Zu 4: Typisch ist ein äußerst harter Augapfel, welcher auch von einem Laien erkannt werden kann.

Zu 5: Ein Exophthalmus kommt z. B. bei der endokrinen Ophthalmopathie des Morbus Basedow vor.

■■■ Antwort 315

Die Lösung **C** ist richtig.

✓ Zu 1: Bei einer Mittelohrentzündung nie die Komplikation Mastoiditis vergessen. Bei der mündlichen Prüfung wäre das „eine Gefahr für die Allgemeinbevölkerung".

Zu 2: Eine Entzündung der Schleimhaut der Paukenhöhle ist eine Otitis media.

Zu 3: Entzündung der Schleimhaut des äußeren Ohres ist eine Otitis externa.

✓ Zu 4: Mastoiditis ist eine Entzündung der Schleimhaut der lufthaltigen Zellen (damit sind nicht Körperzellen gemeint, sondern kleine lufthaltige Hohlräume) des Warzenfortsatzes. Bei einer Mastoiditis besteht die Gefahr auf Durchbruch in die Schädelhöhle mit Meningitis, Enzephalitis und/oder Gehirnabszess.

Zu 5: Hat, so weit mir bekannt ist, keinen eigenen Namen; tritt aber häufig im Zusammenhang mit einer Otitis media auf, welche aus einer Pharyngitis resultiert.

316. **Wie verhalten Sie sich bei einem Patienten mit Augenverletzung?**

1. Ist der Fremdkörper auf dem Augapfel sichtbar, mit sterilem Tupfer nach innen auswischen.
2. Ist der Fremdkörper auf dem Augapfel sichtbar, mit sterilem Tupfer nach außen auswischen.
3. Auge mit Leitungswasser ausspülen.
4. Augensalbe
5. Dem Heilpraktiker ist es nicht erlaubt, die Sinnesorgane zu untersuchen.

❑ A) Nur die Aussagen 1, 3 und 4 sind richtig.
❑ B) Nur die Aussagen 1 und 3 sind richtig.
❑ C) Nur die Aussagen 2, 3 und 4 sind richtig.
❑ D) Nur die Aussagen 2 und 3 sind richtig.
❑ E) Nur die Aussage 5 ist richtig.

317. **Folgende Aussagen zur Konjunktivitis sind richtig?**

1. Es handelt sich um eine der häufigsten Augenerkrankungen.
2. Sie kann als nichtinfektiöse Entzündung auftreten.
3. Bei einer Bindehautentzündung ist die Sehkraft gemindert.
4. In den Bindehäuten sind kräftig gezeichnete Gefäße sichtbar.
5. Die Konjunktivitis ist eine häufige Begleiterkrankung bei Masern.

❑ A) Nur die Aussagen 1, 2, 4 und 5 sind richtig.
❑ B) Nur die Aussagen 1, 3, 4 und 5 sind richtig.
❑ C) Nur die Aussage 1 ist richtig.
❑ D) Nur die Aussagen 2 und 4 sind richtig.
❑ E) Alle Aussagen sind richtig.

■ Antwort 316

Die Lösung **B** ist richtig.

✓ Zu 1: Staub und kleinste Fremdkörper werden von der Tränenflüssigkeit hinausge-spült. Ist der Fremdkörper auf dem Auge sichtbar, so kann versucht werden, ihn vorsichtig nach innen mit einem sterilen Tupfer auszuwischen. Sollte dies nicht gelingen, muss der Augenarzt hinzugezogen werden. Wichtig ist v. a., dass Sie immer von außen nach innen wischen (gemäß dem Tränenfluss).

   Zu 2: Nicht nach außen wischen; die Tränenflüssigkeit fließt über Tränenpünktchen in die Tränenkanälchen ab.

✓ Zu 3: Das Auge muss möglichst schnell ausgespült werden; Leitungswasser ist zu-mindest bei uns in Deutschland dafür geeignet.

   Zu 4: Augensalben sind generell bei einer Erstversorgung eines Patienten mit Au-genverletzung nicht geeignet. Nur der behandelnde Augenarzt kann entschei-den, welche Augensalbe geeignet ist (wir reden hier von Augensalben im Sinne der schulmedizinischen Behandlung!).

   Zu 5: Dem Heilpraktiker ist es erlaubt, die Sinnesorgane zu untersuchen. Behand-lungsverbot besteht bei Infektionskrankheiten, welche im IFSG erwähnt wer-den, bei allen infektiösen Geschlechtskrankheiten und allen Erkrankungen, bei der der HP bei Weiterbehandlung seine Sorgfaltspflicht verletzt.

! Kommt es zu einer Augenverätzung durch Laugen (z. B. Waschmittel) oder Säuren (z. B. aus Autobatterien), müssen die Augen sofort mit viel Wasser ausgewaschen werden, da-nach steriler Verband und sofort zum Augenarzt bzw. Augenklinik (Etikett der schädigen-den Flüssigkeit mitbringen!).

■ Antwort 317

Die Lösung **A** ist richtig.

✓ Zu 1: Eine Augenbindehautentzündung ist in der Tat die häufigste Augenerkran-kung in Deutschland.

✓ Zu 2: Bei den infektiösen Uraschen sind folgende Erreger am häufigsten: Strepto-kokken, Staphylokokken, Gonokokken, Pneumokokken, Chlamydien, Adenovi-ren, Herpesviren, Röteln- und Masernvirus). Eine nichtinfektiöse Konjunkti-tis entsteht z. B. durch Fremdkörper, Rauch, UV-Licht, Verletzungen, Allergien und anderen Augenerkrankungen.

   Zu 3: Die Sehkraft ist nicht wirklich behindert. In einigen Fällen kann das Sehen schmerzhaft sein und es ist besser eine Augenbinde zu tragen, um das Auge zu schonen. Die Sehkraft ist dann behindert, wenn die Hornhaut (Keratokonjunk-tivitis) mitbetroffen ist.

✓ Zu 4: Richtig.

✓ Zu 5: Jeder erinnert sich noch an die Bezeichnung bei Masern „verheult, verrotzt, verquollen". Dieser Ausdruck bezieht sich auf eine katarrhalische Entzündung im Mund-Rachen-Bereich und die begleitende Konjunktivitis.

318. **Welche Aussagen zum Tinnitus sind richtig?**

1. Wird im Frühstadium mit durchblutungsfördernden Infusionen behandelt.
2. Patienten mit Tinnitus gehen gerne in die Stille, um die Erkrankung besser ertragen zu können.
3. Tinnitus kann im Rahmen einer Otitis media (Mittelohrentzündung) auftreten.
4. Objektive Ohrgeräusche sind über das Stethoskop beweisbar.
5. Tinnitus geht meistens mit einem totalen Hörverlust einher.

❑ A) Nur die Aussage 1 ist richtig.
❑ B) Nur die Aussagen 1, 2 und 3 sind richtig.
❑ C) Nur die Aussagen 1, 3 und 4 sind richtig.
❑ D) Nur die Aussagen 2 und 4 sind richtig.
❑ E) Alle Aussagen sind richtig.

319. **Für das Basaliom (Basalzellkarzinom) der Haut trifft am ehesten zu?**

❑ A) Es wächst lokal destruierend.
❑ B) Es kommt ebenso an Schleimhäuten vor.
❑ C) Es neigt zu hämatogener Metastasierung.
❑ D) Handflächen und Fußsohlen sind häufig betroffen.
❑ E) UV-Licht ist als Krankheitsursache unbedeutend.

▬ Antwort 318

Die Lösung **C** ist richtig.

✓ Zu 1: Das ist richtig. Je früher der Patient kommt, desto wirksamer die durchblutungsfördernden Spritzen. Außerdem wichtig: Meditation, autogenes Training, Änderung der stressbedingten Lebensumstände.

Zu 2: Das Gegenteil ist der Fall, in der Stille werden die Geräusche besonders gut wahrgenommen.

✓ Zu 3: Es gibt sehr viele Erkrankungen, die mit einem Tinnitus einhergehen können, z. B. Otitis, Otosklerose, akustisches Trauma, Morbus Menière, Akustikusneurinom, Hörsturz, Hyperthyreose, Kreislauferkrankungen, Durchblutungsstörungen (häufig auch idiopathisch).

✓ Zu 4: Unterschieden werden subjektive Ohrgeräusche (nur vom Patienten wahrnehmbar) von objektiven Ohrgeräuschen (über das Stethoskop beweisbar, z. B. Kreislauferkrankungen).

Zu 5: Definition von Tinnitus: Geräuschwahrnehmung ohne echten akustischen Reiz, welcher anfallsweise, dauernd, zeitweise oder progredient, einseitig oder beidseitig auftreten kann. Ein Hörvermögen besteht in der Regel.

▬ Antwort 319

Die Lösung **A** ist richtig.

✓ Zu A: Das Basaliom wächst sehr zerstörerisch und infiltrativ in die anderen Hautschichten bzw. Gewebe hinein.

Zu B: Das Basaliom findet sich zu 90 % im Gesicht und selten an den Schleimhäuten (an den Schleimhäuten ist das Spinaliom häufig zu finden!).

Zu C: Das Basaliom wird als semimaligne bezeichnet, weil es zwar zerstörerisch in das umgebende Gewebe hineinwächst, aber (in der Regel) keine Metastasen bildet.

Zu D: Handflächen und Fußsohlen sind so gut wie nie betroffen, hauptsächlich ist das Gesicht betroffen.

Zu E: Wie bei den anderen beiden Hautkrebsen ist auch beim Basaliom das UV-Licht ein begünstigender Faktor.

320. **Welche Aussage über einen Furunkel ist richtig?**

1. Ein Furunkel ist eine knotige, tief liegende Hauterscheinung mit eitriger Infiltration.
2. Ein Furunkel tritt bevorzugt bei geschwächter Immunlage auf.
3. Ein Furunkel kann im Oberlippenbereich über Venen zu einer Sinusthrombose führen.
4. Ein Furunkel kann durch Staphylokokken verursacht werden.
5. Ein Furunkel ist bei Patienten mit Diabetes mellitus häufig zu finden.

- ❑ A) Nur die Aussagen 1, 2, 3 und 4 sind richtig.
- ❑ B) Nur die Aussagen 1, 2 und 3 sind richtig.
- ❑ C) Nur die Aussagen 1, 2 und 5 sind richtig.
- ❑ D) Nur die Aussagen 1 und 5 sind richtig.
- ❑ E) Alle Aussagen sind richtig.

321. **Welche Aussagen sind richtig?**

1. Ein Hornhautgeschwür kann zur Herabsetzung des Sehvermögens führen.
2. Eine Linsentrübung wird als grüner Star bezeichnet.
3. Die Sehnervenscheibe ist der sog. blinde Fleck.
4. Die Zapfen in der Netzhaut befinden sich vor allem in der Papilla nervi optici.
5. Eine Katarakt führt zu unscharfem Sehen.

- ❑ A) Nur die Aussagen 1, 2, 3 und 4 sind richtig.
- ❑ B) Nur die Aussagen 1, 3 und 5 sind richtig.
- ❑ C) Nur die Aussagen 1, 4 und 5 sind richtig.
- ❑ D) Nur die Aussagen 2, 3 und 5 sind richtig.
- ❑ E) Nur die Aussagen 4 und 5 sind richtig.

Antwort 320

Die Lösung **E** ist richtig.

✓ Zu 1: Korrekt. Ein Furunkel ist eine aus einer Follikulitis entstehende, nekrotisierende, eitrige Einschmelzung des gesamten Haarfollikels.

✓ Zu 2: Betroffen sind immungeschwächte Patienten (z. B. AIDS), Diabetiker, Cushing- und Leukämie-Patienten (v. a. chronische lymphatische Leukämie).

✓ Zu 3: Bei allen Entzündungen im Oberlippenbereich besteht eine Gefahr der Sinusthrombose.

✓ Zu 4: Der häufigste Erreger ist der Staphylococcus aureus.

✓ Zu 5: Diabetes mellitus hat so ziemlich alles.

! Eine Sinusthrombose ist eine lebensgefährliche Thrombose der Blutleiter des Gehirns (Hirnvenenthrombose). Es entstehen heftigste Kopfschmerzen, Krämpfe, Lähmungen, Fieber, Bewusstseinsstörungen bis hin zum Koma.

Antwort 321

Die Lösung **B** ist richtig.

✓ Zu 1: Na sicher. Ein Hornhautgeschwür (Ulcus cornea) entsteht aus einer Keratitis (Hornhautentzündung) heraus. Es handelt sich um einen oberflächlich auftretenden Substanzverlust, welcher sich als kleine, meist langsam ausbreitende Scheibe (Ulcus serpens) in der Hornhaut manifestiert und auch durchbrechen kann.

Zu 2: Eine Linsentrübung wird als grauer Star bezeichnet, der grüne Star ist wegen des Regenbogensehens das Glaukom.

✓ Zu 3: Unter der Sehnervenscheibe versteht man in der Tat den blinden Fleck. Andere Namen: Discus nervi optici, Sehnervenpapille, Papilla nervi optici. Es handelt sich um die Austrittstelle der Sehnervenfasern und der Augenvenen aus der Netzhaut.

Zu 4: Die Papilla nervi optici ist der blinde Fleck. Der Ort des schärfsten Sehens, dort wo sich nur die Zapfen befinden, ist der gelbe Fleck (Macula lutea oder Fovea centralis). Er befindet sich wenige Millimeter lateral des blinden Flecks genau gegenüber der Mitte der Pupille.

✓ Zu 5: Richtig. Anfangssymptom ist plötzliche Lichtempfindlichkeit.

322. **Wodurch kann eine Konjunktivitis ausgelöst werden?**

1. Verminderte Tränensekretion
2. Allergische Bereitschaft
3. Virale Infektion
4. Bakterielle Infektion
5. Durchblutungsstörung der Netzhaut

❑ A) Nur die Aussagen 1, 2, 3 und 4 sind richtig.
❑ B) Nur die Aussagen 1, 3 und 4 sind richtig.
❑ C) Nur die Aussagen 1, 2 und 5 sind richtig.
❑ D) Nur die Aussagen 2, 3 und 4 sind richtig.
❑ E) Alle Aussagen sind richtig.

323. **Welche Aussagen sind richtig? Erscheinungsformen bei Arzneimittel-allergien sind:**

1. Bläschenbildung auf Schleimhäuten
2. Urtikaria (Quaddelbildung)
3. Auflösung der Haut mit tödlichem Ausgang
4. Akneähnlicher Hautausschlag
5. Photoallergische Ekzeme

❑ A) Nur die Aussage 1 ist richtig.
❑ B) Nur die Aussagen 2 und 4 sind richtig.
❑ C) Nur die Aussagen 1, 3 und 5 sind richtig.
❑ D) Nur die Aussagen 2, 3, 4 und 5 sind richtig.
❑ E) Alle Aussagen sind richtig.

324. **Welche der folgenden Aussagen zu Basaliomen treffen zu?**

1. Basaliome setzen bereits früh Metastasen.
2. Basaliome wachsen infiltrativ in andere Gewebeschichten hinein.
3. Es handelt sich um die häufigste Krebsart.
4. Sie treten am häufigsten im Gesichtsbereich auf.
5. Sie werden mit Kortisonsalbe behandelt.

❑ A) Nur die Aussagen 1, 3 und 4 sind richtig.
❑ B) Nur die Aussagen 1, 3 und 5 sind richtig.
❑ C) Nur die Aussagen 2, 3 und 4 sind richtig.
❑ D) Nur die Aussagen 2, 4 und 5 sind richtig.
❑ E) Alle Aussagen sind richtig.

Antwort 322

Die Lösung **A** ist richtig.

✓ Zu 1: Eine verminderte Tränenabgabe führt zur Austrocknung der Bindehaut und damit zur erhöhten Gefahr einer Entzündung.

✓ Zu 2: Es gibt viele Allergien, die mit einer Konjunktivitis einhergehen.

✓ Zu 3: Vor allem Herpesviren, Adenoviren oder das Masernvirus verursachen gerne eine Konjunktivitis.

✓ Zu 4: Wichtige Bakterien: Streptokokken, Staphylokokken, Gonokokken, Pneumokokken, Mykobakterien, Chlamydien.

Zu 5: Durchblutungsstörungen der Haut, wie sie z. B. bei einer Arteriosklerose oder Hypertonie vorkommen, führen zur allmählichen Erblindung.

Antwort 323

Die Lösung **E** ist richtig.

✓ Zu 1: Arzneimittelexantheme sind häufig und sehr unterschiedlich in ihrer Manifestation.

✓ Zu 2: Eine Quaddelbildung ereignet sich v. a. im Rahmen der anaphylaktischen Reaktion und kann im ungünstigsten Fall zu einem Notfall werden (anaphylaktischer Schock).

✓ Zu 3: Eine völlige Auflösung der Haut findet sich beim Lyell-Syndrom, dem Syndrom der verbrühten Haut. Die Haut ist massiv gerötet mit starker Bläschenbildung und hat dann, durch eine allmähliche Hautauflösung, das Aussehen einer Verbrennung.

✓ Zu 4: Typisch für ein Arzneimittelexanthem.

✓ Zu 5: Photoallergische Ekzeme, sog. Lichtdermatosen, sind häufig anzutreffen.

! Arzneimittelallergien sind häufig (20 % aller Nebenwirkungen). Die Wirkung kann unterschiedlich sein, z. B. als Allergie vom Soforttyp (anaphylaktische Reaktion), als Spätreaktion mit Hauterscheinungen und -ausschlägen oder als Allergie vom zytotoxischen Typ mit z. B. erhöhter Blutungsneigung oder Agranulozytose.

Antwort 324

Die Lösung **C** ist richtig.

Zu 1: Basaliome setzen (in der Regel) keine Metastasen, daher die Bezeichnung „semimaligne".

✓ Zu 2: Korrekte Aussage. Wenn die Patienten zu lange warten, bis sie zum Arzt gehen, kann es vorkommen, dass z. B. die Nase oder die Wange nicht mehr zu retten sind und vollständig operiert werden muss.

✓ Zu 3: Von den drei Hautkrebsen (malignes Melanom, Spinaliom, Basaliom) ist das Basaliom der am häufigsten auftretende Hauttumor.

✓ Zu 4: Zu 90 % tritt das Basaliom im Gesicht auf.

Zu 5: Basaliome werden ausnahmslos operiert und zwar so schnell wie nur möglich.

325. **Welche Aussagen zum Hörsturz sind richtig?**

1. In der Regel tritt der Hörsturz auf beiden Seiten auf.
2. Typischerweise empfindet der Patient beim Hörsturz Schwindelgefühle.
3. Es handelt sich um einen Notfall.
4. Ein Hörsturz kann bei Kindern mit viraler Infektion (z. B. Masern) auftreten.
5. Die Ursache liegt im Missverhältnis zwischen Produktion und Resorption der Endolymphe.

❏ A) Nur die Aussagen 1, 2, 3 und 4 sind richtig.
❏ B) Nur die Aussagen 2, 3 und 5 sind richtig.
❏ C) Nur die Aussagen 2 und 4 sind richtig.
❏ D) Nur die Aussagen 3 und 4 sind richtig.
❏ E) Nur die Aussagen 3, 4 und 5 sind richtig.

Antwort 325

Die Lösung **E** ist richtig.

Eine sehr knifflige MC-Frage!

Zu 1:   Ein Hörsturz tritt in der Regel nur auf einer Seite auf.

Zu 2:   Schwindel und Gleichgewichtsstörungen sind beim Hörsturz nicht vorhanden. Wenn doch, dann handelt es sich eher um den Morbus Menière oder ähnliche Erkrankungen des Vestibulusapparates.

✓ Zu 3:   Eine Organerkrankung, die ohne sofortige medizinische Hilfeleistung einen irreversiblen Schaden nach sich trägt, wird auch als Notfall aufgefasst (so auch z. B. beim Glaukom).

✓ Zu 4:   Die Ursachen für einen Hörsturz sind z. B. Durchblutungsstörungen (Vasospasmus, Mikroembolien, Thrombosen, Hypotonie), Virusinfektionen (z. B. Masern- und Mumpsvirus, Varicella-Zoster-Virus, Epstein-Barr-Virus), Stoffwechselerkrankungen, allergische Reaktionen. Am häufigsten sind junge Erwachsene betroffen.

✓ Zu 5:   Diese Aussage ist die gängige Definition für Morbus Menière.

11 Geschlechtsorgane

326. **Welche Aussagen sind richtig? Eine gutartige Prostatahyperplasie ...**

1. ... begünstigt Infektionen der Blase und der oberen Harnwege.
2. ... begünstigt Steinbildung in den harnableitenden Wegen.
3. ... geht häufig mit einer Nykturie (nächtliches Wasserlassen) einher.
4. ... kann zu einer Niereninsuffizienz führen.
5. ... mit einer Urethraobstruktion ergibt sich bei der rektalen Untersuchung (Palpation mit dem Finger) immer ein positiver Befund (Prostata vergrößert).

- ❑ A) Nur die Aussagen 1 und 2 sind richtig.
- ❑ B) Nur die Aussagen 1, 2 und 3 sind richtig.
- ❑ C) Nur die Aussagen 3 und 5 sind richtig.
- ❑ D) Nur die Aussagen 1, 2, 3 und 4 sind richtig.
- ❑ E) Alle Aussagen sind richtig.

327. **Welche Aussagen über das Zervixkarzinom (Gebärmutterhalskarzinom) sind richtig?**

1. Auftretende Blutungen beim Geschlechtsverkehr lassen an ein Zervixkarzinom denken.
2. Blutungen nach der Menopause lassen an ein Zervixkarzinom denken.
3. Das Zervixkarzinom hat keine direkten Frühsymptome.
4. Bei der Harnuntersuchung lassen sich im späteren Stadium Erythrozytenzylinder nachweisen.
5. In vielen Fällen lässt sich auch eine Proteinurie nachweisen.

- ❑ A) Nur die Aussagen 1, 2, 3 und 4 sind richtig.
- ❑ B) Nur die Aussagen 1, 2 und 5 sind richtig.
- ❑ C) Nur die Aussagen 1, 3 und 4 sind richtig.
- ❑ D) Nur die Aussagen 2, 3 und 5 sind richtig.
- ❑ E) Nur die Aussagen 1, 2 und 3 sind richtig.

Antwort 326

Die Lösung **D** ist richtig.

✓ Zu 1: Im Stadium II der Prostatahyperplasie kommt es zur Bildung von Restharn in der Harnblase, welcher eine Infektion und eine Steinbildung begünstigt.

✓ Zu 2: Siehe Kommentar unter 1.

✓ Zu 3: Nykturie tritt im Stadium I und II auf. Die Harnblase ist stark sensibilisiert und gibt gerade in Ruhe das Gefühl einer vollen Harnblase.

✓ Zu 4: Im Stadium der totalen Harnverhaltung entwickelt sich im Rahmen einer Harnstauungsniere eine fortschreitende Insuffizienz der betroffenen Niere.

Zu 5: Je nachdem welcher Lappen der Prostata betroffen ist, kann sie bei der rektalen Untersuchung zu palpieren sein oder auch nicht. Ein negativer rektaler Palpationsbefund schließt eine Prostatahyperplasie nicht aus.

! Stadium I: Harnentleerung erfolgt erst nach längerem Warten mit abgeschwächtem und verdünntem Strahl, aktive Bauchpresse notwendig, Pollakisurie, Nykturie. Stadium II: Zusätzlich Bildung von Restharn infolge einer nicht mehr vollständig kontraktionsfähigen Blasenmuskulatur. Stadium III: Totaler Harnverhalt mit fortschreitender Niereninsuffizienz.

Antwort 327

Die Lösung **E** ist richtig.

✓ Zu 1: Jede Art von Blutung beim Geschlechtsverkehr und auch außerhalb des Geschlechtsverkehrs, wenn sie nicht von der Menstruation stammt, muss abgeklärt werden.

✓ Zu 2: Das gefürchtete Leitsymptom eines Zervixkarzinoms.

✓ Zu 3: Korrekt.

Zu 4: Harnzylinder sind beweisend für Veränderungen der Niere!

Zu 5: Eine Proteinurie kann unter Umständen von einem Tumor der weiblichen (Zervixkarzinom) und männlichen Geschlechtsorganen (Prostatakarzinom) herrühren, lässt sich aber in vielen Fällen nicht nachweisen.

328. **Welche Aussagen über die Gonorrhö sind richtig?**

1. Führt zu einem schmerzlosen, harten Geschwür.
2. Die Erreger der Gonorrhö sind Chlamydien.
3. Arthritis kann eine Spätkomplikation sein.
4. Am Anfang steht die Infizierung der Harnröhre.
5. Kann typischerweise in drei Stadien verlaufen.

❑ A) Nur die Aussagen 1, 2, 3 und 4 sind richtig.
❑ B) Nur die Aussagen 1 und 5 sind richtig.
❑ C) Nur die Aussagen 1, 3 und 4 sind richtig.
❑ D) Nur die Aussagen 3 und 4 sind richtig.
❑ E) Nur die Aussagen 1, 3, 4 und 5 sind richtig.

329. **Das männliche Sexualhormon Testosteron wird beim Mann wo produziert?**

❑ A) Nebenhoden
❑ B) Leydig-Zwischenzellen
❑ C) Samenkanälchen
❑ D) Im Bindegewebe des Hodensacks
❑ E) Samenblase

330. **Was raten Sie einer Patientin nach rechtsseitiger Brustamputation zur Vorbeugung eines Lymphödems am rechten Arm?**

1. Regelmäßige krankengymnastische Übungen mit dem rechten Arm
2. Keine beengende Kleidung am Arm zu tragen
3. Den rechten Arm tiefer zu lagern zur Unterstützung des venösen Rückflusses
4. Den rechten Arm möglichst nicht zu bewegen

❑ A) Nur die Aussagen 1 und 2 sind richtig.
❑ B) Nur die Aussagen 1 und 3 sind richtig.
❑ C) Nur die Aussagen 1 und 4 sind richtig.
❑ D) Nur die Aussagen 1, 2 und 4 sind richtig.
❑ E) Alle Aussagen sind richtig.

▩ Antwort 328

Die Lösung **D** ist richtig.

Zu 1: Ein schmerzloses, hartes Geschwür kommt bei der Syphilis vor.

Zu 2: Die Erreger der Gonorrhö sind Gonokokken (Neisseria gonorrhoeae).

✓ Zu 3: Folgende Komplikationen kommen vor: Monarthritis gonorrhoica (meist das Kniegelenk), Gonokokkensepsis, Augenentzündungen, Myo- und Endokarditis), Ausbildung der Reiter-Krankheit (Urethritis, Konjunktivitis, Monarthritis), Gonoblennorrhö (eitrige Bindehauthautentzündung beim Säugling).

✓ Zu 4: Die Urethritis ist (v. a. beim Mann) das Hauptsymptom der Gonorrhö.

Zu 5: In drei Stadien verläuft die Syphilis.

▩ Antwort 329

Die Lösung **B** ist richtig.

Zu A: Im Nebenhoden werden die fertigen Spermien gespeichert.

✓ Zu B: Zwischen den Hodenkanälchen befinden sich endokrine Drüsen (Leydig-Zwischenzellen), welche Testosteron bilden und größtenteils von luteinisierenden Hormonen aus dem Hypophysenvorderlappen gesteuert werden.

Zu C: In den Samenkanälchen findet die Spermatogenese statt.

Zu D: Falsch.

Zu E: In den Samenbläschen (auch Bläschendrüsen genannt) wird eine alkalische und fruktosereiche Flüssigkeit produziert, die fast $2/3$ des Volumens der Ejakulation ausmacht.

▩ Antwort 330

Die Lösung **A** ist richtig.

✓ Zu 1: Regelmäßige Bewegungsübungen und v. a. eine Lymphdrainage sind wichtig.

✓ Zu 2: Enge Kleidungsstücke sind selbstverständlich nicht geeignet.

Zu 3: Der Arm soll nicht gelagert, sondern bewegt werden.

Zu 4: Ungünstig.

331. **Welche Aussagen zu den Hoden sind richtig?**

1. Der Hodenabstieg (Descensus testis) ist in der Regel bei Geburt beendet.
2. Die Spermatogenese findet bei Körpertemperatur statt.
3. Der Nebenhoden hat die gleiche Aufgabe wie der Hoden.
4. Ein Hoden wiegt in etwa 25 g.
5. Eine Hodenretention (Hodenhochstand) muss bis zum 2. Lebensjahr operativ korrigiert werden.

❏ A) Nur die Aussagen 1, 2, 3 und 4 sind richtig.
❏ B) Nur die Aussagen 1, 2 und 3 sind richtig.
❏ C) Nur die Aussagen 1, 4 und 5 sind richtig.
❏ D) Nur die Aussagen 2, 4 und 5 sind richtig.
❏ E) Alle Aussagen sind richtig.

332. **Welche der folgenden Aussagen zur Endometriose treffen zu? Wählen Sie drei Antworten:**

❏ A) Sterilität ist mitunter das einzige Symptom.
❏ B) Es kommt häufig zu einer Senkung der Gebärmutter.
❏ C) Endometrioseherde finden sich in der Regel nicht in der Muskelschicht.
❏ D) Blutungen aus dem Darm können auftreten.
❏ E) Es kann zu zystischen Auftreibungen des Ovars kommen.

Antwort 331

Die Lösung **C** ist richtig.

✓ Zu 1: Beim Hodenabstieg (Descensus testis) handelt es sich um die Absenkung der Hoden aus der Bauchhöhle durch den Leistenkanal in den Hodensack. In der Regel ist dieser physiologische Vorgang bei Geburt beendet.

Zu 2: Die Spermatogenese findet nicht bei Körpertemperatur statt, sie benötigt eine Temperatur von 32–35 °C; daher die Wanderung der Hoden durch den Leistenkanal in den Hodensack außerhalb des Körpers.

Zu 3: Im Hoden werden die Samenfäden produziert, im Nebenhoden gelagert.

✓ Zu 4: In der Tat wiegt ein Hoden ca. 25 g.

✓ Zu 5: Ist der Hoden nach über einem Jahr nicht in den Hodensack gewandert, droht eine Atrophie des Hodens. Ist eine mehrwöchige Hormontherapie nicht erfolgreich, muss der Hoden spätestens bis zum 2. Lebensjahr operativ korrigiert werden.

! Beim Hodenhochstand wird Folgendes unterschieden: Ein physiologischer Hodenhochstand, welcher bei Frühgeburten häufiger zu finden ist und in der Regel nach einem Jahr verschwindet; ein Pendelhoden, welcher bei einer Muskelanspannung in den Leistenkanal zurückgleitet (nicht behandlungsbedürftig); ein Gleithoden, welcher infolge des zu kurzen Samenstranges nur manuell (unter Schmerzen in den Hodensack gezogen werden kann (behandlungsbedürftig); ein Leistenhoden, welcher noch nach dem 2. Lebensjahr im Leistenkanal verbleibt (muss operiert werden); ein Bauchhoden, welcher im Bauchraum verbleibt und bei Nichtbehandlung atrophiert.

Antwort 332

Die Lösungen **A, D, E** sind richtig.
Wieder eine Mehrfachauswahlaufgabe, wurde im März 2003 eingeführt. Die Bezeichnung stammt vom Gesundheitsamt.

✓ Zu A: Menstruationsschmerzen sind nicht obligat. In einigen Fällen kann Sterilität (als Komplikation) das einzige Symptom sein.

Zu B: Beim Gebärmutterprolaps kommt es zur Senkung der Gebärmutter durch die Vagina nach außen. Ursache ist in der Regel eine Erschlaffung des muskulösen Beckenbodens und des Bänderapparates der Gebärmutter (breites und rundes Mutterband). Mehrere Geburten und/oder eine langjährige, körperlich anstrengende Berufstätigkeit können begünstigend wirken. Mit einer Endometriose hat der Vorfall nichts zu tun.

Zu C: Eine Verschleppung der Gebärmutterschleimhautinseln findet sich zu ca. 45 % in der Gebärmuttermuskulatur, zu ca. 5 % in den Genitalschleimhäuten und zu 50 % außerhalb des Genitaltraktes (z. B. Bauchhöhle, Blase, Darm, Brustraum).

✓ Zu D: Die Gebärmutterschleimhautinseln können überall hinwandern. Da sie dem gleichen Zyklus wie die normale Gebärmutterschleimhaut unterliegen, können an jedem Ort des Körpers Blutungen auftreten.

✓ Zu E: Zysten bilden sich dann, wenn das Blut nicht abfließen kann.

333. **Welche der folgenden Aussagen zu Erektionsstörungen treffen zu?**

1. Erektionsstörungen sind fast immer psychisch bedingt (>90 % der Fälle).
2. Ein Diabetes mellitus kann Ursache einer Erektionsstörung sein.
3. Die Einnahme von Betablockern hat keinen Einfluss auf die Erektionsfähigkeit.
4. Eine Multiple Sklerose kann mit einer Erektionsstörung einhergehen.
5. Die medikamentöse Therapie einer Erektionsstörung kann mit erheblichen Nebenwirkungen einhergehen.

❑ A) Nur die Aussagen 1 und 4 sind richtig.
❑ B) Nur die Aussagen 2, 3 und 5 sind richtig.
❑ C) Nur die Aussagen 2, 4 und 5 sind richtig.
❑ D) Nur die Aussagen 1, 2, 4 und 5 sind richtig.
❑ E) Nur die Aussagen 1, 3, 4 und 5 sind richtig.

334. **Welche der folgenden Aussagen treffen zu? Die Wirkungen der weiblichen Sexualhormone Östrogen und Progesteron sind vielfältig. Östrogene…**

1. …wirken einem Knochenabbau entgegen.
2. …bewirken den Wiederaufbau des Endometriums nach der Menstruation.
3. …fördern Brustentwicklung und Brustwachstum.
4. …bewirken einen Abfall der Triglyzeride im Blut.
5. …sind nicht zur Prävention eines Herzinfarktes geeignet.

❑ A) Nur die Aussagen 1 und 4 sind richtig.
❑ B) Nur die Aussagen 2, 3 und 5 sind richtig.
❑ C) Nur die Aussagen 1, 2, 3 und 5 sind richtig.
❑ D) Nur die Aussagen 2, 3, 4 und 5 sind richtig.
❑ E) Alle Aussagen sind richtig.

335. **Welche Aussagen sind richtig? Was stimmt für die Nebenhoden?**

1. Liegen außerhalb des Hodensacks
2. Produktion von Testosteron
3. Bildung der Spermien
4. Speicherung von Spermien
5. Befinden sich intraperitoneal

❑ A) Nur die Aussagen 1, 2 und 4 sind richtig.
❑ B) Nur die Aussagen 1, 3 und 5 sind richtig.
❑ C) Nur die Aussagen 2 und 4 sind richtig.
❑ D) Nur die Aussage 4 ist richtig.
❑ E) Keine Aussage ist richtig.

■ Antwort 333

Die Lösung **C** ist richtig.

Zu 1: Da habe ich mich auch täuschen lassen. Eine psychische Komponente ist in der Regel häufig anzutreffen. In diesem Fall gibt es jedoch viele organische Erkrankungen, die zu sekundären Erektionsstörungen führen, z. B. Diabetes mellitus, Gefäßerkrankungen, Polyneuropathie, Multiple Sklerose, Geschlechtserkrankungen.

✓ Zu 2: Diabetes mellitus hat u. a. eine Mikroangiopathie, welche ohne weiteres zur Erektionsstörung führen kann.

Zu 3: Die Einnahme von Betablockern hat Einfluss auf die Erektionsfähigkeit.

✓ Zu 4: Jawohl. Männliche Patienten mit Multipler Sklerose können unter Erektionsstörungen leiden.

✓ Zu 5: Würde mich wundern, wenn dem nicht so wäre.

■ Antwort 334

Die Lösung **C** ist richtig.

✓ Zu 1: Östrogene haben eine vielfältige Wirkung, u. a. fördern sie den Knochenaufbau.

✓ Zu 2: Östrogene wirken auf die Schleimhäute im Genitaltrakt und bewirken auch den zyklischen Auf- und Abbau der Uterusschleimhaut.

✓ Zu 3: Östrogene sorgen für das typische weibliche Erscheinungsbild; sie wirken auf die weibliche Brustentwicklung.

Zu 4: Östrogene fördern die Lipolyse und führen somit zu einer Erhöhung der Triglyzeride im Blut.

✓ Zu 5: Nach neuesten Untersuchungen ist eine Hormonbehandlung mit Östrogen für das Herz nicht nur unwirksam, sondern sogar schädlich.

■ Antwort 335

Die Lösung **D** ist richtig.

Zu 1: Die Nebenhoden liegen innerhalb des Skrotums (Hodensack).

Zu 2: In den Nebenhoden erfolgt keine endokrine Sekretion, wohl aber eine exokrine Sekretion. Hier wird ein saures Sekret abgegeben, welches die Aufgabe hat, die Samenfäden bis zur Ejakulation bewegungsunfähig zu machen.

Zu 3: Die Spermatogenese findet in den Hodenkanälchen des Hodens statt.

✓ Zu 4: Die Speicherung der Spermien ist die Hauptaufgabe des Nebenhodens.

Zu 5: Für die, die es nicht mehr wissen, intraperitoneale Organe sind: Milz, Leber, Magen, Jejunum, Ileum, Zäkum, Appendix vermiformis, Colon transversum, Colon sigmoideum.

336. **Was versteht man unter dem Graaf-Follikel?**

- ❏ A) Primärfollikel
- ❏ B) Sekundärfollikel
- ❏ C) Spungreifer Follikel, der zum Eisprung führt
- ❏ D) Gelbkörper
- ❏ E) Östrogene

337. **Der Ductus deferens (Samenleiter) mündet ...**

- ❏ A) ... in die Prostata.
- ❏ B) ... in die Harnleiter.
- ❏ C) ... in die Harnröhre.
- ❏ D) ... in die Blase.
- ❏ E) Keine der Aussagen ist richtig.

▦ Antwort 336

Die Lösung **C** ist richtig.

Zu A: In den Eierstöcken einer empfängnisbereiten jungen Frau befinden sich ca. 400 000 Primärfollikel! Diese benötigen jedoch noch 28 Tage, um zu einem sprungreifen Graaf-Follikel heranzureifen.

Zu B: Ein Sekundärfollikel wird zum Tertiärfollikel.

✓ Zu C: Der Graaf-Follikel ist ein aus dem Tertiärfollikel herangereifter Quartärfollikel, welcher letztendlich platzt und so zum Eisprung führt.

Zu D: Der Gelbkörper entsteht im Eierstock nach dem Eisprung aus dem Primärfollikel und steuert über Hormone (Progesteron) den Menstruationszyklus sowie, nach Befruchtung des Eis, auch den Anfang der Schwangerschaft.

! Sehen Sie sich die Entwicklungsstadien der Follikel, die die Eizelle umgeben, in den Lehrbüchern an. Seitdem am 1. 1. 2001 das Gesetz zur Bekämpfung von Geschlechtskrankheiten aufgehoben wurde und damit auch das Untersuchungsverbot von Geschlechtsorganen für den Heilpraktiker, ist dieses Wissensgebiet auch Prüfungsfach. Das Gleiche gilt für die Spermatogenese.

▦ Antwort 337

Die Lösung **C** ist richtig.

Zu A: Gänge innerhalb der Prostata münden in den Samenleiter und nicht umgekehrt.

Zu B: Nicht die Harnleiter mit der Harnröhre verwechseln.

✓ Zu C: Der Ductus deferens (Samenleiter) mündet über den Spritzgang (Ductus ejaculatorius als letzter Teil des Samenleiters) in die Harnröhre.

Zu D: Was soll das Ejakulat in der Harnblase?

338. **Bei einem jungen Erwachsenen besteht eine einseitige schmerzlose Hodenschwellung. Welche Erkrankungen sind denkbar?**

1. Akute Hodentorsion
2. Varikozele
3. Skrotalhernie
4. Hodentumor
5. Benigne Prostatahyperplasie

   ❑ A) Nur die Aussagen 1, 3 und 4 sind richtig.
   ❑ B) Nur die Aussagen 1, 4 und 5 sind richtig.
   ❑ C) Nur die Aussagen 2, 3 und 5 sind richtig.
   ❑ D) Nur die Aussagen 2, 3 und 4 sind richtig.
   ❑ E) Nur die Aussage 4 ist richtig.

339. **Welche therapeutische Maßnahme ist für die Hodentorsion richtig?**

   ❑ A) Medikamentöse Therapie (Antibiotika)
   ❑ B) Sofortige Operation
   ❑ C) Keine besondere Therapie erforderlich
   ❑ D) Hochlagerung der Beine
   ❑ E) Homöopathische Therapie

Antwort 338

Die Lösung **D** ist richtig.

Zu 1: Eine akute Hodentorsion ist eine Drehung von Hoden und Samenstrang um die Längsachse, dabei werden die Hodengefäße abgeklemmt und es besteht eine hochgradige Gefahr eines Infarkts (Absterben von Hodengewebe). Eine Schwellung besteht nicht, da die Gefäße abgedrückt werden, außerdem bestehen akute Schmerzen. Bei einer Hodentorsion findet sich bei der Untersuchung ein negatives *Prehn-Zeichen*, das heißt, bei der Hochlagerung der Hoden nehmen die Hodenschmerzen zu.

✓ Zu 2: Bei der Varikozele handelt es sich um eine starke venöse Stauung des Venengeflechts im Samenstrang, welche am Skrotum (Hodensack) deutlich zu tasten und zu inspizieren ist. Die primäre Varikozele ist idiopathisch, während eine sekundäre Varikozele (immer nur der linke Hoden) infolge eines Nierentumors (Hypernephrom oder Wilms-Tumor) entsteht. Beim Tumoreinbruch in die linke V. renalis wird die V. testicularis verschlossen (s. im Anatomiebuch).

✓ Zu 3: Eine Skrotalhernie ist ein Leistenbruch, welcher bis in den Hodensack reicht und dort eine deutliche, in der Regel schmerzlose Schwellung verursachen kann.

✓ Zu 4: Die Mehrzahl der Hodentumore ist bösartig. Betroffen sind v. a. jüngere Männer (20–40 Jahre). Ein Hodentumor führt in der Regel zu einer Schwellung.

Zu 5: Eine gutartige Prostatavergrößerung führt nicht zu einer einseitigen Hodenschwellung.

! Positives Prehn-Zeichen: Bei der Hochlagerung der Hoden kommt es zur Abnahme der Hodenschmerzen als Hinweis auf Nebenhodenentzündung. Negatives Prehn-Zeichen: Bei der Hochlagerung der Hoden kommt es zur Zunahme der Hodenschmerzen als Hinweis auf Hodentorsion.

Antwort 339

Die Lösung **B** ist richtig.

Zu A: Bei einer Hodentorsion (auch nur bei Verdacht) immer sofort ins Krankenhaus an den zuständigen Arzt abgeben!

✓ Zu B: Eine Hodentorsion ist ein Notfall; es besteht die Gefahr eines Hodeninfarkts.

Zu C: Definitiv falsch.

Zu D: Bringt nichts.

Zu E: Diese Aussage sollte sicherlich nicht angekreuzt werden. Wenngleich eine *zusätzliche* homöopathische Therapie durchaus denkbar ist.

340. **Welche der nachfolgenden Erkrankungen dürfen Sie als Heilpraktiker behandeln?**

1. Gonorrhö
2. Eierstockzyste
3. Benigne Prostatahyperplasie
4. Chlamydieninfektion
5. Gebärmuttermyom

❑ A) Nur die Aussagen 2, 3, 4 und 5 sind richtig.
❑ B) Nur die Aussagen 3 und 5 sind richtig.
❑ C) Nur die Aussagen 2 und 5 sind richtig.
❑ D) Nur die Aussagen 2, 3 und 5 sind richtig.
❑ E) Alle Aussagen sind richtig.

341. **Bei der Endometriose können die Gebärmutterschleimhautinseln wohin verschleppt werden?**

1. Myometrium (Muskelschicht der Gebärmutter)
2. Bauchhöhle
3. Brusthöhle
4. Dünndarm
5. Lunge

❑ A) Nur die Aussagen 1, 2, 3 und 4 sind richtig.
❑ B) Nur die Aussagen 1, 2 und 3 sind richtig.
❑ C) Nur die Aussagen 1 und 2 sind richtig.
❑ D) Nur die Aussagen 2 und 3 sind richtig.
❑ E) Alle Aussagen sind richtig.

342. **In welchem Quadranten ist ein Mammakarzinom am häufigsten zu finden?**

❑ A) Im unteren inneren Quadranten
❑ B) Im unteren äußeren Quadranten
❑ C) Im oberen inneren Quadranten
❑ D) Im oberen äußeren Quadranten
❑ E) In allen Quadranten gleich

Antwort 340

Die Lösung **D** ist richtig.

- Zu 1: Eine Gonorrhö darf nach IFSG §24 (Behandlungsverbot) nicht behandelt werden. Dort wird erwähnt, dass die Behandlung von sexuell übertragbaren Krankheiten nur Ärzten gestattet ist.
- ✓ Zu 2: Heilpraktiker dürfen seit dem 1.1.2001 Eierstockzysten behandeln.
- ✓ Zu 3: Eine Prostatahyperplasie darf vom Heilpraktiker seit dem 1.1.2001 behandelt werden.
- Zu 4: Chlamydieninfektionen dürfen laut IFSG § 24 nicht behandelt werden.
- ✓ Zu 5: Alle Erkrankungen der Geschlechtsorgane, welche nicht von einer sexuell übertragbaren Krankheit hervorgerufen werden, dürfen vom HP behandelt werden, solange er die Sorgfaltspflicht beachtet.

Antwort 341

Die Lösung **E** ist richtig.

- ✓ Zu 1: Eine Verschleppung der Gebärmutterschleimhautinseln findet sich zu ca. 45 % in der Gebärmuttermuskulatur, zu ca. 5 % in den Genitalschleimhäuten und zu 50 % außerhalb des Genitaltraktes (z. B. Bauchhöhle, Blase, Darm, Brustraum).
- ✓ Zu 2: Die Gebärmutterschleimhautinseln können letztlich überallhin verschleppt werden.
- ✓ Zu 3: Richtig.
- ✓ Zu 4: Richtig.
- ✓ Zu 5: Richtig.

Antwort 342

Die Lösung **D** ist richtig.

- Zu A: Falsch.
- Zu B: Falsch.
- Zu C: Falsch.
- ✓ Zu D: In der Hälfte der Fälle findet sich das Mammakarzinom im oberen äußeren Quadranten.
- Zu E: Falsch.

343. **Welche Aussagen über Lues sind richtig?**

1. Führt zu einem schmerzlosen, harten Geschwür.
2. Die Erreger der Lues sind Bakterien.
3. Führt im Stadium II zu Hauterkrankungen.
4. Alle Infizierten im Stadium I gehen bei Nichtbehandlung in das Stadium II über.
5. Kann chronisch verlaufen.

- ❏ A) Nur die Aussagen 1, 2, 3 und 5 sind richtig.
- ❏ B) Nur die Aussagen 1, 2 und 4 sind richtig.
- ❏ C) Nur die Aussagen 1 und 2 sind richtig.
- ❏ D) Nur die Aussagen 2, 3 und 5 sind richtig.
- ❏ E) Alle Aussagen sind richtig.

344. **Bei der fibrozystischen Mastopathie handelt es sich um …?**

- ❏ A) … einen bösartigen Tumor.
- ❏ B) … einen gutartigen Tumor.
- ❏ C) … einen bindegewebigen und mit Zystenbildung einhergehenden Umbau des Drüsengewebes.
- ❏ D) … Endometriose im weiblichen Drüsengewebe.
- ❏ E) … einen geschwürigen Untergang des Brustdrüsengewebes.

▧ Antwort 343

Die Lösung **A** ist richtig.

✓ Zu 1: Im Primärstadium entsteht an der Eintrittsstelle ein sog. Primäraffekt, auch harter Schanker genannt. Er ist schmerzlos, ungefähr centgroß, erhaben mit derbem Rand, braunrot, knorpelig hart (Ulcus durum) und in der Hälfte der Fälle geschwürig.

✓ Zu 2: Die Erreger sind Bakterien (Spirochäten): Treponema pallidum.

✓ Zu 3: Im Sekundärstadium der Syphilis treten neben den Allgemeinsymptomen (Fieber, erhöhte BSG, Kopf- und Gelenkbeschwerden, Lymphknotenschwellungen, Milz- und Leberschwellung) v. a. Hauterscheinungen auf („Syphilis ist der Affe unter den Hauterkrankungen").

Zu 4: Bei ca. 25 % der nicht behandelten Patienten entwickelt sich das Sekundärstadium der Syphilis. Für viele Patienten kann die Syphilis in diesem Stadium nach einigen Jahren ausheilen, ein Viertel der Patienten jedoch geht in ein drittes, nichtinfektiöses Stadium über.

✓ Zu 5: Gerade das zweite und dritte Stadium der Syphilis verlaufen chronisch.

▧ Antwort 344

Die Lösung **C** ist richtig.

Zu A: Nicht richtig.

Zu B: Auch nicht richtig.

✓ Zu C: Unter fibrozystischer Mastopathie wird ein bindegewebiger, v. a. mit Zystenbildung einhergehender Umbau des weiblichen Drüsengewebes verstanden. Das Leitsymptom sind Brustschmerzen.

Zu D: Endometriose ist eine Verschleppung von Gebärmutterschleimhautinseln in jeden Teil des Körpers.

Zu E: Einen geschwürigen Untergang des Brustdrüsengewebes kenne ich nur beim Mammakarzinom.

345. **Welche Zeichen geben einen Verdacht auf ein Mammakarzinom?**

1. Nicht verschieblicher harter Knoten
2. Grobporigkeit der Haut
3. Brustschmerzen
4. Nässende Brustwarze
5. Prämenstruelle Beschwerden

☐ A) Nur die Aussagen 1, 2, 3 und 4 sind richtig.
☐ B) Nur die Aussagen 1, 2 und 3 sind richtig.
☐ C) Nur die Aussagen 1 und 2 sind richtig.
☐ D) Nur die Aussagen 1 und 3 sind richtig.
☐ E) Alle Aussagen sind richtig.

346. **Ordnen Sie den Erkrankungen die entsprechenden Maßnahmen zu!**

Liste 1
1. Nebenhodenentzündung
2. Hodentorsion
3. Traumatische Hodenschwellung
4. Pendelhoden

Liste 2
A Medikamentöse Therapie (Antibiotika)
B Keine besondere Therapie erforderlich
C Sofortige Operation
D Hochlagerung der Beine

☐ A) 1 B, 2 C, 3 D, 4 A
☐ B) 1 A, 2 C, 3 D, 4 B
☐ C) 1 B, 2 D, 3 C, 4 A
☐ D) 1 C, 2 B, 3 D, 4 A
☐ E) 1 B, 2 A, 3 C, 4 D

▨▨ Antwort 345

Die Lösung **A** ist richtig.

✓ Zu 1: Verdachtszeichen auf ein Mammakarzinom sind: schmerzloser und nicht verschieblicher Knoten (mit der Haut verwachsen), Einziehung der Brustwarze, Orangenhaut, Einziehungen der Haut (Brustdeformierung), Hautentzündung, Geschwürsbildung, Mastodynie (Brustschmerzen), nässende oder blutende Brustwarze.

✓ Zu 2: Richtig.

✓ Zu 3: Richtig.

✓ Zu 4: Richtig.

Zu 5: Beim prämenstruellen Syndrom handelt es sich um kurz vor der Menstruation auftretende, charakteristische Symptome: Depression, Aggression, Kopfschmerzen, Brustschmerzen, Schwellung der Brüste, Völlegefühl, Verdauungsstörungen, Hitzewallungen, Wassereinlagerung, Gelenkschwellungen u. a.

▨▨ Antwort 346

Die Lösung **B** ist richtig.

Zu A: Falsch.

✓ Zu B: 1. Eine Nebenhodenentzündung gehört in die Hände eines Facharztes. In der Regel ist eine fortgeleitete Infektion aus Harnröhre und Prostata die Ursache; eine Therapie mit Antibiotika ist notwendig.

2. Eine Hodentorsion ist ein Notfall und wird in der Regel sofort operiert.

3. Eine Hochlagerung der Beine ist als Erstversorgung sicherlich richtig, jedoch muss eine eingehende ärztliche Untersuchung zeigen, welche Schäden entstanden sind.

4. Eine Pendelhoden gilt als nicht behandlungsbedürftig. Es handelt sich um eine Beweglichkeit der Hoden, welche durch die Kontraktion des M. cremaster (sog. Hodenheber) entsteht.

Zu C: Falsch.

Zu D: Falsch.

Zu E: Falsch.

12 Infektionskrankheiten

347. Bei welchen Infektionskrankheiten tritt typischerweise Kontinua (lange anhaltendes Fieber) auf?

1. Cholera
2. Typhus abdominalis
3. Ornithose
4. Botulismus
5. Virusbedingtes hämorrhagisches Fieber

☐ A) Nur die Aussagen 1, 2 und 4 sind richtig.
☐ B) Nur die Aussagen 2, 3 und 5 sind richtig.
☐ C) Nur die Aussagen 2 und 3 sind richtig.
☐ D) Nur die Aussage 3 ist richtig.
☐ E) Nur die Aussagen 2, 3 und 4 sind richtig.

Antwort 347

Die Lösung **B** ist richtig.

    Zu 1: Cholerapatienten mit einem schweren Verlauf haben Untertemperatur. Nach § 6 des IFSG für Heilpraktiker meldepflichtig!

✓ Zu 2: Beim Typhus abdominalis besteht in der ersten Woche ein treppenförmiger Fieberanstieg, in der zweiten und dritten Woche ein gleich bleibend hohes Fieber und in der letzten Woche ein lytischer (langsamer) Fieberabfall. Nach § 6 des IFSG für Heilpraktiker meldepflichtig!

✓ Zu 3: Ornithose hat in der Regel einen langsamen Fieberanstieg und dann über zwei Wochen lang anhaltendes Fieber (39–40 °C). Ornithose geht mit einer atypischen Pneumonie einher (trockener Husten, mäßiger Auswurf von Schleim).

    Zu 4: Botulismus ist eine schwere bakterielle Lebensmittelvergiftung. Es bestehen typische Intoxikationserscheinungen, aber kein Fieber. Nach § 6 des IFSG für Heilpraktiker meldepflichtig!

✓ Zu 5: Alle Virusinfektionen, die unter dem Krankheitsbild virusbedingtes hämorrhagisches Fieber zusammengefasst werden (dazu gehört auch Gelbfieber!), gehen mit hohem, lang anhaltendem Fieber einher. Nach § 6 des IFSG für Heilpraktiker meldepflichtig!

! Unter Kontinua (Continua febris) versteht man über 39 °C hohes Fieber, das mindestens einige Tage bei annähernd gleich bleibender Temperatur anhält. Folgende wichtige Infektionskrankheiten des IFSG gehen mit Kontinua einher: Ornithose, Typhus, Fleckfieber, virusbedingtes hämorrhagisches Fieber.

348. **Welche der folgenden Erkrankungen sind nach dem Infektionsschutzgesetz für einen Heilpraktiker meldepflichtig?**

1. Der Verdacht auf eine Hepatitis-A-Erkrankung
2. Eine Masernerkrankung, auch ohne Erregernachweis
3. Eine Meningokokken-Meningitis oder -Sepsis
4. Ein Einzelfall einer Salmonellenenteritis (keine Tätigkeit im Lebensmittelbereich)
5. Eine behandlungsbedürftige, geschlossene Lungentuberkulose

❏ A) Nur die Aussage 3 ist richtig.
❏ B) Nur die Aussagen 3 und 5 sind richtig.
❏ C) Nur die Aussagen 4 und 5 sind richtig.
❏ D) Nur die Aussagen 1, 3 und 5 sind richtig.
❏ E) Nur die Aussagen 1, 2, 3 und 5 sind richtig.

349. **Was wird unter Endemie verstanden?**

❏ A) Stark gehäuftes Vorkommen einer Erkrankung in einem bestimmten Gebiet
❏ B) Ständiges Vorkommen einer Erkrankung in einem bestimmten Gebiet
❏ C) Ausbreitung über Länder und Kontinente
❏ D) Sterbewahrscheinlichkeit an einer bestimmten Erkrankung

Antwort 348

Die Lösung **E** ist richtig.

✓ Zu 1: Der Verdacht auf eine akute Virushepatitis ist für den Heilpraktiker meldepflichtig. Der Verdacht ist gegeben, wenn ein Patient mit Ikterus in Ihre Praxis kommt und die Frage „Waren Sie im Ausland?" mit „Ja" beantwortet. Zur weiteren Untersuchung dürfen Sie eine vollständige Anamnese durchführen, aber auf keinen Fall den Urin mittels Combur-10-Test untersuchen. Es geht darum, nicht mit dem Erreger in Kontakt zu kommen.

✓ Zu 2: Masern ist gemäß § 6 des IFSG für den Heilpraktiker meldepflichtig.

✓ Zu 3: Eine Meningokokken-Meningitis oder -Sepsis ist gemäß § 6 des IFSG für den Heilpraktiker meldepflichtig.

Zu 4: Der Verdacht bzw. die Erkrankung einer akuten infektiösen Gastroenteritis ist vom Heilpraktiker nur dann zu melden, wenn eine Person betroffen ist, die eine Tätigkeit im Sinne des § 42 Abs. 1 des IFSG (Personen, die Lebensmittel herstellen, behandeln oder in den Verkehr bringen) ausgeübt, oder wenn zwei oder mehr gleichartige Erkrankungen auftreten, bei denen ein epidemischer Zusammenhang wahrscheinlich ist oder vermutet wird.

✓ Zu 5: Die Erkrankung an einer Tuberkulose ist vom Heilpraktiker zu melden.

❗ Für den Heilpraktiker sind 16 Krankheiten gemäß § 6 des IFSG meldepflichtig: Botulismus, Cholera, Diphtherie, humane spongiforme Enzephalopathie (nicht die erblichen Formen), akute Virushepatitis, enteropathisches hämolytisch-urämisches Syndrom (HUS), virusbedingtes hämorrhagisches Fieber, Masern, Meningokokken-Meningitis oder -Sepsis, Milzbrand, Poliomyelitis, Pest, Tollwut, Typhus abdominalis bzw. Paratyphus, Tuberkulose und akute infektiöse Gastroenteritis.

Antwort 349

Die Lösung **B** ist richtig.

Zu A: Definition von Epidemie.

✓ Zu B: Ein ständiges Vorkommen einer Erkrankung in einem bestimmten Gebiet wird als Endemie bezeichnet (z. B. Malaria).

Zu C: Eine Ausbreitung einer Infektionskrankheit über Länder, Landstriche und Kontinente wird als Pandemie bezeichnet.

Zu D: Definition von Letalität.

350. **Was trifft bei der Sterilisation zu?**

1. Es besteht völlige Keimfreiheit.
2. Verwendung bei i.-v.-Injektionen
3. Es werden thermische, physikalische und chemische Verfahren unterschieden.
4. Geräte zur Sterilisation dürfen nur von Ärzten und den dafür speziell ausgebildeten Personen (Ausbildungsnachweis) betrieben werden.
5. Wird für die chirurgische Händesterilisation angewandt.

❏ A) Nur die Aussagen 1, 2, 4 und 5 sind richtig.
❏ B) Nur die Aussagen 1 und 3 sind richtig.
❏ C) Nur die Aussagen 3 und 4 sind richtig.
❏ D) Nur die Aussagen 2 und 5 sind richtig.
❏ E) Nur die Aussage 1 ist richtig.

351. **Mindestens einmal halbjährlich wird durch welches Verfahren kontrolliert, ob Ihr Autoklav richtig arbeitet?**

❏ A) Watte (verfärbt sich bräunlich)
❏ B) Sporenpäckchen (Bioindikatoren)
❏ C) Gerät wird durch das Gesundheitsamt überprüft.
❏ D) Thermometer an der Außenwand
❏ E) Heilpraktiker dürfen Druckluftsterilisatoren nicht prüfen.

Antwort 350

Die Lösung **B** ist richtig.

✓ Zu 1: Sterilisation ist die Entfernung *aller* Keime (auch der Sporen).

Zu 2: Bei der intravenösen Injektion wird eine Hautdesinfektion beim Patienten vorgenommen. Sie wird mit 80 %igem Äthylalkohol oder 70 %igem Isopropylalkohol oder mit anderen vom Robert-Koch-Institut zugelassenen Desinfektionsmitteln durchgeführt.

✓ Zu 3: Bei der Sterilisation werden thermische Verfahren (Sterilisatoren), physikalische Verfahren (energiereiche Strahlen), chemische Verfahren (z. B. Ethylenoxid oder Formaldehyd) und Sterilfiltration zur Herbeiführung der Keimfreiheit bei Flüssigkeiten und Gasen unterschieden.

Zu 4: Jeder, der die Hygieneregeln beachtet, darf Geräte zur Sterilisation betreiben.

Zu 5: Die chirurgische Händedesinfektion spielt bei der Desinfektion eine Rolle: Zur Vernichtung tiefer sitzender Keime (z. B. in Haarbälgen und Schweißdrüsen) werden die Hände und Unterarme (bis Ellenbogen) mit Seife und Wasser 2 Min. gründlich gewaschen und dann zweimal $2^{1}/_{2}$ Min. mit dem entsprechenden Desinfektionsmittel eingerieben.

Antwort 351

Die Lösung **B** ist richtig.

Zu A: Nicht richtig.

✓ Zu B: Mindestens einmal halbjährlich muss eine biologische Kontrolle der Sterilisationsgeräte durch Bioindikatoren (enthalten Sporen) erfolgen. In der ärztlichen Praxis wird jedoch in der Regel bei jedem Sterilisationsvorgang eine Kontrolle durch Farbindikatoren (Chemoindikatoren) vorgenommen, welche durch eine Farbänderung eine ausreichende Temperatur anzeigen.

Zu C: Nicht richtig.

Zu D: Nicht richtig.

Zu E: Heilpraktiker besitzen die Pflicht, die Sterilisatoren mindestens einmal im Halbjahr zu prüfen.

352. **Welche der folgenden Aussagen zur hygienischen Händedesinfektion treffen zu?**

1. Sie ist eine wichtige Maßnahme zur Verhinderung einer Übertragung von Krankheitserregern in der Heilpraktikerpraxis.
2. Sie ist eine der wichtigsten Maßnahmen zur Verhinderung einer Weiterverbreitung von MRSA (methicillinresistenter Staphylococcus aureus).
3. Sie ist eine Maßnahme zur Abtötung von Anflug- oder Kontaktkeimen.
4. Sie ist in jedem Fall erst nach ausgiebigem Waschen mit Seife durchzuführen.
5. Sie ist mindestens 30 Sek. lang durchzuführen.

☐ A) Nur die Aussagen 1 und 5 sind richtig.
☐ B) Nur die Aussagen 3 und 5 sind richtig.
☐ C) Nur die Aussagen 1, 2 und 3 sind richtig.
☐ D) Nur die Aussagen 1, 2, 3 und 5 sind richtig.
☐ E) Alle Aussagen sind richtig.

353. **Wie wird die Sterilisation von Pinzetten und Scheren vorgenommen?**

☐ A) In 70%igen Alkohol legen.
☐ B) Heißluft 160 °C für 20 Min.
☐ C) Dampfsterilisation bei 1 atü und 120 °C mindestens 20 Min. Betriebsdauer
☐ D) 10-minütiges Abkochen
☐ E) Mit heißem Wasser waschen.

55555555555555

5555

5

Antwort 352

Die Lösung **D** ist richtig.

✓ Zu 1: Die Aussage ist richtig.

✓ Zu 2: MRSA ist die Abkürzung für multiresistenter (früher: methicillinresistenter) Staphylococcus aureus. Er ist einer der wichtigsten Erreger nosokomialer (im Krankenhaus erworbener) Infektionen und verursacht Wundinfektionen, Sepsis und Lungenentzündung. Nach Auftreten von MRSA im Krankenhaus gelten strenge Regeln: Händedesinfektion nach jedem Patientenkontakt und nach Ablegen von Handschuhen und Kittel.

✓ Zu 3: Richtig. Die Händedesinfektion ist eine Maßnahme zur Herbeiführung einer Keimarmut; dabei werden pathogene Mikroorganismen entfernt, sporenbildende Keime bzw. Sporen überleben jedoch.

Zu 4: Am Anfang eines invasiven Eingriffs in den Körper werden zuerst die Hände gewaschen, dann desinfiziert. Danach sollen die Hände zuerst desinfiziert und dann gewaschen werden. Der Sinn liegt darin, mögliche Keime an den Händen zuerst zu vernichten und dann abzuwaschen.

✓ Zu 5: Die Durchführung der Händedesinfektion beträgt 30–60 Sek.

Antwort 353

Die Lösung **C** ist richtig.

Zu A: 70%iger Isopropylalkohol wird zur Desinfektion benutzt.

Zu B: Heißluftsterilisatoren gelten als unzuverlässig und werden nur noch selten benutzt. Bei einer Arbeitstemperatur von 160 °C gilt eine Einwirkzeit von mindestens 200 Min., bei einer Temperatur von 180 °C eine Einwirkzeit von mindestens 30 Min.

✓ Zu C: Es gibt zwei Verfahren bei den Dampfsterilisatoren: Bei 1 atü mit 120 °C und einer Einwirkzeit von mindesten 20 Min. und bei 2 atü mit 134 °C und einer Einwirkzeit von mindestens 5 Min.

Zu D: Nicht richtig.

Zu E: Nicht richtig.

354. **Legionelleninfektionen werden meist erworben durch ...:**

❏ A) ... Tröpfcheninfektion von Mensch zu Mensch.
❏ B) ... Inhalation kontaminierter Aerosole.
❏ C) ... Kontaminierte tierische Lebensmittel.
❏ D) ... Tröpfcheninfektion von Tier zu Mensch.
❏ E) ... Schmierinfektion von Mensch zu Mensch.

355. **Welche Aussagen über Viren sind richtig?**

1. Sie benötigen zur Vermehrung eine Wirtszelle.
2. Sie haben einen eigenen Stoffwechsel.
3. Sie sind empfindlich auf Antibiotika.
4. Sie sind kultivierbar auf Nährboden.
5. Enthalten als genetische Informationen DNS oder RNS.

❏ A) Nur die Aussagen 1, 2 und 5 sind richtig.
❏ B) Nur die Aussagen 1 und 5 sind richtig.
❏ C) Nur die Aussagen 2, 3 und 4 sind richtig.
❏ D) Nur die Aussagen 3 und 5 sind richtig.
❏ E) Nur die Aussage 5 ist richtig.

Antwort 354

Die Lösung **B** ist richtig.

Zu A: Typische Tröpfcheninfektion findet sich bei folgenden wichtigen Infektionskrankheiten: Diphtherie, HUS, Masern, Meningokokken-Meningitis, Pest, Tuberkulose, Haemophilus-influenzae-Infektion, Influenza, Mononukleose, Röteln, Keuchhusten, Scharlach.

✓ Zu B: Mit Legionelleninfektion ist die Legionärskrankheit gemeint. Erreger ist Legionella pneumophila, welcher als opportunistisch gilt. Die Übertragung erfolgt durch Inhalation infizierter Aerosole (flüssige Schwebstoffe) aus Wasseranlagen, wie z. B. Klimaanlagen, Duschköpfe, Whirlpools und andere Wasseranlagen.

Zu C: Folgende wichtige Infektionskrankheiten werden durch kontaminierte Lebensmittel bzw. durch Schmierinfektion erworben: Botulismus (keine Schmierinfektion), Cholera, Hepatitis A und E, HUS, virusbedingtes hämorrhagisches Fieber, Poliomyelitis, Typhus abdominalis, Paratyphus, infektiöse Gastroenteritis, Giardiasis, Salmonellenenteritis, Shigellose, Echinokokkose, Borkenflechte.

Zu D: Zoonosen finden sich bei folgenden wichtigen Infektionskrankheiten: virusbedingtes hämorrhagisches Fieber, Milzbrand, Tollwut, Brucellosen, Ornithose, Leptospirosen.

Zu E: Siehe Kommentar unter C.

Antwort 355

Die Lösung **B** ist richtig.

✓ Zu 1: Viren leben obligat intrazellulär, ohne Wirtszelle ist keine Vermehrung möglich.

Zu 2: Viren haben keinen eigenen Stoffwechsel.

Zu 3: Bakterien sind empfindlich auf Antibiotika.

Zu 4: Da Viren keinen Stoffwechsel haben und somit nicht „leben", können sie auch nicht gezüchtet werden.

✓ Zu 5: Viren sind nur mit dem Elektronenmikroskop sichtbare Krankheitserreger. Sie besitzen keinen Stoffwechsel, nur eine genetische Information in Form von DNS oder RNS. Die Virus-DNS wird in das Erbgut der Wirtszelle eingebaut und veranlasst diese, nun massenhaft Viren herzustellen.

356. Was versteht man unter Grobdesinfektion bei der Sterilisation?

❏ A) Heißluft 30 Min. bei 180 °C
❏ B) Dampfdruck 20 Min. bei 120 °C und 1 atü
❏ C) Dampfdruck 5 Min. bei 134 °C und 2 atü
❏ D) Einlegen der Instrumente in 10%ige Desinfektionslösung
❏ E) Waschen und Bürsten der Instrumente unter fließendem Wasser

357. Was bedeutet/beschreibt der Begriff „Pathogenität" von Erregern?

❏ A) Die Entwicklung von der Spore bis zum vermehrungsfähigen Erreger (Bakterium)
❏ B) Der Austausch von Plasmiden (Erbinformation) zwischen z. B. Bakterien
❏ C) Die Fähigkeit eines Erregers, in einem Wirt eine bestimmte Erkrankung hervorzurufen
❏ D) Die Austestung von Antibiotika auf einen bestimmten Erreger
❏ E) Die Zeit zwischen Infektion und Erkrankung

358. Welche der folgenden Erreger werden typischerweise infolge einer Schmierinfektion (fäkal-oral) übertragen?

1. HAV (Hepatitis-A-Viren)
2. HEV (Hepatitis-E-Viren)
3. Epstein-Barr-Virus
4. Influenzaviren
5. Polioviren

❏ A) Nur die Aussagen 1, 2 und 5 sind richtig.
❏ B) Nur die Aussagen 1 und 5 sind richtig.
❏ C) Nur die Aussagen 2 und 4 sind richtig.
❏ D) Nur die Aussagen 3 und 5 sind richtig.
❏ E) Nur die Aussagen 1, 3 und 4 sind richtig.

Antwort 356

Die Lösung **D** ist richtig.

Zu A: Einwirkzeit bei einem Heißluftsterilisator.

Zu B: Einwirkzeit bei einem Autoklav (Druckluftsterilisator).

Zu C: Einwirkzeit bei einem Autoklav (Druckluftsterilisator).

✓ Zu D: Die Grobdesinfektion bezeichnet das Einlegen der Instrumente in eine 10%ige Desinfektionslösung direkt nach Gebrauch für ca. zwei Stunden.

Zu E: Waschen und Bürsten der Instrumente unter fließendem Wasser (spült Eiter und Blutreste weg) gilt als Feindesinfektion und erfolgt nach der Grobdesinfektion.

! Beim Sterilisationsverfahren sind 6 Arbeitsschritte zu beachten: 1. Grobdesinfektion, 2. Feindesinfektion, 3. abtrocknen und in den Sterilisator legen, 4. Aufwärmzeit ca. 30 Min., 5. Sterilisation (Dampfdruck), 6. Abkühlzeit ca. 60 Min.

Antwort 357

Die Lösung **C** ist richtig.

Zu A: Falsch.

Zu B: Falsch.

✓ Zu C: Die Pathogenität von Erregern beschreibt die Fähigkeiten bzw. Eigenschaften, bestimmte krankhafte Veränderungen im menschlichen Organismus hervorzurufen.

Zu D: Falsch.

Zu E: Die Zeit zwischen dem Eindringen von Erregern in den Körper bis zum ersten Ausbruch von Symptomen wird als Inkubationszeit beschrieben.

Antwort 358

Die Lösung **A** ist richtig.

✓ Zu 1: Die Übertragung von HAV und HEV erfolgt fäkal-oral, z. B. durch verunreinigtes Trinkwasser.

✓ Zu 2: Richtig.

Zu 3: Das Epstein-Barr-Virus ist der Erreger der infektiösen Mononukleose (auch Pfeiffer-Drüsenfieber genannt). Die Übertragung erfolgt durch Tröpfchen- und Kontaktinfektion, z. B. infizierter Speichel beim Küssen.

Zu 4: Die Influenzaviren werden typischerweise durch eine Tröpfcheninfektion übertragen.

✓ Zu 5: Nicht vergessen! Das wird immer wieder gefragt: Polioviren werden über Schmierinfektion übertragen.

359. **Welche Aussagen über die hygienische Händedesinfektion sind richtig?**

1. Erst die Hände waschen, dann desinfizieren.
2. Erst die Hände desinfizieren, dann gegebenenfalls (falls erforderlich) waschen.
3. Kann mit 80 %igem Äthylalkohol durchgeführt werden.
4. Wird vor Operationen eingesetzt.
5. Wird bei der Flächendesinfektion eingesetzt.

☐ A) Nur die Aussagen 2, 3 und 5 sind richtig.
☐ B) Nur die Aussagen 1, 3 und 4 sind richtig.
☐ C) Nur die Aussagen 2 und 3 sind richtig.
☐ D) Nur die Aussagen 2 und 5 sind richtig.
☐ E) Nur die Aussagen 1 und 4 sind richtig.

360. **Für den Heilpraktiker ist nach dem Infektionsschutzgesetz bereits der Krankheitsverdacht welcher Infektionskrankheit zu melden?**

1. Masern
2. Ornithose
3. Diphtherie
4. Akute Virushepatitis A
5. Milzbrand

☐ A) Nur die Aussagen 1, 3 und 4 sind richtig.
☐ B) Nur die Aussagen 1, 3, 4 und 5 sind richtig.
☐ C) Nur die Aussagen 2, 3 und 4 sind richtig.
☐ D) Nur die Aussagen 2 und 5 sind richtig.
☐ E) Nur die Aussagen 1, 4 und 5 sind richtig.

▦ Antwort 359

Die Lösung **C** ist richtig.

    Zu 1: Wenn die Hände sehr verunreinigt sind, wird erst desinfiziert und dann gewaschen.

✓ Zu 2: Korrekt.

✓ Zu 3: Die Händedesinfektion wird mit 80%igem Äthylalkohol oder 70%igem Isopropylalkohol oder mit anderen zugelassenen Desinfektionsmitteln für eine Dauer von 30–60 Sek. durchgeführt.

    Zu 4: Für Operationen wird die chirurgische Händedesinfektion angewandt.

    Zu 5: Die Flächendesinfektion wird bei verunreinigten Arbeitsplatten und Fußböden eingesetzt und mit der 2-Eimer-Methode ausgeführt (in einem Eimer die Desinfektionslösung, der andere zum Ausdrücken des benutzten Mops).

! Folgende Unterscheidungen der Desinfektion gibt es: Hautdesinfektion (beim Patienten), Händedesinfektion (beim Untersuchenden), chirurgische Händedesinfektion (bei OP's) und Flächendesinfektion (wird bei infizierten Arbeitsplatten und Fußböden eingesetzt).

▦ Antwort 360

Die Lösung **B** ist richtig.

✓ Zu 1: Richtig. Für den Heilpraktiker gilt: Er muss sehr gute Kenntnisse für die im § 6 des IFSG erwähnten Krankheiten besitzen, da er diese bei Verdacht melden muss. Wenn Inkubationszeiten auswendig gelernt werden sollen, dann diese.

    Zu 2: Ornithose ist nicht meldepflichtig, wird jedoch in § 7 des IFSG genannt und hat daher für Heilpraktiker ein Behandlungsverbot.

✓ Zu 3: Richtig.

✓ Zu 4: Richtig.

✓ Zu 5: Richtig.

! Für den Heilpraktiker sind folgende Krankheiten gemäß § 6 des IFSG meldepflichtig: Botulismus, Cholera, Diphtherie, humane spongiforme Enzephalopathie (nicht die erblichen Formen), akute Virushepatitis, enteropathisches hämolytisch-urämisches Syndrom (HUS), virusbedingtes hämorrhagisches Fieber, Masern, Meningokokken-Meningitis oder -Sepsis, Milzbrand, Poliomyelitis, Pest, Tollwut und Typhus abdominalis bzw. Paratyphus.

361. Welche Infektionskrankheiten werden typischerweise über nicht sterilisierte Spritzennadeln übertragen?

1. Hepatitis A
2. Hepatitis B
3. AIDS (HIV)
4. Tuberkulose
5. Typhus abdominalis

☐ A) Nur die Aussagen 1, 3 und 4 sind richtig.
☐ B) Nur die Aussagen 2 und 3 sind richtig.
☐ C) Nur die Aussagen 2, 3 und 5 sind richtig.
☐ D) Nur die Aussagen 1 und 2 sind richtig.
☐ E) Nur die Aussagen 1, 2 und 3 sind richtig.

362. Für welche Infektionskrankheiten besteht nach dem Infektionsschutzgesetz Behandlungsverbot?

1. Mykose am Fuß bei einem Patienten mit chronischer Hepatitis C
2. Betreuung eines AIDS-Kranken ergänzend zur ärztlichen Behandlung
3. Zeckenbiss
4. Röteln
5. Pertussis

☐ A) Nur die Aussagen 1, 2, 4 und 5 sind richtig.
☐ B) Nur die Aussagen 1, 3 und 4 sind richtig.
☐ C) Nur die Aussagen 2 und 3 sind richtig.
☐ D) Nur die Aussagen 2, 4 und 5 sind richtig.
☐ E) Nur die Aussagen 4 und 5 sind richtig.

363. Welche Aussagen über die Diphtherie sind richtig?

1. Die ständige Impfkommission des Robert-Koch-Instituts (STIKO) empfiehlt für Säuglinge eine Impfung gegen Diphtherie.
2. Die Diphtherie-Impfung wird schulmedizinisch nicht mehr empfohlen.
3. Die Nasendiphtherie findet sich häufig bei Kleinkindern und ist meist gutartig.
4. Übertragung meist durch Tröpfcheninfektion.
5. Eine ungünstige Prognose hat die toxische Diphtherie.

☐ A) Nur die Aussagen 1, 3, 4 und 5 sind richtig.
☐ B) Nur die Aussagen 1, 3 und 4 sind richtig.
☐ C) Nur die Aussagen 3 und 5 sind richtig.
☐ D) Nur die Aussagen 2, 3 und 5 sind richtig.
☐ E) Nur die Aussagen 2, 3 und 4 sind richtig.

Antwort 361

Die Lösung **B** ist richtig.

Zu 1: Hepatitis A (und auch Hepatitis E) wird über Schmierinfektion (fäkal-oral) übertragen.

✓ Zu 2: Hepatitis B, C und D werden parenteral, also z. B. über infizierte Spritzennadeln übertragen.

✓ Zu 3: Die Übertragung von AIDS bzw. der HIV-Infektion erfolgt in der Regel über Geschlechtsverkehr oder infizierte Spritzennadeln (intravenöser Drogenmissbrauch).

Zu 4: Tuberkulose erfolgt durch Tröpfcheninfektion.

Zu 5: Typhus abdominalis erfolgt durch Schmierinfektion.

Antwort 362

Die Lösung **E** ist richtig.

Zu 1: Im § 6 des IFSG steht deutlich „akute Virushepatitis". Das heißt, eine chronische Hepatitis darf, solange die Sorgfaltspflicht nicht verletzt wird, behandelt werden.

Zu 2: Es spricht nichts dagegen, wenn ein Heilpraktiker ergänzend zur ärztlichen Behandlung AIDS-Kranke betreut.

Zu 3: Ein Zeckenbiss kann sicherlich behandelt werden, nicht jedoch die FSME, die dadurch übertragen wird.

✓ Zu 4: Das Rötelnvirus wird in § 7 des IFSG genannt; daher das Behandlungsverbot für diese Erkrankung.

✓ Zu 5: Pertussis (Keuchhusten) wird im § 34 des IFSG genannt.

Antwort 363

Die Lösung **A** ist richtig.

✓ Zu 1: Die Aussage ist richtig. Die Impfempfehlungen des Robert-Koch-Instituts werden alljährlich neu herausgegeben.

Zu 2: Die Diphtherie-Impfung wird nach wie vor empfohlen.

✓ Zu 3: Die Nasendiphtherie ist gutartig und findet sich v. a. bei Kleinkindern, das Leitsymptom ist ein blutig-wässriger Schnupfen.

✓ Zu 4: Richtig. Bitte merken! Die Übertragung der Diphtherie wird häufig gefragt.

✓ Zu 5: Die toxische Diphtherie ist wegen der hohen Letalität gefürchtet (Kreislaufversagen, Rechtsherzinsuffizienz). Daher wird vom Arzt bei der Erkrankung Diphtherie prophylaktisch immer ein Antitoxin gegeben.

Bei der Diphtherie werden folgende Formen unterschieden: Die *lokalisierte Form* mit Nasendiphtherie (blutig-wässriger Schnupfen), Rachendiphtherie (Pseudomembran), Kehlkopfdiphtherie (echter Krupp), Wunddiphtherie und Nabeldiphtherie (Säugling). Die *progrediente Verlaufsform* mit zunehmender Ausbreitungstendenz auf Luftröhre und Bronchien. Und die *toxische Diphtherie* (Cäsarenhals, ungünstige Prognose).

364. **Welche Infektionskrankheiten gehen in der Regel mit einer Tonsillitis einher?**

1. Scharlach
2. Diphtherie
3. Mumps
4. Pfeiffer-Drüsenfieber
5. Masern

❑ A) Nur die Aussagen 1, 2, 4 und 5 sind richtig.
❑ B) Nur die Aussagen 1 und 2 sind richtig.
❑ C) Nur die Aussagen 2, 4 und 5 sind richtig.
❑ D) Nur die Aussagen 3 und 4 sind richtig.
❑ E) Alle Aussagen sind richtig.

365. **Wie heißt der Erreger der infektiösen Mononukleose?**

❑ A) Varicella-Zoster-Virus
❑ B) Epstein-Barr-Virus
❑ C) Variola-Virus
❑ D) Betahämolysierende Streptokokken der Gruppe A
❑ E) Borrelia burgdorferi

Antwort 364

Die Lösung **A** ist richtig.

✓ Zu 1: Scharlach ist eine Infektion des Mundrachenraums mit betahämolysierenden Streptokokken der Gruppe A (Streptococcus pyogenes). Der Patient klagt über katarrhalische Erscheinungen im Mund-Rachen-Bereich, häufig entsteht eine eitrige Angina.

✓ Zu 2: Bei der Rachendiphtherie entsteht häufig eine Tonsillitis mit einer grau-weißlich-gelben und nicht abwischbaren Pseudomembran. Zusätzlich besteht ein fad-süßlicher Geruch.

Zu 3: Mumps besitzt keine Entzündungszeichen im Mund-Rachen-Bereich.

✓ Zu 4: Bei der infektiösen Mononukleose ist der Befall der Rachenmandel typisch.

✓ Zu 5: Im Prodromalstadium (3–5 Tage) der Masern kommt es zu Entzündungen der oberen Atemwege (Rhinitis, Pharyngitis, Tonsillitis, Laryngitis, Tracheitis, Bronchitis), häufig mit begleitender Konjunktivitis („verheult, verrotzt, verquollen").

Antwort 365

Die Lösung **B** ist richtig.

Zu A: Das Varicella-Zoster-Virus ist der Erreger von Windpocken und Gürtelrose.

✓ Zu B: Das Epstein-Barr-Virus ist der Erreger des Pfeiffer-Drüsenfiebers.

Zu C: Das Variola-Virus ist der Erreger der Pocken.

Zu D: Betahämolysierende Streptokokken der Gruppe A (Streptococcus pyogenes) können folgende Erkrankungen verursachen: Pharyngitis, Otitis media, Tonsillitis, Scharlach, Wundrose (Erysipel), Borkenflechte (Impetigo contagiosa); als Folgeerkrankungen: rheumatisches Fieber, rheumatische Endokarditis, Glomerulonephritis.

Zu E: Borrelia burgdorferi (schraubenförmiges Bakterium) ist der Erreger der Lyme-Borreliose und wird durch Zecken übertragen. Diese Erkrankung bzw. der Erreger wird im IFSG nicht genannt, sie wird aber aufgrund der Aktualität (endemisch in Bayern und Baden-Württemberg) immer wieder gefragt.

366. **Mundsoor wird von welchem Erreger verursacht?**

❑ A) Echinokokken
❑ B) Candida albicans
❑ C) Morbilli-Virus
❑ D) Bacillus anthracis
❑ E) Bordetella pertussis

367. **Zu den allgemein empfohlenen aktiven Schutzimpfungen für die Gruppe der Säuglinge, Kinder und Jugendlichen zählen entsprechend dem „Impfkalender für Säuglinge, Kinder, Jugendliche und Erwachsene" der Ständigen Impfkommission (STIKO) am Robert-Koch-Institut:**

1. Diphtherie
2. Tetanus
3. Masern
4. Tuberkulose (BCG)
5. Mumps

❑ A) Nur die Aussagen 2 und 4 sind richtig.
❑ B) Nur die Aussagen 1, 3 und 5 sind richtig.
❑ C) Nur die Aussagen 1, 2, 3 und 5 sind richtig.
❑ D) Nur die Aussagen 1, 3, 4 und 5 sind richtig.
❑ E) Alle Aussagen sind richtig.

Antwort 366

Die Lösung **B** ist richtig.

Zu A: Echinokokken sind die Erreger der Hunde- bzw. Fuchsbandwurmerkrankung, welche auf den Menschen übertragbar sind. Sie werden im IFSG unter § 7 genannt, daher besteht für den HP bei einer Echinokokkose ein Behandlungsverbot.

✓ Zu B: Candida albicans ist der Erreger der Candida-Mykosen (früher Soormykosen oder Soor genannt). Eine Kandidose erfolgt in der Regel nur bei Vorliegen einer Abwehrschwäche oder einer anderen Grunderkrankung, z. B. bei Diabetes mellitus, AIDS, Leukämie, Lymphome und anderen Tumorleiden, chronischen Infektionskrankheiten, Systemerkrankungen und Medikamenteneinnahme (z. B. Antibiotika, Immunsuppressiva, Zytostatika, Kortikoidtherapie).

Zu C: Das Morbilli-Virus ist der Erreger der Masern (wird auch Morbilli genannt).

Zu D: Bacillus anthracis ist der Erreger des Milzbrands (unter § 6 des IFSG erwähnt).

Zu E: Bordetella pertussis ist der Erreger des Keuchhustens (wird auch Pertussis genannt). Die Erreger der Kinderkrankheiten (Masern, Röteln, Scharlach, Windpocken, Mumps, Keuchhusten, Borkenflechte) müssen Sie als angehender Heilpraktiker wissen!

Antwort 367

Die Lösung **C** ist richtig.

✓ Zu 1: Diphtherie wird für Säuglinge empfohlen!

✓ Zu 2: Tetanus wird für Säuglinge empfohlen!

✓ Zu 3: Masern wird für Kleinkinder zwischen 11 und 14 Monaten empfohlen.

Zu 4: Tuberkulose wird nicht mehr empfohlen.

✓ Zu 5: Mumps wird für Kleinkinder zwischen 11 und 14 Monaten empfohlen.

! Eine gern gestellte Frage in den letzten Jahren. Deshalb informieren Sie sich jedes Jahr neu, wie die empfohlenen Impfungen der Ständigen Impfkommission des Robert-Koch-Instituts (STIKO) aussehen. Empfohlen wird zurzeit für Säuglinge: Diphtherie, Pertussis (Keuchhusten), Tetanus, Haemophilus influenzae Typ b, Hepatitis B und Poliomyelitis. Für Kleinkinder zwischen 11 und 14 Monaten: Masern, Mumps und Röteln. Für 12–15-Jährige: Windpocken (falls die Erkrankung noch nicht durchgemacht worden ist). Für Menschen über 60 Jahre: jährlich gegen Grippe und alle 5 Jahre gegen Pneumokokken.

368. **Ein Schulkind, bei dem die allgemein empfohlenen Impfungen nicht durchgeführt wurden, erkrankt an Masern. Welche Komplikationen können bei einer Masernerkrankung auftreten?**

1. Otitis media
2. Bakterielle Pneumonie
3. Laryngotracheitis mit Krupp
4. Enzephalitis
5. Pankreatitis

☐ A) Nur die Aussagen 1 und 4 sind richtig.
☐ B) Nur die Aussagen 3 und 4 sind richtig.
☐ C) Nur die Aussagen 3 und 5 sind richtig.
☐ D) Nur die Aussagen 1, 2, 3 und 4 sind richtig.
☐ E) Alle Aussagen sind richtig.

369. **Welche Aussagen sind richtig? Das HUS (hämolytisch-urämisches Syndrom) ...**

1. ... ist durch die Trias hämolytische Anämie, Thrombopenie und akutes Nierenversagen gekennzeichnet.
2. ... ist häufiger bei Säuglingen und Kleinkindern anzutreffen.
3. ... tritt bei älteren Heimbewohnern häufig auf.
4. ... ist in der Regel eine harmlose Erkrankung.
5. ... wird vor allem durch enterohämorrhagische Escherichia coli (EHEC) ausgelöst.

☐ A) Nur die Aussagen 1, 2 und 3 sind richtig.
☐ B) Nur die Aussagen 1, 2, 3 und 5 sind richtig.
☐ C) Nur die Aussagen 2 und 3 sind richtig.
☐ D) Nur die Aussagen 1 und 5 sind richtig.
☐ E) Alle Aussagen sind richtig.

Antwort 368

Die Lösung **D** ist richtig.

✓ Zu 1: Das Prodromalstadium der Masern geht mit Entzündungen der oberen Atemwege einher, das heißt, es kann eine Pharyngitis und Rhinitis bestehen. Von dort kann der Erreger in die Nasennebenhöhlen, die Paukenhöhlen oder die Bronchien gelangen. Die Mittelohrentzündung ist eine häufige Komplikation bei Masern.

✓ Zu 2: Infolge der Entzündungen der oberen Atemwege kann es (v. a. bei bestehender Abwehrschwäche) zur Sekundärinfektion der Bronchien und der Lungenräume mit einem zweiten Erreger (meist Bakterien) kommen. Eine Sekundärinfektion ist eine erneute Infektion eines Organteils durch einen zweiten Erreger bei bestehender Entzündung durch den ersten Erreger.

✓ Zu 3: Laryngotracheitis ist eine Entzündung von Kehlkopf und Luftröhre. Eine entzündliche Beteiligung des Kehlkopfes geht in der Regel mit einer hochgradigen Atemnot einher. Unter Krupp versteht man eine Entzündung der Kehlkopfschleimhaut mit Atemnot, inspiratorischem Stridor und bellendem Husten. Der Ausdruck „Krupp" wird in der Regel für Säuglinge und Kinder benutzt. Man unterscheidet einen echten Krupp (bei Diphtherie) von einem Pseudokrupp.

✓ Zu 4: Meningitis und Enzephalitis können als Komplikation bei Masern auftreten.

Zu 5: Pankreatitis wird in der Literatur als Komplikation von Masern nicht aufgeführt.

! Folgende Komplikationen bei Masern sind typisch: Otitis media, Pseudokrupp, Bronchopneumonie, Diphtherie, Keuchhusten, Meningitis, Enzephalitis, subakut sklerosierende Panenzephalitis (tritt Jahre nach einer Maserninfektion auf).

Antwort 369

Die Lösung **B** ist richtig.

✓ Zu 1: HUS hat tatsächlich eine Trias: hämolytische Anämie, Thrombopenie und akutes Nierenversagen.

✓ Zu 2: HUS ist häufiger bei Säuglingen und Kleinkindern anzutreffen.

✓ Zu 3: Auch ältere Menschen sind häufig von HUS betroffen.

Zu 4: HUS tritt v. a. bei Säuglingen, Kindern, älteren Menschen und Immungeschwächten auf. Die Letalität liegt bei ca. 10 %.

✓ Zu 5: HUS wird von darmpathogenen Escherichia coli, v. a. durch EHEC, verursacht.

! HUS stellt eine infektiöse toxische Schädigung der Nierenarterien dar. Dabei sind die Trias mit hämolytischer Anämie, einer Verminderung der Thrombozyten im Blut und eines akuten Nierenversagens typisch für diese Erkrankung.

370. **Welche Aussagen sind richtig? Die Shigellenruhr...**

1. ...kann als Komplikation eine Reiter-Krankheit verursachen.
2. ...ist eine Lokalinfektionskrankheit des Dickdarms.
3. ...geht mit blutig-schleimig-eitrigen Durchfällen einher.
4. ...hat eine Inkubationszeit von wenigen Tagen.
5. ...ist durch Tröpfcheninfektion übertragbar.

- ❏ A) Nur die Aussagen 1, 2, 3 und 4 sind richtig.
- ❏ B) Nur die Aussagen 1, 2 und 3 sind richtig.
- ❏ C) Nur die Aussagen 2, 3 und 4 sind richtig.
- ❏ D) Nur die Aussagen 2, 3 und 5 sind richtig.
- ❏ E) Alle Aussagen sind richtig.

371. **Welche Aussagen zur epidemischen Parotitis sind richtig?**

1. Als Komplikation kann eine Orchitis entstehen.
2. In der Regel tritt kein Fieber auf.
3. Die Schwellung tritt häufig beidseitig auf.
4. Als Komplikation kann eine Pankreatitis entstehen.
5. Es handelt sich um eine bakterielle Infektionskrankheit im Kindesalter.

- ❏ A) Nur die Aussagen 1 und 4 sind richtig.
- ❏ B) Nur die Aussagen 1, 2 und 3 sind richtig.
- ❏ C) Nur die Aussagen 3, 4 und 5 sind richtig.
- ❏ D) Nur die Aussagen 1, 3 und 4 sind richtig.
- ❏ E) Alle Aussagen sind richtig.

372. **Welche Symptome können Sie typischerweise bei einer Tuberkulose erwarten?**

1. Schwitzneigung, besonders nachts
2. Über Wochen bestehende subfebrile Temperaturen
3. Gewichtsabnahme ohne erkennbaren Grund
4. Mittlere BSG-Erhöhung über längere Zeit
5. Über längere Zeit unproduktiver Husten

- ❏ A) Nur die Aussagen 1, 2, 3 und 4 sind richtig.
- ❏ B) Nur die Aussagen 2, 3 und 5 sind richtig.
- ❏ C) Nur die Aussagen 1, 3 und 5 sind richtig.
- ❏ D) Nur die Aussagen 1, 2 und 4 sind richtig.
- ❏ E) Alle Aussagen sind richtig.

Antwort 370

Die Lösung **A** ist richtig.

✓ Zu 1: Eine Reiter-Krankheit wird durch das gleichzeitige Auftreten von Urethritis, Konjunktivitis und Arthritis gekennzeichnet. Sie entsteht als Komplikation nach einer Magen-Darm-Grippe (Campylobacter, Salmonellen, Yersinia enterocolitica, Shigellen u. a.) oder nach einem urogenitalen Infekt. Die Reiter-Krankheit kann auch noch nach Jahren als Rezidiv auftreten. 80 % der Patienten besitzen das körpereigene Antigen HLA-B27.

✓ Zu 2: Die Shigellenruhr (auch Bakterienruhr genannt) ist eine Lokalinfektionskrankheit des Dickdarms mit mehr oder weniger toxischer Wirkung.

✓ Zu 3: Das Leitsymptom der Shigellenruhr sind schleimig-blutig-eitrige Durchfälle mit Tenesmen.

✓ Zu 4: Die Shigellenruhr hat eine Inkubationszeit von 1–7 Tagen.

Zu 5: Die Shigellenruhr ist durch Schmierinfektion (fäkal-oral) auf andere Menschen übertragbar.

Antwort 371

Die Lösung **D** ist richtig.

✓ Zu 1: Unter einer epidemischen Parotitis versteht man eine Entzündung der Ohrspeicheldrüse durch das Mumpsvirus. Komplikationen sind v. a. Orchitis (Hodenentzündung), Pankreatitis, Thyreoiditis und Meningoenzephalitis.

Zu 2: Bei einer Parotitis epidemica findet sich in der Regel ein Prodromalstadium mit einem allgemeinen Krankheitsgefühl (Fieber, Kopf-, Glieder- und Ohrenschmerzen).

✓ Zu 3: In der Regel beginnt eine epidemische Parotitis links und geht dann nach rechts über. Es sind also beide Ohrspeicheldrüsen betroffen.

✓ Zu 4: Siehe Kommentar unter 1.

Zu 5: Es handelt sich um eine Viruserkrankung (Mumpsvirus) v. a. im Kindesalter.

Antwort 372

Die Lösung **E** ist richtig.

✓ Zu 1: Es gibt keine typischen Symptome bei der Tuberkulose: Bei folgenden Symptomen muss an eine Tbc gedacht werden: Nachtschweiß, Gewichtsverlust, subfebrile Temperaturen, Leistungsminderung, Husten evtl. mit Auswurf, evtl. Brustschmerz, Pleuritis exsudativa, Entzündungszeichen im Blut. Diese Symptome können allerdings auch völlig fehlen.

✓ Zu 2: Siehe Kommentar unter 1.

✓ Zu 3: Siehe Kommentar unter 1.

✓ Zu 4: Siehe Kommentar unter 1.

✓ Zu 5: Siehe Kommentar unter 1.

373. **Welche Aussagen zur Krätze sind richtig?**

1. Es handelt sich um eine bakterielle Erkrankung.
2. Wird parenteral durch Steckmücken übertragen.
3. Hinterlässt eine lebenslange Immunität.
4. Der Juckreiz ist in der Nacht am stärksten ausgeprägt.
5. Befällt vor allem Kopf und Rücken.

❏ A) Nur die Aussagen 1, 3 und 4 sind richtig.
❏ B) Nur die Aussagen 2 und 5 sind richtig.
❏ C) Nur die Aussagen 3 und 4 sind richtig.
❏ D) Nur die Aussagen 2, 4 und 5 sind richtig.
❏ E) Nur die Aussage 4 ist richtig.

374. **Welche Aussagen sind richtig? Die Hepatitis B ...**

1. ... gehört zu den anerkannten Berufskrankheiten im Gesundheitswesen.
2. ... kann nach einer Inkubationszeit von Monaten vom Patienten unbemerkt verlaufen.
3. ... heilt nach der akuten Erkrankungsphase mit Gelbsucht immer aus.
4. ... ist eine übertragbare bakterielle Erkrankung.
5. ... wird häufig im Kindergarten auf dem fäkal-oralen Weg übertragen.

❏ A) Nur die Aussagen 1 und 2 sind richtig.
❏ B) Nur die Aussagen 2 und 3 sind richtig.
❏ C) Nur die Aussagen 2 und 4 sind richtig.
❏ D) Nur die Aussagen 2, 4 und 5 sind richtig.
❏ E) Alle Aussagen sind richtig.

375. **Wodurch besteht für Hepatitis A die größte Übertragungsgefahr?**

1. Durch verunreinigte Nahrungsmittel und Trinkwasser
2. Durch sexuellen Kontakt
3. Durch verunreinigte Muscheln
4. Durch Schmierinfektion
5. Durch mit Blut verunreinigte Gegenstände

❏ A) Nur die Aussagen 1, 2, 3 und 4 sind richtig.
❏ B) Nur die Aussagen 1, 3 und 4 sind richtig.
❏ C) Nur die Aussagen 1 und 3 sind richtig.
❏ D) Nur die Aussagen 1 und 4 sind richtig.
❏ E) Alle Aussagen sind richtig.

Antwort 373

Die Lösung **E** ist richtig.

Zu 1: Die Erreger der Krätze sind Krätzmilben, sog. Spinnentiere, keine Bakterien.

Zu 2: Die Übertragung erfolgt durch direkten Kontakt, z. B. Geschlechtsverkehr, oder indirekt, z. B. durch infizierte Wäsche- oder Kleidungsstücke. Die Übertragung kann nur bei Wärme erfolgen.

Zu 3: Nein, leider nicht.

✓ Zu 4: Die kleinen Tierchen lieben die Wärme unter der Bettdecke, dann werden sie so richtig wach.

Zu 5: Die befallenen Stellen befinden sich v. a. zwischen den Fingern, in der Beugeseite der Handgelenke, im Achsel-Brust-Bereich und im Genitalbereich. Rücken und Kopf sind meist nicht befallen.

Antwort 374

Die Lösung **A** ist richtig.

✓ Zu 1: Hepatitis B gehört zu den anerkannten Berufskrankheiten im Gesundheitswesen. Die Übertragung erfolgt parenteral und über Geschlechtsverkehr. Betroffen sind v. a. medizinisches Personal, Drogenabhängige, Homosexuelle und promiskuitive (häufig den Sexualpartner wechselnde) Personen.

✓ Zu 2: Die Inkubationszeit von Hepatitis B beträgt ca. 1–6 Monate (30–180 Tage). Hepatitis-Verläufe können ohne weiteres ohne Klinik verlaufen.

Zu 3: Eine akute Hepatitis kann in einen chronischen Verlauf übergehen (in ca. 40 % der Fälle ist eine Leberzirrhose durch eine chronische Hepatitis hervorgerufen). Zu unterscheiden ist die chronisch-persistierende mit relativ guter Prognose von der chronisch-aggressiven Hepatitis mit ungünstiger Prognose.

Zu 4: Ist eine Virushepatitis. Bakterien (v. a. Brucellen und Leptospiren) können auch eine Hepatitis verursachen; dies ist aber viel seltener der Fall.

Zu 5: Nur HAV und HEV haben als Übertragung einen fäkal-oralen Weg. Die anderen Hepatitisviren (HBV, HCV, HDV) werden parenteral und über den Geschlechtsverkehr übertragen.

Antwort 375

Die Lösung **B** ist richtig.

✓ Zu 1: HAV und HEV werden durch Schmierinfektion (fäkal-oral), z. B. durch verunreinigte Nahrungsmittel (v. a. Muscheln und andere im Meer lebende Tiere) oder Trinkwasser übertragen.

Zu 2: Sexueller Kontakt ist der Übertragungsweg bei HBV, HCV und HDV.

✓ Zu 3: Siehe Kommentar unter 1.

✓ Zu 4: Siehe Kommentar unter 1.

Zu 5: Ein parenteraler Übertragungsweg (durch Blut) besteht bei HBV, HCV und HDV.

376. **Welche Aussage für die Haemophilus-influenzae-Infektion Typ b ist am ehesten richtig?**

❑ A) Epiglottitis (Entzündung des Kehldeckels)
❑ B) Verursacht eine typische Hauterkrankung (Erythema nodosum)
❑ C) Betrifft vor allem Erwachsene mittleren Alters
❑ D) Meldepflichtig für den Heilpraktiker gemäß IFSG §6
❑ E) Virale Infektionskrankheit

377. **Welche Aussagen sind richtig? Für die Rotavirusinfektion gilt:**

1. Inkubationszeit wenige Tage
2. Für den Heilpraktiker gilt Behandlungsverbot.
3. Am häufigsten betroffen sind Säuglinge und Kleinkinder.
4. Kann zu einer Exsikkose führen.
5. Die Übertragung ist fäkal-oral.

❑ A) Nur die Aussagen 1, 2, 4 und 5 sind richtig.
❑ B) Nur die Aussagen 1, 2 und 4 sind richtig.
❑ C) Nur die Aussagen 1, 3, 4 und 5 sind richtig.
❑ D) Nur die Aussagen 2, 3 und 4 sind richtig.
❑ E) Alle Aussagen sind richtig.

Antwort 376

Die Lösung **A** ist richtig.

✓ Zu A: Epiglottitis (eitrige Kehlkopfentzündung mit Beteiligung des Kehldeckels) ist eine v. a. bei Kleinkindern auftretende und gefürchtete (hohe Letalität) Manifestation der Haemophilus-influenzae-Infektion. Weitere häufig auftretende Krankheitsbilder sind: Meningitis, Endokarditis, Osteomyelitis, Pneumonie, Sepsis, septische Arthritis, Phlegmone (flächenhafte Entzündung unter der Haut).

Zu B: Die Haemophilus-influenzae-Infektion kann zum Hautbefall führen (z. B. Phlegmone), aber nicht zu Erythema nodosum (Knotenrose). Hier handelt es sich um eine allergische Reaktion der Haut (Allergie vom Spättyp), die allein oder im Zusammenhang mit anderen Erkrankungen auftreten kann, z. B. bei Infektionskrankheiten, Morbus Crohn, Sarkoidose, Katzenkratzkrankheit oder im Rahmen einer Medikamenteneinnahme.

Zu C: Die Haemophilus-influenzae-Infektion betrifft v. a. Säuglinge und Kleinkinder.

Zu D: Die Haemophilus-influenzae-Infektion ist nicht im § 6 des IFSG genannt, also für den Heilpraktiker auch nicht meldepflichtig. Da sie im IFSG auch nicht erwähnt wird, besteht kein Behandlungsverbot.

Zu E: Die Haemophilus-influenzae-Infektion wird v. a. durch den Haemophilus influenzae Typ b (unbewegliche Stäbchenbakterien) verursacht.

! Bei einem Kleinkind mit Verdacht auf Epiglottitis (kloßige Sprache, Schluckbeschwerden, Speichelfluss) niemals den Rachen inspizieren, dies könnte eine Atemwegsverlegung provozieren. Alarmieren Sie sofort den Notarzt!

Antwort 377

Die Lösung **E** ist richtig.

✓ Zu 1: Bei den akuten Gastroenteritiden besteht in der Regel eine kurze Inkubationszeit (wenige Stunden bis wenige Tage).

✓ Zu 2: Die Rotavirusinfektion ist eine akut-infektiöse Gastroenteritis und muss vom Heilpraktiker unter bestimmten Umständen an das Gesundheitsamt gemeldet werden.

✓ Zu 3: Säuglinge und Kinder sind am häufigsten von der Rotavirusinfektion betroffen (v. a. in den Wintermonaten).

✓ Zu 4: Zu befürchten ist v. a. eine Exsikkose.

✓ Zu 5: Die meisten Gastroenteritiden werden durch Schmierinfektion (fäkal-oral) übertragen.

378. **Welche Infektionen bzw. Infektionserreger werden durch Geschlechtsverkehr übertragen?**

1. Hepatitis B
2. Treponema pallidum
3. Helicobacter pylori
4. Trichomonaden
5. Chlamydien

☐ A) Nur die Aussagen 1, 2 und 3 sind richtig.
☐ B) Nur die Aussagen 1, 2 und 4 sind richtig.
☐ C) Nur die Aussagen 1, 2, 4 und 5 sind richtig.
☐ D) Nur die Aussagen 2, 3 und 4 sind richtig.
☐ E) Alle Aussagen sind richtig.

379. **Welche der folgenden Infektionskrankheiten bzw. Erreger werden im
Regelfall durch Tröpfcheninfektion übertragen?**

1. Influenza A
2. Toxoplasmose
3. Keuchhusten
4. Diphtherie
5. Meningokokken-Meningitis

☐ A) Nur die Aussagen 1 und 4 sind richtig.
☐ B) Nur die Aussagen 1, 2 und 3 sind richtig.
☐ C) Nur die Aussagen 1, 3 und 5 sind richtig.
☐ D) Nur die Aussagen 2, 3 und 4 sind richtig.
☐ E) Nur die Aussagen 1, 3, 4 und 5 sind richtig.

⬛ Antwort 378

Die Lösung **C** ist richtig.

✓ Zu 1: Das Hepatitis-B-Virus wird neben dem Blutweg auch über Geschlechtsverkehr übertragen.

✓ Zu 2: Treponema pallidum (Spirochäten) ist der Erreger der Syphilis.

Zu 3: Helicobacter pylori findet sich in der Magen- und Duodenalschleimhaut und wird für die gastroduodenale Ulkuskrankheit und die chronische Gastritis (Typ B) verantwortlich gemacht.

✓ Zu 4: Trichomonaden gehören zu den Protozoen (tierische Einzeller) und verursachen v. a. Entzündungen in der Harnröhre, Prostata, Blase und der Vagina. Die Übertragung erfolgt durch den Geschlechtsverkehr.

✓ Zu 5: Chlamydien verursachen gerne Urethritis, Epididymitis (Nebenhodenentzündung), Kolpitis (Entzündung der Vaginalschleimhaut), Adnexitis (Entzündung der Eileiter und der Eierstöcke).

❗ Für den Heilpraktiker besteht bei allen durch Geschlechtsverkehr übertragenen Infektionskrankheiten Behandlungsverbot (gemäß IFSG § 24).
Folgende Erreger werden gerne durch den Geschlechtsverkehr übertragen und können so zu Geschlechtskrankheiten führen: Treponema pallidum, Gonokokken (Neisseria gonorrhoeae), Haemophilus ducreyi, HBV, HCV, HDV, Chlamydien, Mykoplasmen, Herpesviren, Papillomviren, Trichomonaden, Candida.

⬛ Antwort 379

Die Lösung **E** ist richtig.

✓ Zu 1: Wird typischerweise durch Tröpfcheninfektion übertragen.

Zu 2: Toxoplasmose ist eine durch Protozoen (Toxoplasma gondii) verursachte Zoonose, die meist symptomlos verläuft oder nur bei abwehrgeschwächten Patienten Erkrankungserscheinungen zeigt. Gefürchtet ist die pränatale Infektion.

✓ Zu 3: Wird typischerweise durch Tröpfcheninfektion übertragen.

✓ Zu 4: Wird typischerweise durch Tröpfcheninfektion übertragen.

✓ Zu 5: Wird typischerweise durch Tröpfcheninfektion übertragen.

❗ Typische Tröpfcheninfektion findet sich bei folgenden wichtigen Infektionskrankheiten: Diphtherie, HUS (hämolytisch-urämisches Syndrom), Masern, Meningokokken-Meningitis, Pest, Tuberkulose, Haemophilus-influenzae-Infektion, Influenza, Mononukleose, Röteln, Keuchhusten, Scharlach.

380. **Wie wird die Hepatitis B im Normalfall übertragen?**

1. Durch Geschlechtsverkehr
2. Durch Blut
3. Durch Speichel
4. Durch Urin
5. Von der Mutter auf das Kind

- [ ] A) Nur die Aussagen 1, 2, 3 und 4 sind richtig.
- [ ] B) Nur die Aussagen 1, 2 und 5 sind richtig.
- [ ] C) Nur die Aussagen 2, 3 und 4 sind richtig.
- [ ] D) Nur die Aussagen 2 und 5 sind richtig.
- [ ] E) Alle Aussagen sind richtig.

381. **Welche Aussagen sind richtig? Cholera ...**

1. ... ist eine Lokalinfektionskrankheit des Dünndarms.
2. ... geht mit typischen schmerzhaften Durchfällen einher.
3. ... verursacht typischerweise reiswasserähnlichen Stuhl.
4. ... ist für den Heilpraktiker bei Verdacht meldepflichtig.
5. ... geht mit hohem Fieber einher.

- [ ] A) Nur die Aussagen 1, 2, 3 und 4 sind richtig.
- [ ] B) Nur die Aussagen 1, 3 und 4 sind richtig.
- [ ] C) Nur die Aussagen 1 und 3 sind richtig.
- [ ] D) Nur die Aussagen 3, 4 und 5 sind richtig.
- [ ] E) Alle Aussagen sind richtig.

382. **Welche der folgenden Infektionskrankheiten können typischerweise bei HIV-Erkrankten mit schlechter Abwehrlage auftreten (so genannte HIV-assoziierte Infektionen)?**

1. Lungenentzündung (durch Pneumocystis carinii)
2. Toxoplasmose
3. Herpes-zoster-Erkrankung
4. Systemische Kandidose (Pilzinfektion)
5. Tuberkulose

- [ ] A) Nur die Aussagen 1 und 3 sind richtig.
- [ ] B) Nur die Aussagen 3 und 4 sind richtig.
- [ ] C) Nur die Aussagen 1, 3 und 4 sind richtig.
- [ ] D) Nur die Aussagen 2, 3 und 5 sind richtig.
- [ ] E) Alle Aussagen sind richtig.

▩ Antwort 380

Die Lösung **B** ist richtig.

✓ Zu 1: Die Übertragung der Hepatitis-B-Viren (HBV) geschieht in der Regel durch Geschlechtsverkehr (50 %) oder direkt über den Blutweg (parenteral, Blutkonserven, kontaminierte Instrumente).

✓ Zu 2: Siehe Kommentar unter 1.

Zu 3: Gehört nicht zu den Übertragungswegen der HBV.

Zu 4: Falsch.

✓ Zu 5: Die Übertragung der HBV von der Mutter auf das Kind (perinatale Übertragung) ist ohne weiteres möglich (gilt für die meisten Virusinfektionen).

▩ Antwort 381

Die Lösung **B** ist richtig.

✓ Zu 1: Cholera ist eine Lokalinfektion des Dünndarms mit fäkal-oraler Übertragung.

Zu 2: Schmerzhafte Durchfälle treten z. B. bei der Shigellenruhr oder im Rahmen einer Colitis ulcerosa auf, aber nicht bei der Cholera.

✓ Zu 3: Das Leitsymptom (zumindest in MC-Fragen) der Cholera sind die nicht schmerzhaften, reiswasserähnlichen Durchfälle. Toxine der Choleravibrionen führen in den Dünndarmzellen zu einer Umkehr des Wasserstroms, es entsteht eine vermehrte Ionen- und Wassersekretion in das Darmlumen hinein.

✓ Zu 4: Richtig. Alle 16 Erkrankungen, die im § 6 des IFSG erwähnt werden, müssen vom HPA gewusst werden. Immerhin hat der Heilpraktiker für diese Infektionserkrankungen eine Meldepflicht.

Zu 5: Cholera hat infolge des enormen Wasserverlustes eine Untertemperatur.

▩ Antwort 382

Die Lösung **E** ist richtig.

✓ Zu 1: Die Pneumocystis-carinii-Pneumonie ist eine häufige Erkrankung bei HIV-Infizierten.

✓ Zu 2: Toxoplasmose tritt bei Menschen mit normaler Abwehrlage so gut wie nie auf.

✓ Zu 3: Herpes-zoster-Erkrankungen bei Abwehrschwäche sind bekannt.

✓ Zu 4: Eine generalisierte Organ-Kandidose (systemische Kandidose) mit Candida-Sepsis zählt zu den lebensbedrohlichen Komplikationen der Candida-Mykosen. In der Regel treten Pilzinfektionen nur bei einer verringerten Abwehrlage auf.

✓ Zu 5: Tuberkulose ist seit dem Erscheinen der HIV-Infektionen statistisch gesehen wieder auf dem Vormarsch.

383. **Welche Aussagen sind richtig? Für die Lyme-Borreliose gilt:**

1. Borrelia burgdorferi ist der Erreger der Lyme-Borreliose.
2. Wird durch Zecken übertragen.
3. Kann zu einer Meningoenzephalitis führen.
4. Kann Gelenke befallen.
5. Geht häufig an der Zeckenbissstelle mit einem wandernden rötlichen Fleck einher.

☐ A) Nur die Aussagen 1, 2 und 4 sind richtig.
☐ B) Nur die Aussagen 2, 3 und 5 sind richtig.
☐ C) Nur die Aussagen 1, 3, 4 und 5 sind richtig.
☐ D) Nur die Aussagen 2 und 5 sind richtig.
☐ E) Alle Aussagen sind richtig.

384. **Welche der folgenden Aussagen zur Legionelleninfektion treffen zu?**

1. Beim gesunden Menschen kommt es meist zu einem asymptomatischen Verlauf.
2. Der Mensch ist ein epidemiologisch bedeutsames Reservoir für den Erreger der Legionellen.
3. Typische Symptome können hohes Fieber, trockener Husten mit Thoraxschmerzen, Kopf- und Muskelschmerzen sein.
4. Die Legionellose wird durch ein Virus verursacht.
5. Die Erkrankung wird gewöhnlich durch Tröpfcheninfektion von Mensch zu Mensch übertragen.

☐ A) Nur die Aussagen 1 und 3 sind richtig.
☐ B) Nur die Aussagen 1, 2 und 3 sind richtig.
☐ C) Nur die Aussagen 2, 3 und 5 sind richtig.
☐ D) Nur die Aussagen 1, 2, 4 und 5 sind richtig.
☐ E) Alle Aussagen sind richtig.

▄▄ Antwort 383

Die Lösung **E** ist richtig.

✓ Zu 1: Die Aussage ist korrekt. Bitte vergessen Sie nicht, sich eingehend über die Lyme-Borreliose zu informieren. Diese Erkrankung wird häufig gefragt.

✓ Zu 2: In Deutschland werden zwei relevante Infektionskrankheiten durch Zecken übertragen: Lyme-Borreliose und FSME.

✓ Zu 3: Die Symptome bzw. Komplikationen einer Lyme-Borreliose sind vielfältig, z. B. Meningitis-Enzephalitis, Arthritis, Myokarditis, Hauterkrankungen (Acrodermatitis chronica atrophicans, Lymphadenosis cutis benigna).

✓ Zu 4: Nennt sich Lyme-Arthritis. In der Regel besteht eine Mono- oder Oligoarthritis; Knie- und Sprunggelenk sind am häufigsten befallen.

✓ Zu 5: Das Leitsymptom der Lyme-Borreliose nennt man Erythema migrans. Es handelt sich um einen hellroten, nicht juckenden Fleck an der Zeckenbissstelle, der allmählich größer wird und im Zentrum eine zentrale Aufhellung zeigt.

! Die Lyme-Erkrankung ist erstmals in der Ortschaft Lyme in den USA beobachtet worden. Der Erreger ist ein Bakterium (Borrelia burgdorferi). Die Übertragung erfolgt durch Zecken (Ixodes ricinus = Holzbock). Die Symptomatik wird in Stadien eingeteilt (die Erkrankung muss nicht alle Stadien durchlaufen und kann auch in jedem Stadium erstmals auftreten). 1. Stadium: Grippale Symptome, Auftreten eines Erythema migrans. 2. Stadium: Meningitis-Enzephalitis, Lyme-Arthritis, Myokarditis. 3. Stadium: chronische Hautveränderungen.

▄▄ Antwort 384

Die Lösung **A** ist richtig.

✓ Zu 1: Die Erreger zählen zu den opportunistischen Erkrankungen, deshalb sind asymptomatische Verläufe sehr häufig.

Zu 2: Das Reservoir ist nicht der Mensch, sondern im Wesentlichen Wasseranlagen wie z. B. Klimaanlagen, Duschköpfe, Whirlpools und andere Wasseranlagen.

✓ Zu 3: Richtig. Die Erkrankung ruft grippeähnliche Symptome hervor und kann im schlimmsten Fall in eine atypische Pneumonie übergehen.

Zu 4: Die Erreger der Legionellose sind bewegliche kleine Stäbchenbakterien (Legionella pneumophila).

Zu 5: Aufpassen bei der Legionellose, die Übertragung erfolgt durch Inhalation infizierter Aerosole (flüssige Schwebstoffe), eine Tröpfcheninfektion ist etwas anderes.

385. **Welche Infektionskrankheit wird im Normalfall von Mensch zu Mensch übertragen?**

- ❏ A) Tetanus
- ❏ B) Botulismus
- ❏ C) Malaria
- ❏ D) Meningokokken-Meningitis
- ❏ E) Trichinose

386. **Welche der folgenden Aussagen über Botulismus sind richtig?**

1. Führt immer zu einer akuten Gastroenteritis.
2. Wird durch Schmierinfektion (fäkal-oral) übertragen.
3. Kann zur Atemlähmung führen.
4. Ist eine Lebensmittelvergiftung.
5. Der Erreger ist nicht lebensfähig unter Sauerstoffbedingungen.

- ❏ A) Nur die Aussagen 1, 3 und 5 sind richtig.
- ❏ B) Nur die Aussagen 1, 4 und 5 sind richtig.
- ❏ C) Nur die Aussagen 2, 3 und 5 sind richtig.
- ❏ D) Nur die Aussagen 3 und 5 sind richtig.
- ❏ E) Nur die Aussagen 3, 4 und 5 sind richtig.

387. **Welche Aussagen über Typhus abdominalis sind richtig?**

1. Eine Milzschwellung ist typisch.
2. Die Übertragung erfolgt typischerweise durch Tröpfcheninfektion.
3. Der Fieberverlauf ist typischerweise am Beginn langsam mit steigender Tendenz.
4. Typhus hat anfangs typische Durchfälle.
5. Trotz hohem Fieber besteht eine Bradykardie.

- ❏ A) Nur die Aussagen 1, 3, 4 und 5 sind richtig.
- ❏ B) Nur die Aussagen 1, 3 und 5 sind richtig.
- ❏ C) Nur die Aussagen 2, 3 und 4 sind richtig.
- ❏ D) Nur die Aussagen 3 und 5 sind richtig.
- ❏ E) Nur die Aussagen 1, 4 und 5 sind richtig.

▨ Antwort 385

Die Lösung **D** ist richtig.

Zu A: Tetanus wird in der Regel über (tiefe) Wunden durch verunreinigte Erde übertragen.

Zu B: Botulismus wird durch den Verzehr von verdorbenen, unvollständig erhitzten und konservierten Lebensmitteln (Konserven) übertragen. Vorsicht bei gewölbtem Deckel der Konservendosen.

Zu C: Bei Malaria werden die Protozoen (Plasmodien) durch den Stich der Anophelesmücke übertragen.

✓ Zu D: Die Meningokokken-Meningitis wird von Mensch zu Mensch durch Tröpfcheninfektion übertragen.

Zu E: Trichinose wird durch den Verzehr von ungenügend gekochtem Schweinefleisch übertragen.

▨ Antwort 386

Die Lösung **E** ist richtig.

Zu 1: Gastrointestinale Symptome treten nur in einem Drittel der Fälle auf.

Zu 2: Botulismus wird durch den Verzehr von verdorbenen und konservierten Lebensmitteln (in der Regel Konserven) übertragen.

✓ Zu 3: Typisch sind die Lähmungserscheinungen, welche sich allmählich vom Kopf beginnend (Seh-, Schluck- und Sprechstörungen) nach unten ausbreiten. Bei einer Atemlähmung tritt dann der Tod ein.

✓ Zu 4: Botulismus ist eine bakterielle Lebensmittelvergiftung durch das Botulismus-Toxin.

✓ Zu 5: Die Erreger sind Clostridien. Sie sind anaerob, das heißt, sie können nur unter Sauerstoffausschluss leben. Bei ungünstigen Bedingungen bilden sie Sporen.

▨ Antwort 387

Die Lösung **B** ist richtig.

✓ Zu 1: Bei schweren Infektionskrankheiten (und Typhus ist eine schwere Infektionskrankheit) findet sich häufig eine Splenomegalie.

Zu 2: Die Übertragung erfolgt typischerweise durch Schmierinfektion (fäkal-oral) durch z. B. infiziertes Trinkwasser oder Nahrungsmittel.

✓ Zu 3: Die Fieberkurve beim Typhus sollten Sie wissen. In der ersten Woche ein langsamer treppenförmiger Fieberanstieg, in der zweiten und dritten Woche Kontinua und in der vierten Woche eine allmähliche Entfieberung.

Zu 4: In der ersten Woche kann sogar Obstipation bestehen, im Organmanifestationsstadium treten dann die typischen erbsenbreiartigen Durchfälle auf.

✓ Zu 5: Eine relative Bradykardie ist typisch bei Typhus.

388. **Welche Aussagen zur FSME sind richtig?**

1. Wird durch Viren verursacht.
2. Übertragung durch Stechmücken.
3. Tritt in bestimmten Bundesländern gehäuft auf.
4. Zweigipflige Fieberkurve
5. Waldarbeiter haben ein erhöhtes Risiko.

❏ A) Nur die Aussagen 1, 3, 4 und 5 sind richtig.
❏ B) Nur die Aussagen 1, 3 und 5 sind richtig.
❏ C) Nur die Aussagen 2, 3 und 4 sind richtig.
❏ D) Nur die Aussagen 3 und 5 sind richtig.
❏ E) Alle Aussagen sind richtig.

389. **Für Scharlach gilt:**

❏ A) Polymorphes Bild, sog. Sternenhimmel
❏ B) Großfleckiges, konfluierendes Exanthem, hinter den Ohren beginnend
❏ C) Feinfleckiges Exanthem, periorale Blässe
❏ D) Exanthem mit juckenden Papeln, Vesikeln und verschorften Erosionen, Verlauf in Schüben
❏ E) Lymphknotenvergrößerung an der Linea nuchae (fühlbare quere Knochenleiste am Hinterhauptbein)

Antwort 388

Die Lösung **A** ist richtig.

✓ Zu 1: FSME (Frühsommer-Meningoenzephalitis) wird durch das FSME-Virus verursacht.

Zu 2: Die Übertragung der FSME geschieht durch Zecken (Ixodes ricinus = Holzbock, sog. Schildzecke).

✓ Zu 3: FSME tritt v. a. in Baden-Württemberg und Bayern auf.

✓ Zu 4: FSME hat eine zweigipflige Fieberkurve. Nach einem Prodromalstadium (4–6 Tage) mit Fieber, Glieder-, Kopf- und Muskelschmerzen sinkt das Fieber, um nach 4–10 Tagen erneut wieder anzusteigen. Jetzt entsteht die Meningitis oder Meningoenzephalitis mit den entsprechenden Symptomen.

✓ Zu 5: Häufig betroffene Personen sind: Forstarbeiter, Wanderer und Radfahrer.

Antwort 389

Die Lösung **C** ist richtig.

Zu A: Das polymorphe Bild, ein sog. Sternenhimmel, findet sich bei den Windpocken!

Zu B: Großfleckiges, konfluierendes Exanthem, hinter den Ohren beginnend, ist typisch für Masern!

✓ Zu C: Leitsymptome Scharlach: kleinstfleckiges Exanthem, periorale Blässe bei rotem Gesicht („Milchbart"), Himbeerzunge, starke Abschuppungen von Handflächen und Fußsohlen nach Abklingen des Ausschlages.

Zu D: Hier werden wieder die Windpocken beschrieben.

Zu E: Eine Lymphknotenvergrößerung an der Linea nuchae (am Hinterhauptsbein) findet sich typischerweise bei Röteln.

! Die Fleckgröße bei den Kinderkrankheiten sollten Sie sich merken:
Masern (großfleckig) > Röteln (mittelfleckig) > Scharlach (kleinfleckig).
Ein Tipp: Merken Sie sich diese drei Kinderkrankheiten nach dem Alphabet (M – R – S), die Fleckgröße wird immer kleiner.

390. **Welche Aussagen zur Poliomyelitis sind richtig?**

1. Die meisten Infektionen mit Polioviren verlaufen klinisch inapparent (stille Feiung).
2. Übertragung durch Schmierinfektion
3. Ist für den Heilpraktiker schon bei Verdacht meldepflichtig.
4. Zweigipflige Fieberkurve
5. Als Erreger gelten nichtbewegliche gramnegative Stäbchenbakterien.

☐ A) Nur die Aussagen 1, 3, 4 und 5 sind richtig.
☐ B) Nur die Aussagen 1, 3 und 4 sind richtig.
☐ C) Nur die Aussagen 1, 2, 3 und 4 sind richtig.
☐ D) Nur die Aussagen 3 und 4 sind richtig.
☐ E) Alle Aussagen sind richtig.

391. **Was gilt für Varizellen?**

1. Gehen meist mit starkem Juckreiz einher.
2. In der Regel besteht eine dauerhafte Immunität.
3. Tritt vor allem im Kindesalter auf.
4. Als Komplikation ist im höheren Alter Herpes zoster zu befürchten.
5. Es kommt häufig zur Reizung der Meningen.

☐ A) Nur die Aussagen 1, 3, 4 und 5 sind richtig.
☐ B) Nur die Aussagen 1, 3 und 4 sind richtig.
☐ C) Nur die Aussagen 1, 2, 3 und 4 sind richtig.
☐ D) Nur die Aussage 3 ist richtig.
☐ E) Alle Aussagen sind richtig.

▄▄▄ Antwort 390

Die Lösung **C** ist richtig.

✓ Zu 1: Der Kontagionsindex von Poliomyelitis ist sehr gering. Ungefähr 95 % aller Infektionen verlaufen asymptomatisch, bei ca. 4–5 % schreitet die Erkrankung nach dem Vorläuferstadium (grippaler Infekt) nicht weiter fort, nur 0,5 % der Infizierten durchlaufen alle typischen Stadien bis hin zur Entwicklung von Lähmungen und nur 0,001 % haben irreversible Schäden zu erwarten.

✓ Zu 2: Als Übertragungsweg gelten Tröpfcheninfektion, Kontakt- und Schmierinfektion (fäkal-oral).

✓ Zu 3: Richtig. Alle 16 Erkrankungen, die im § 6 des IFSG erwähnt werden, müssen vom HPA gewusst werden. Immerhin hat der Heilpraktiker für diese Infektionskrankheiten eine Meldepflicht.

✓ Zu 4: Die zweigipflige Fieberkurve wird bei der Poliomyelitis als Dromedarkurve bezeichnet, weil der erneute Fieberanstieg meist höher als der im Vorläuferstadium ist.

  Zu 5: Keine Bakterien, es sind Viren!

▄▄▄ Antwort 391

Die Lösung **C** ist richtig.

✓ Zu 1: Windpocken ist die Kinderkrankheit, welche mit dem stärksten Juckreiz einhergeht.

✓ Zu 2: Das ist richtig.

✓ Zu 3: Auch richtig.

✓ Zu 4: Herpes zoster (Gürtelrose) ist häufig bei älteren Menschen und bei Menschen mit Abwehrschwäche infolge Reaktivierung des Varicella-Zoster-Virus zu finden.

  Zu 5: Eine Meningitis kann als Komplikation vorkommen, das ist aber nicht häufig der Fall, eher selten.

392. Sie finden eine Person bewusstlos auf und stellen fest, dass die Atmung vorhanden und der Blutdruck normal ist. Welche Lagerungsart ist die richtige Sofortmaßnahme?

- ❏ A) Oberkörper-Hochlagerung
- ❏ B) Flache Körperlagerung
- ❏ C) Schocklagerung
- ❏ D) Stabile Seitenlagerung
- ❏ E) Flache Lagerung mit leicht erhöhtem Kopf

393. Was sind die wichtigsten Maßnahmen, die Sie als Heilpraktiker bei einem Kreislaufstillstand zuerst durchführen?

1. Künstliche Beatmung
2. Externe Herzmassage
3. Venösen Zugang legen
4. Hochlagern der Beine zur Verbesserung des venösen Rückflusses

- ❏ A) Nur die Aussagen 1 und 2 sind richtig.
- ❏ B) Nur die Aussagen 1, 2 und 3 sind richtig.
- ❏ C) Nur die Aussagen 1, 2 und 4 sind richtig.
- ❏ D) Nur die Aussagen 1, 3 und 4 sind richtig.
- ❏ E) Alle Aussagen sind richtig.

Antwort 392

Die Lösung **D** ist richtig.

Zu A: Eine Hochlagerung des Oberkörpers mit Tieflagerung der Beine wird bei Lungen- und Herzerkrankungen (z. B. Lungenödem, Asthma bronchiale, Asthma cardiale, Herzinfarkt) angewendet.

Zu B: Eine völlige Flachlagerung ist bei Verletzungen der Wirbelsäule und des Beckens angebracht.

Zu C: Bei der Schocklagerung liegt der Oberkörper tief, die Beine werden hoch gelagert. Nur beim kardiogenen Schock wird eine Oberkörper-Hochlagerung angewendet.

✓ Zu D: Die stabile Seitenlagerung wird dann angewendet, wenn der Patient bewusstlos ist und die Vitalfunktionen in Ordnung sind.

Zu E: Eine Flachlagerung mit leicht erhöhtem Kopf und angewinkelten Beinen (Knierolle) wird bei akutem Abdomen oder anderen Bauchverletzungen angewandt.

Antwort 393

Die Lösung **A** ist richtig.

✓ Zu 1: Fehlt die Vitalfunktion (akute Lebensgefahr) erfolgt für den Heilpraktiker das ABC-Schema: A = Die Atemwege werden freigemacht, indem der Kopf überstreckt wird (Esmarch-Griff). B = Es erfolgt die Beatmung, dabei immer Kontrollblick auf den Brustkorb. C (Cirkulation) = Abwechselnd mit der Beatmung erfolgt die Herzdruckmassage: 2-mal Atemspende und 15-mal Herzmassage (egal, ob 1- oder 2-Helfer-Methode).

✓ Zu 2: Für die Herzdruckmassage muss der Patient auf eine harte Unterlage gebracht werden. Die übereinander gelegten Handballen werden auf das untere Drittel des Brustbeins aufgesetzt, die Arme gestreckt (Drucktiefe 3,5–5 cm, Frequenz 80–100/Min.).

Zu 3: Ein venöser Zugang zählt bei einem Kreislaufstillstand nicht zu den wichtigsten Maßnahmen; erst einmal muss das Herz wieder anfangen zu schlagen.

Zu 4: Sie haben die Fragen nicht aufmerksam gelesen, es handelt sich um einen Kreislaufstillstand: Für uns Laien gilt dann *immer* das ABC-Schema.

! Weiterführende Maßnahmen sind DEF: D = Drugs (medikamentöse Behandlung). E = Elektrotherapie, EKG. F = fortgesetzte Therapie (Intensivstation).

394. Welche Maßnahmen der ersten Hilfe ergreifen Sie bei einem Epilepsie-Anfall?

1. Stabile Seitenlage
2. Schocklage
3. Flüssigkeitsgabe
4. Patient in eine schützende Lage bringen

❑ A) Nur die Aussage 1 ist richtig.
❑ B) Nur die Aussagen 1 und 4 sind richtig.
❑ C) Nur die Aussagen 2 und 4 sind richtig.
❑ D) Nur die Aussage 4 ist richtig.
❑ E) Alle Aussagen sind richtig.

395. Bei einem Gartenfest kommt es beim Anzünden des Grillfeuers zu einer Explosion. Dabei zieht sich ein Kind Verbrennungen 2. und 3. Grades zu. 10–15 % der Körperoberfläche sind betroffen. Wie ist Ihre erste Notmaßnahme?

1. Verletzungen mit sterilen Wundauflagen abdecken.
2. Mit Brandsalbe behandeln.
3. Venösen Zugang legen.
4. Verklebte Kleidung entfernen.
5. Mit Wasser berieseln.

❑ A) Nur die Aussagen 1, 3, 4 und 5 sind richtig.
❑ B) Nur die Aussagen 1, 3 und 5 sind richtig.
❑ C) Nur die Aussagen 1 und 3 sind richtig.
❑ D) Nur die Aussagen 3 und 5 sind richtig.
❑ E) Nur die Aussagen 1, 2 und 4 sind richtig.

Antwort 394

Die Lösung **D** ist richtig.

Zu 1: Eine stabile Seitenlage ist sicherlich nicht angebracht, mal davon abgesehen, dass es gar nicht praktikabel ist.

Zu 2: Eine Schocklage wird bei einem niedrigen Blutdruck mit einer erhöhten Pulsfrequenz (Schockindex über 1) angewandt.

Zu 3: Bei einem Epilepsie-Anfall wäre es unsinnig, dem Patienten etwas einflößen zu wollen.

✓ Zu 4: Sie können bei einem Epilepsie-Anfall nicht viel machen. Früher wurde noch gesagt, dem Patienten sei ein Beißkeil in den Mund zu schieben, um das Zerbeißen der eigenen Zunge zu verhindern. Nach einigen erheblichen Verletzungen seitens der Behandler wird davon abgeraten. Das Wichtigste ist, den Patienten so zu schützen, dass er sich nicht noch mehr verletzt (Frakturen sind sehr häufig).

Antwort 395

Die Lösung **D** ist richtig.

Zu 1: Sterile Wundauflagen sind bei offenen Flächen nicht sinnvoll, sie verkleben nur. Die Wunden sollen mit Metaline-Tüchern steril abgedeckt werden.

Zu 2: Niemals offene Brandwunden mit Brandsalbe oder Puder bedecken!

✓ Zu 3: Für die Soforttherapie von größeren Verbrennungen gilt: Vitalfunktion sichern, stabile Seitenlagerung bei Bewusstlosen, Kaltwasserbehandlung für 15–20 Min. (um die Schmerzen zu lindern), Lagerung mit erhöhten Beinen, venösen Zugang legen, Flüssigkeitssubstitution (z. B. Ringerlösung), Schmerzbekämpfung. Auf keinen Fall: Brandsalbe, Brandgelee und Pulver.

Zu 4: Niemals vom Feuer verklebte Kleidung entfernen!

✓ Zu 5: Offene Flächen sollen mit (möglichst sterilem) Wasser berieselt werden, um weitere Hitzeschäden zu verhindern.

! Bei Verbrennungen von mehr als 15 % der Haut besteht die Gefahr einer sog. Verbrennungskrankheit (hypovolämischer Schock, akutes Nierenversagen). Als Faustregel gilt, wenn das Lebensalter plus Prozentsatz verbrannter Haut über 80 steigt, ist die Prognose schlecht.

396. **Ein Patient hat starke Schmerzen am Unterschenkel. Der Fuß ist blass und ohne Puls. Wie verhalten Sie sich?**

1. Sofortige Krankenhauseinweisung
2. Falls möglich Schmerzbekämpfung
3. Bein tieflagern
4. Warme Wickel
5. Patienten viel zu trinken geben

- ❏ A) Nur die Aussagen 1, 3 und 4 sind richtig.
- ❏ B) Nur die Aussagen 1, 2 und 3 sind richtig.
- ❏ C) Nur die Aussage 1 ist richtig.
- ❏ D) Nur die Aussagen 1, 3 und 5 sind richtig.
- ❏ E) Alle Aussagen sind richtig.

397. **Ordnen sie der unten skizzierten Transportlagerung die zutreffendste Indikation zu!**

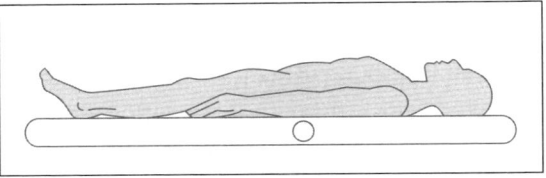

Abb. 3

- ❏ A) Patient im Volumenmangelschock
- ❏ B) Bewusstloser, nicht intubierter Patient
- ❏ C) Patient mit Verdacht auf eine Wirbelsäulenverletzung
- ❏ D) Patient mit Atemnot
- ❏ E) Wacher Patient mit starken Bauchschmerzen (z. B. akutes Abdomen)

Antwort 396

Die Lösung **B** ist richtig!

✓ Zu 1: Hier besteht der Verdacht auf eine akute periphere arterielle Verschlusskrankheit. Es handelt sich um einen Notfall!

✓ Zu 2: Der Notarzt gibt Mittel zur Schmerzbekämpfung (in der Regel Opiate) und 10 000 IE Heparin.

✓ Zu 3: Das Bein soll tief gelagert werden, auf keinen Fall hoch. Der Hintergedanke ist, dass der Embolus noch tiefer rutschen soll, um das Infarktgebiet möglichst zu verkleinern.

Zu 4: Warme Wickel werden nicht mehr empfohlen, ein Wärmeerhalt des Körpers ist jedoch wichtig.

Zu 5: Eignet sich nicht. Der Patient hat auch keinen Durst.

! 90 % der arteriellen Embolien stammen aus dem linken Herzen (bakterielle Endokarditis, Mitralklappenfehler, Myokardinfarkt, Vorhofflimmern, Klappenersatz). In den selteneren Fällen entsteht eine arterielle Embolie im Rahmen einer Arteriosklerose oder infolge eines Traumas.

Antwort 397

Die Lösung **C** ist richtig!

Zu A: Einen Patienten mit einem hypovolämischen Schock lagern Sie in der Schocklage, Oberkörper flach und Beine hoch.

Zu B: Einen bewusstlosen Patienten lagern Sie immer, vorausgesetzt die Vitalfunktionen stimmen, in eine stabile Seitenlage.

✓ Zu C: Auf der Zeichnung sehen Sie eine völlige Flachlagerung. Diese wird v. a. bei Verletzungen der Wirbelsäule und des Beckens angewendet.

Zu D: Ein Patient mit hochgradiger Atemnot wird mit erhöhtem Oberkörper gelagert (eine andere Lagerung lässt der Patient ohnehin nicht zu).

Zu E: Ein Patient mit Verdacht auf akutes Abdomen (heftige Schmerzen im Bauchbereich und bretthartem Bauch) wird flach gelagert, mit leicht erhöhtem Kopf (in einigen Fällen wird auch der gesamte Oberkörper erhöht gelagert) und leicht angewinkelten Knien (Knierolle oder irgendetwas anderes).

398. **Was tun Sie bei einem Patienten mit starker arterieller Blutung am Arm?**
1. Arm hochheben.
2. Patienten flach legen.
3. Am Schlüsselbein die Arterie abdrücken.
4. Druckverband anlegen.
5. Der Arm muss abgebunden werden, sonst droht ein hypovolämischer Schock.

❏ A) Nur die Aussagen 1, 2 und 4 sind richtig.
❏ B) Nur die Aussagen 1 und 5 sind richtig.
❏ C) Nur die Aussagen 2 und 3 sind richtig.
❏ D) Nur die Aussagen 2, 3 und 4 sind richtig.
❏ E) Nur die Aussage 4 ist richtig.

399. **An einem Unfallort finden Sie einen traumatisierten Patienten mit folgendem Befund: Wunde im Bereich der rechten Brustseite, Zyanose, zunehmende Dyspnoe, gestaute Jugularisvenen, Puls schlecht fühlbar. Welche Verdachtsdiagnose haben Sie sofort?**
❏ A) Rippenbrüche
❏ B) Schädelbasisfraktur
❏ C) Spannungspneumothorax
❏ D) Herzinfarkt
❏ E) Lungenembolie

■■ Antwort 398

Die Lösung **A** ist richtig!

✓ Zu 1: Als erstes am Unfallort die betroffene Extremität immer hochlagern! Damit wird schon ein großer Teil der arteriellen Blutung gestoppt.

✓ Zu 2: Natürlich sollte der Patient infolge der Schocksituation flach gelagert werden. Neben der Blutstillung müssen auch Maßnahmen zur Schockbekämpfung erfolgen!

Zu 3: Arterien werden nur dann (vorübergehend) abgedrückt, wenn eine pulsierende Blutung nicht gestoppt werden kann.

✓ Zu 4: Der Druckverband muss so angelegt werden, dass die Blutung zum Stoppen kommt, aber nicht abgebunden wird (Dreieckstuchkrawatte oder Verbandspäckchen).

Zu 5: Der Arm darf nur im äußersten Notfall abgebunden werden, also dann, wenn die arterielle Blutung überhaupt nicht aufhört.

■■ Antwort 399

Die Lösung **C** ist richtig.

Zu A: Rippenbrüche führen zu extremen atemabhängigen Thoraxschmerzen.

Zu B: Bei einer Schädelbasisfraktur (jedenfalls in den MC-Fragen) zeigen sich Blutungen oder Liquoraustritt in die Augenhöhle (Brillenhämatom, Monokelhämatom), aus der Nasenhöhle oder aus dem Ohr.

✓ Zu C: Die Wunde im Bereich der rechten Brustseite lässt auf einen offenen Pneumothorax schließen. Infolge der zunehmenden Atemnot mit gleichzeitig gestauten Drosselvenen liegt der Verdacht auf einen Spannungspneumothorax nahe.

Zu D: Ein Herzinfarkt entsteht infolge einer arteriellen Unterversorgung eines Herzmuskelgebietes. Die Folge kann eine akute Linksherzinsuffizienz mit Ausbildung eines Lungenödems sein.

Zu E: Eine Lungenembolie entsteht in der Regel durch Verschleppung eines Thrombus aus den tiefen Beinvenen (Phlebothrombose).

400. Welchen Patienten lagern Sie so wie auf der Abbildung?

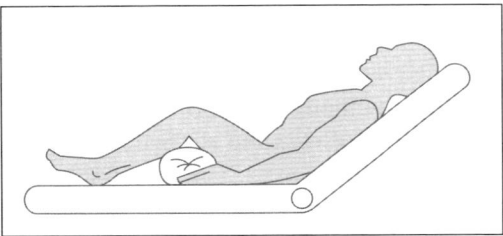

Abb. 4

- ❑ A) Lungenödem
- ❑ B) Akute Atemnot
- ❑ C) Schocklage
- ❑ D) Akute abdominale Schmerzen
- ❑ E) Akuter arterieller Verschluss

401. Ein Kind hat sich großflächig im Bereich des Oberkörpers verbrüht. Sinnvolle Sofortmaßnahmen sind:

1. Die verbrühte Körperregion mit einer Brandsalbe oder Öl bestreichen.
2. Dickes Auftragen von Mehl auf die Wunde.
3. Kühlen mit Eiswasser.
4. Verständigung des Notarztes.
5. Duschen mit kühlem Wasser.

- ❑ A) Nur die Aussagen 4 und 5 sind richtig.
- ❑ B) Nur die Aussagen 1, 2 und 3 sind richtig.
- ❑ C) Nur die Aussagen 1, 2 und 5 sind richtig.
- ❑ D) Nur die Aussagen 2, 3 und 4 sind richtig.
- ❑ E) Alle Aussagen sind richtig.

Antwort 400

Die Lösung **D** ist richtig.

Zu A: Ein Lungenödem führt zur hochgradigen Atemnot. Der Oberkörper des Patienten wird hoch gelagert!

Zu B: Bei einer akuten Atemnot lagern Sie einen Patienten immer mit aufrechtem Oberkörper und tiefgelagerten Beinen.

Zu C: Bei den Schockformen (außer dem kardiogenen Schock) erfolgt eine Flachlagerung mit Anheben der Beine.

✓ Zu D: Patienten mit akuten abdominalen Schmerzen werden so gelagert wie auf der Abbildung.

Zu E: Bei einem akuten arteriellen Verschluss wird die betroffene Extremität tiefgelagert. Ich gehe davon aus, dass ein peripherer Verschluss gemeint ist. Ein Mesenterialinfarkt z. B. führt auch zum akuten Abdomen.

Antwort 401

Die Lösung **A** ist richtig!

Zu 1: Niemals offene Brandwunden mit Brandsalbe, Puder oder Öl bestreichen!

Zu 2: Auf keinen Fall.

Zu 3: Kühlen ist angebracht, aber bitte nicht mit Eiswasser.

✓ Zu 4: Sicher.

✓ Zu 5: Offene Brandwunden sollen mit kühlem Wasser berieselt werden.

! Bei großen Brandwunden verliert der Körper viel Flüssigkeit mit der Gefahr des hypovolämischen Schocks, daher Flüssigkeitszufuhr. Verbrannte Gliedmaßen sofort mit kaltem, sauberem Wasser übergießen! Brandblasen wegen Infektionsgefahr niemals öffnen! Brandwunde locker mit sterilen Tüchern umwickeln. Festgeklebte Kleidungsstücke niemals abreißen. Keine sterilen Wundauflagen auf offenen Flächen (Verklebungsgefahr), sondern mit Metaline-Tüchern abdecken. Verletzten sofort warm einhüllen, damit keine Wärme verloren geht! Regelmäßige Kontrolle von Puls und Atmung nicht vergessen!

402. Sie werden um 4 Uhr morgens zu einer 42-jährigen Frau, einer insulin-pflichtigen Diabetikerin, gerufen. Sie ist verwirrt und desorientiert. Welche Maßnahmen ergreifen Sie?

1. Insulingabe
2. Glukosegabe intravenös
3. Zuckerlösung oral geben
4. In die Schocklage bringen
5. Venösen Zugang legen

☐ A) Nur die Aussagen 1, 4 und 5 sind richtig.
☐ B) Nur die Aussagen 1 und 5 sind richtig.
☐ C) Nur die Aussagen 2 und 4 sind richtig.
☐ D) Nur die Aussagen 3 und 4 sind richtig.
☐ E) Nur die Aussagen 2 und 5 sind richtig.

403. Zu den nötigen Erstmaßnahmen bei einem akuten Herzinfarkt zählen:

1. Sauerstoffgabe, falls vorhanden
2. Bei niedrigen Blutdruckwerten (systolisch unter 100 mmHg) Gabe von Nitro-spray
3. Stabile Seitenlagerung bei voll ansprechbarem Patient mit bestehender Spon-tanatmung zur Verminderung einer Aspiration
4. Schmerzmittelgabe mittels Injektion in den Glutealmuskel (Gesäßmuskel)
5. Den Patienten von aufgeregten Angehörigen abschirmen.

☐ A) Nur die Aussagen 1 und 5 sind richtig.
☐ B) Nur die Aussagen 1, 2 und 5 sind richtig.
☐ C) Nur die Aussagen 1, 3 und 4 sind richtig.
☐ D) Nur die Aussagen 2, 3 und 4 sind richtig.
☐ E) Alle Aussagen sind richtig.

Antwort 402

Die Lösung **E** ist richtig.

Zu 1: Es kann sich um ein hyperglykämisches oder ein hypoglykämisches Koma handeln. Bei unklaren Bewusstseinsstörungen verständigen Sie immer den Rettungsdienst! Sie müssen den Blutzucker messen; falls dies nicht möglich ist, ist die Gabe von Glukose indiziert. Auf keinen Fall bei Unklarheit Insulin spritzen. Handelt es sich um ein hypoglykämisches Koma, so wird die Patientin durch die Insulingabe mit Sicherheit sterben.

✓ Zu 2: Im Zweifelsfall immer Glukose geben. Der Rettungsdienst gibt 40 %ige Glukose (20–50 ml) in eine große Vene (bei kleinen Venen besteht Verklebungsgefahr). Bei einem verwirrten und desorientierten Patienten geben Sie die Glukose nie oral, sondern immer intravenös. Außerdem haben Sie dann auch schon einen venösen Zugang gelegt.

Zu 3: Bei einem Patienten mit klarem Bewusstsein können Sie auch Würfel- oder Traubenzucker geben. Andere zuckerhaltige Getränke (z. B. Cola) führen auch zum gewünschten Erfolg.

Zu 4: Einen Patienten müssen Sie dann in die Schocklage bringen, wenn ein Schock sicher vorhanden ist (Hypotonie, Tachykardie). In der MC-Frage gibt es aber dafür keine Angaben.

✓ Zu 5: In der konventionellen Therapie wird ein venöser Zugang gelegt und eine Ringer-Lösung gegeben.

Antwort 403

Die Lösung **A** ist richtig.

✓ Zu 1: Eine Sauerstoffgabe ist immer notwendig.

Zu 2: Zur Herzentlastung kann Nitrolingual-Spray gegeben werden, jedoch nur dann, wenn der systolische Blutdruck über 100 mmHg ist. Andernfalls besteht die Gefahr eines Kreislaufkollapses.

Zu 3: Nicht ins Bockshorn jagen lassen. Eine stabile Seitenlagerung führen Sie nur bei einem bewusstlosen Patienten durch.

Zu 4: Die Schmerzbekämpfung beim Herzinfarkt ist wichtig, sollte jedoch vom ausgebildeten Rettungsdienst unternommen werden. Auf keinen Fall wird in den Gesäßmuskel oder in irgendeinen anderen Muskel gespritzt. Das verfälscht die Enzymdiagnostik.

✓ Zu 5: Es geht darum, den Patienten zu beruhigen, jede weitere Aufregung führt zu einer Mehrbelastung des schon geschwächten Herzens. Deshalb auch die Schmerzbekämpfung.

404. **Was würden Sie am ehesten als einen Notfall einstufen?**
Kreuzschmerzen ...

❑ A) ... mit Parästhesien (Missempfindungen) in den Beinen.

❑ B) ... die sich beim Niesen und Husten verstärken.

❑ C) ... mit vorübergehender Bewegungsstarre (sog. Hexenschuss).

❑ D) ... mit Blasenentleerungsstörungen und Sensibilitätsstörungen an den Innenseiten der Oberschenkel.

❑ E) ... die nächtlich auftreten und in die Oberschenkel ausstrahlen.

405. **Ein 48-jähriger Mann berichtet von plötzlichen Brustschmerzen, die direkt hinter dem Brustbein lokalisiert sind. Der Patient ist blass, kalt-schweißig und hat offensichtlich große Angst. Schon auf Distanz können Sie Rasselgeräusche feststellen, der Puls ist 120, der systolische Blutdruck unter 100. Wie lagern Sie den Patienten?**

❑ A) Flachlagerung

❑ B) Oberkörper flach, Beine angewinkelt

❑ C) Oberkörper hoch, Beine tief

❑ D) Oberkörper flach, Beine hoch

❑ E) In der stehenden Position

Antwort 404

Lösung **D** ist richtig.

Zu A: Kreuzschmerzen mit Parästhesien in den Beinen geben den Verdacht auf einen Bandscheibenprolaps. Zu einem Notfall wird dies aber erst, wenn die motorischen Fasern (in der Mitte des Nervs) betroffen sind, also wenn der Patient von Lähmungen berichtet.

Zu B: Kreuzschmerzen, die sich beim Niesen und Husten verstärken, sind kein Notfall.

Zu C: Eine Lumbago (sog. Hexenschuss) entsteht häufig durch eine Diskusprotrusion (Bandscheibenvorwölbung), kann aber auch noch andere Ursachen haben. Man ist zwar vorübergehend bewegungsunfähig, aber wenn man nicht gerade in der Badewanne liegt, ist das kein Notfall.

✓ Zu D: Dies sind die Leitsymptome des Kaudasyndroms und das wird sicherlich als Notfall eingestuft. Das Kaudasyndrom (Cauda-equina-Syndrom) entsteht durch die Einklemmung und Schädigung der Cauda equina infolge eines (seltenen) medialen Bandscheibenvorfalls. Dabei entstehen Blasenentleerungsstörungen und Sensibilitätsstörungen an den Innenseiten der Oberschenkel (wird Reithosenanästhesie genannt).

Zu E: Nächtlich auftretende und in die Oberschenkel ausstrahlende Schmerzen lassen mich an den Morbus Bechterew denken. Aber ein Notfall ist das nicht.

Antwort 405

Die Lösung **C** ist richtig.

Zu A: Zu vermuten ist ein Herzinfarkt mit akuter Linksherzinsuffizienz und kardiogenem Schock (Hypotonie und Tachykardie). Der Patient muss beruhigt und mit aufrechtem Oberkörper gelagert werden.

Zu B: Keine Flachlagerung des Oberkörpers bei akuten Herz- oder Lungenproblemen.

✓ Zu C: Wichtig ist der erhöhte Oberkörper. In der Regel begibt sich der Patient von selbst in diese Lage. Die Beine können evtl. tiefgelagert werden, müssen aber nicht.

Zu D: Keine Flachlagerung des Oberkörpers bei akuten Herz- oder Lungenproblemen.

Zu E: Ungünstig. In einer stehenden Position wird das Herz nur zusätzlich belastet.

406. **Wie lagern Sie eine Schwangere mit Verdacht auf Vena-cava-Kompressionssyndrom?**

- ❑ A) Auf den Rücken lagern, Beine hoch
- ❑ B) In Rechtsseitenlage
- ❑ C) In Linksseitenlage
- ❑ D) Auf den Bauch
- ❑ E) Oberkörper hoch, Beine tief

407. **Wie sind die Symptome eines roten Hitzschlages?**

1. Trockene Haut
2. Heiße Haut
3. Schweißnasse Haut
4. Tachykardie
5. Übelkeit

- ❑ A) Nur die Aussagen 1, 2 und 4 sind richtig.
- ❑ B) Nur die Aussagen 1, 2, 4 und 5 sind richtig.
- ❑ C) Nur die Aussagen 2 und 4 sind richtig.
- ❑ D) Nur die Aussagen 2, 3 und 5 sind richtig.
- ❑ E) Nur die Aussagen 3, 4 und 5 sind richtig.

Antwort 406

Die Lösung **C** ist richtig.

Zu A: Das Vena-cava-Kompressionssyndrom (auch Vena-cava-inferior-Syndrom genannt) entsteht gerade in der Rückenlage. Es handelt sich hier um einen Notfall. Aufgrund des Zusammendrückens der unteren Hohlvene durch die Frucht im fortgeschrittenen Zustand kommt es zum hypovolämischen Schock. Dieses Syndrom tritt in der Regel nur bei Erstgebärenden auf.

Zu B: Das ist genau die falsche Lagerung, rechts hinten liegt die V. cava.

✓ Zu C: Die Schwangere muss sofort auf die linke Seite gelagert werden, dann wird der Druck auf die untere Hohlvene entlastet.

Zu D: Bei einer Hochschwangeren ist eine Bauchlagerung nicht möglich.

Zu E: Oberkörper hoch und Beine tief nur bei akuten Herz- oder Lungenerkrankungen. Hier bringt das nichts.

Antwort 407

Die Lösung **B** ist richtig.

✓ Zu 1: Ein Hitzschlag entsteht durch einen Wärmestau bei erhöhter Wärmeeinwirkung und verminderter Wärmeabgabe. Folgende Symptome sind typisch: erhöhte Körpertemperatur, heiße und trockene Haut, hochroter Kopf, Tachykardie, Kopfschmerzen, Übelkeit und Erbrechen, allmählich abnehmender Blutdruck, Bewusstlosigkeit, Krämpfe. Eine Behandlung muss durch eine sofortige Kühlung des Körpers erfolgen.

✓ Zu 2: Richtig.

Zu 3: Die Wärmeregulation des Körpers ist infolge der erhöhten Wärmeeinwirkung nicht mehr intakt; die Haut ist trocken und heiß.

✓ Zu 4: Richtig.

✓ Zu 5: Übelkeit und Erbrechen sind bei einem schweren Hitzschlag nicht selten.

! Folgende Hitzeschäden sind zu unterscheiden: Sonnenstich (direkte Sonneneinstrahlung auf den Kopf), Hitzschlag und Hitzeerschöpfung (starker Flüssigkeitsverlust bei unzureichender Flüssigkeitsaufnahme).

408. **Der Esmarch-Handgriff (Überstreckung des Unterkiefers nach vorne) dient welcher Funktion?**

- ❑ A) Freimachen der Beatmungswege
- ❑ B) Intubation
- ❑ C) Vermeidung von Aspiration
- ❑ D) Stabile Seitenlage
- ❑ E) Handgriff zur Feststellung von Reizzuständen an den Meningen (Meningismus)

409. **Bei welchen Notfallsituationen dürfen Sie ein provoziertes Erbrechen *nicht* auslösen?**

1. Bei Alkoholabusus
2. Bei Ösophagusverätzung
3. Bei Missbrauch von Schlafmitteln
4. Bei einem Herzinfarkt-Patienten, dem speiübel ist
5. Bei einem bewusstlosen Patienten

- ❑ A) Nur die Aussagen 1, 2 und 4 sind richtig.
- ❑ B) Nur die Aussagen 2, 3 und 4 sind richtig.
- ❑ C) Nur die Aussagen 2 und 4 sind richtig.
- ❑ D) Nur die Aussagen 2, 3 und 5 sind richtig.
- ❑ E) Nur die Aussagen 2, 4 und 5 sind richtig.

Antwort 408

Die Lösung **A** ist richtig!

✓ Zu A: Der Esmarch-Handgriff (auch Esmarch-Heiberg-Handgriff genannt) bezeichnet das Vorschieben des Unterkiefers bei Bewusstlosen zum Offenhalten der Atemwege: Vom Kopfende aus umgreifen die Finger beider Hände den Kieferwinkel, wobei die Daumen am Kinn liegen. Der Unterkiefer wird mit den Fingern nach vorne geschoben, während der Daumen den Mund öffnet. Eine Hand wird in dieser Haltung belassen, und die andere tastet mit dem Zeige- oder Mittelfinger in der Mundhöhle und dem Rachen nach Fremdkörpern.

Zu B: Eine Intubation (Einführung eines Schlauchs oder Rohrs in die Trachea) wird zur Beatmung während einer Narkose angewandt.

Zu C: Die stabile Seitenlagerung dient der Vermeidung einer Aspiration (Eindringen von Flüssigkeiten oder festen Stoffen in das Bronchialsystem bzw. die Lunge).

Zu D: Siehe Kommentar unter C.

Zu E: Zur Feststellung von Reizzuständen an den Meningen kenne ich das Brudzinski- und das Kernig-Zeichen.

Antwort 409

Die Lösung **E** ist richtig.

Zu 1: Bei einem Übermaß an Alkohol kann ein selbst induziertes Erbrechen erleichternd wirken. Alkohol in diesen Mengen wirkt wie ein Gift.

✓ Zu 2: Bei jeder Schleimhautverletzung des Ösophagus darf ein Erbrechen nicht provoziert werden.

Zu 3: Bei oral aufgenommen Giften kann ein Erbrechen große Giftmengen aus dem Magen herausspülen.

✓ Zu 4: Erbrechen ist Stress für den Körper. Ein Patient mit Herzinfarkt muss unbedingt beruhigt werden! Herzinfarkt bedeutet eine akute Herzinsuffizienz.

✓ Zu 5: Natürlich nicht. Das ist ja der Grund der stabilen Seitenlage. Sollte der bewusstlose Patient erbrechen, kann es infolge dieser speziellen Lagerung nicht zur Aspiration in den Lungenraum kommen.

! Weitere Kontraindikationen beim provozierten Erbrechen sind: bewusstseinsgetrübter Patient, Krampfbereitschaft, nach Verschlucken von ätzenden Stoffen, organischen Lösungsmitteln, Detergenzien (Benetzungsmittel).

410. Einer Ihrer Patienten ist 59 Jahre alt, Raucher und leidet an Verengung der Herzkranzgefäße und an Bluthochdruck. Er wird vom Arzt therapiert mit einem Nitratpräparat (Glyceroltrinitrat) und einem blutdrucksenkenden Medikament (Betarezeptorenblocker). Nach einer Injektion eines pflanzlichen Präparates kommt es zu generalisiertem Juckreiz, Nesselsucht (Urtikaria), Schüttelfrost, Übelkeit und Angstgefühlen. Sie bemerken ein blassgraues Gesicht, kalten Schweiß und eine zunehmende Atemnot. Welche der folgenden Maßnahmen sind gerechtfertigt, bis der von Ihnen gerufene Notarzt eintrifft?

1. Sie legen einen venösen Zugang und überwachen die Vitalfunktionen.
2. Sie fordern den Patienten auf, eine seiner Nitratkapseln zu zerbeißen, da es sich vermutlich um einen akuten Anfall von Angina pectoris handelt.
3. Sie fordern den Patienten auf, eine seiner Blutdrucktabletten zu schlucken, da es sich vermutlich um eine akute Hochdruckkrise handelt.
4. Sie machen einen Aderlass (250 ml).
5. Sie beginnen sofort mit der Herzdruckmassage.

❏ A) Nur die Aussage 1 ist richtig.
❏ B) Nur die Aussagen 1 und 2 sind richtig.
❏ C) Nur die Aussagen 1 und 3 sind richtig.
❏ D) Nur die Aussagen 1 und 4 sind richtig.
❏ E) Nur die Aussagen 1 und 5 sind richtig.

411. Eine Frau, im 8. Monat schwanger, klagt plötzlich über starke Übelkeit und Schwindel. Pulsfrequenz über 100, systolischer Blutdruck 95. Sie verständigen den Notarzt. Welche der folgenden Maßnahmen ist gerechtfertigt?

❏ A) Stabile Seitenlage
❏ B) Erhöhter Oberkörper, Beine tief
❏ C) Oberkörper flach, Beine hoch
❏ D) Seitenlage
❏ E) Flach auf den Rücken, Kissen unter den Kopf

Antwort 410

Die Lösung **A** ist richtig.

✓ Zu 1: Korrekt. Bei den in der MC-Frage angegebenen Symptomen müssen Sie von einem anaphylaktischen Schock ausgehen. Sie kontrollieren die Vitalfunktionen, verständigen den Notarzt und legen einen venösen Zugang.

Zu 2: Wenn Sie einem Patienten mit anaphylaktischem Schock Nitroglyzerin geben, bringen Sie ihn damit um! Nitroglyzerin darf nur gegeben werden, wenn der systolische Blutdruck über 100 mmHg ist. Bei einem Schock herrscht eine Zentralisation mit niedrigen Blutdruckwerten. Wenn Sie diese Aussage angekreuzt haben, sind Sie (um den Jargon des Amtsarztes zu benutzen) eine Gefahr für die Allgemeinbevölkerung. Noch mal lernen!

Zu 3: Bitte auch keine Blutdrucktabletten bei Verdacht auf anaphylaktischen Schock geben. Dazu müssten dann in der MC-Frage auch hohe Blutdruckwerte angegeben sein.

Zu 4: Bloß keinen Aderlass! Der Patient benötigt das Gegenteil, nämlich schnellstmögliche intravenöse Gabe einer Ringer-Lösung.

Zu 5: Bitte nicht!

Antwort 411

Die Lösung **D** ist richtig.

Zu A: Eine stabile Seitenlage bitte nur dann anwenden, wenn der Patient bewusstlos ist!

Zu B: Eine Lagerung mit erhöhtem Oberkörper und tiefgelagerten Beinen wird nur bei Patienten mit akuten Herz- oder Lungenproblemen angewandt.

Zu C: Bei Schwangeren in MC-Fragen denken Sie bitte zuerst an ein Vena-cava-Kompressionssyndrom. Sie wissen, dass die V. cava auf der rechten Seite liegt, also muss die Patientin auf die linke Seite gelagert werden.

✓ Zu D: Eine Pulsfrequenz über 100 und ein systolischer Blutdruck unter 95 zeigen einen manifesten Schock an. Bei der Schwangeren liegt der Verdacht nahe, dass es sich um ein Vena-cava-inferior-Syndrom handelt. Jedenfalls müssen Sie dieses auf den Verdacht hin so behandeln, das heißt eine Seitenlagerung zur linken Seite.

Zu E: Nicht richtig. Eine Schwangere mit Verdacht auf ein Vena-cava-inferior-Syndrom muss in die linke Seitenlage gebracht werden.

412. **Welche Aussagen sind richtig? Für die ABC-Regel gilt:**

1. Wird angewendet, wenn der Patient bewusstlos ist.
2. Die Atemwege müssen frei gemacht werden.
3. Für die 2-Helfer-Methode gilt: 2-mal Atemspende und 15-mal Herzmassage.
4. Frequenz der Herzdruckmassage beträgt 40–60 Schläge/Min.

- ❏ A) Nur die Aussage 2 ist richtig.
- ❏ B) Nur die Aussagen 1, 2 und 3 sind richtig.
- ❏ C) Nur die Aussagen 2 und 4 sind richtig.
- ❏ D) Nur die Aussagen 2 und 3 sind richtig.
- ❏ E) Alle Aussagen sind richtig.

Antwort 412

Die Lösung **D** ist richtig.

Zu 1: Die ABC-Regel wird bei fehlenden Vitalzeichen angewendet; ein bewusstloser Patient muss in die stabile Seitenlage gebracht werden.

✓ Zu 2: Die Atemwege müssen über den Esmarch-Handgriff freigemacht werden.

✓ Zu 3: Zwischen der 1-Helfer- und der 2-Helfer-Methode gibt es seit einiger Zeit keinen Unterschied mehr, immer gilt: 2-mal Atemspende und 15-mal Herzmassage.

Zu 4: Die Frequenz der Herzdruckmassage beträgt ca. 80 Schläge/Min. (40 ist viel zu langsam, der normale Herzschlag in der Minute liegt bei ca. 70).

413. **Was stimmt für das hirnorganische Psychosyndrom (HOPS)?**

☐ A) Gedächtnisstörungen, Verwirrtheit, Orientierungslosigkeit
☐ B) Endogene Psychose
☐ C) Schizophrenie
☐ D) Manisch-depressive Erkrankung
☐ E) Endogene Depression

Antwort 413

Die Antwort **A** ist richtig.

✓ Zu A: Hier kann man nur diese Aussage unter A ankreuzen; die Aussagen B-D fallen unter die endogenen Psychosen und die endogene Depression unter Aussage E ist eine eigenständige Erkrankung. HOPS gehört jedoch zu den exogenen Psychosen. Es handelt sich um eine Bezeichnung für akut oder chronisch auftretende psychotische Veränderungen des Patienten durch vorausgegangene, feststellbare und bekannte Erkrankungen des Zentralnervensystems bzw. Krankheiten mit Hirnbeteiligung. HOPS gilt grundsätzlich als reversibel.

Zu B: Folgende Erkrankungen werden zu den endogenen Psychosen gezählt: affektive Psychosen (manisch-depressive Erkrankung) und zykloide bzw. schizophrene Psychosen (Schizophrenie).

Zu C: Die Schizophrenie gehört zu den endogenen (innerhalb der Seele entstandene) Psychosen.

Zu D: Die manisch-depressive Erkrankung gehört zu den endogenen Psychosen.

Zu E: Die endogene Depression ist eine Depressionsform, die nicht körperlich begründet und unbekannter Ursache ist. Häufig wird die Bezeichnung „endogene Depression" bei schweren Depressionsformen verwendet, die typischerweise in Phasen oder Episoden verlaufen.

! Anhand der Psychopathologie lässt sich eine exogene von der endogenen Psychose nicht unterscheiden. Die Symptome beim HOPS können z. B. sein: Bewusstseinsstörungen, Gedächtnisstörungen, Verwirrtheit, Orientierungslosigkeit, Wahnzustände, Halluzinationen, Ich-Erlebnisstörungen, Depressionen u. a.

414. **Bei der Schizophrenie können folgende Symptome auftreten:**

1. Stereotypien (über längere Zeit und immer auf gleiche Weise wiederholte Handlungen)
2. Stimmen, die einen von außen lenken
3. Geruchshalluzinationen
4. Vegetative Symptome, z. B. hohes Fieber oder Kreislaufstörungen
5. Suizidgefährdung

☐ A) Nur die Aussagen 1, 2 und 5 sind richtig.
☐ B) Nur die Aussagen 1, 2 und 3 sind richtig.
☐ C) Nur die Aussagen 2, 3 und 5 sind richtig.
☐ D) Nur die Aussagen 2, 3, 4 und 5 sind richtig.
☐ E) Alle Aussagen sind richtig.

415. **Welche der folgenden Aussagen zum Aufmerksamkeitsdefizitsyndrom (ADS) des Kindesalters treffen zu?**

1. Häufig kommt es zu Lernstörungen.
2. Es liegen Hinweise vor auf ein Überwiegen des männlichen Geschlechts.
3. Es manifestiert sich im Regelfall erst in der Pubertät.
4. Es besteht ein erhöhtes Unfallrisiko.
5. Typische Symptome sind Unaufmerksamkeit und Überaktivität.

☐ A) Nur die Aussage 1 ist richtig.
☐ B) Nur die Aussagen 1 und 3 sind richtig.
☐ C) Nur die Aussagen 3, 4 und 5 sind richtig.
☐ D) Nur die Aussagen 1, 2, 4 und 5 sind richtig.
☐ E) Alle Aussagen sind richtig.

Antwort 414

Die Lösung **E** ist richtig.

✓ Zu 1: Immer wieder auf die gleiche Weise wiederholte Handlungen oder auch sprachliche Äußerungen kommen nicht selten vor.

✓ Zu 2: Stimmen, die einen von außen lenken, kommen sehr häufig vor.

✓ Zu 3: Es können alle Arten von Halluzinationen bestehen: akustische (Gehörhalluzinationen), gustatorische (Geschmackshalluzinationen), olfaktorische (Geruchshalluzinationen), optische und taktile Halluzinationen (Sinnestäuschung im Bereich des Tastsinns).

✓ Zu 4: Eine vegetative Symptomatik kommt v. a. im Rahmen einer Katatonie vor (Form der Schizophrenie mit Muskelkrämpfen infolge einer Störung der Psychomotorik) und kann ohne weiteres lebensbedrohlich werden.

✓ Zu 5: Schizophrene Menschen gelten als suizidgefährdet.

! Schizophrenie ist ein „Spaltungsirresein" als Form der endogenen Psychose. Es handelt sich um eine Vielzahl von seelischen Störungen, die ohne äußere Gründe zu einer veränderten Erlebnis- und Verhaltensweise führen. Betroffen sind v. a. Personen zwischen der Pubertät (hebephrene Schizophrenie) und dem 35. Lebensjahr. Kennzeichen der Schizophrenie sind: Wahnvorstellungen, Halluzinationen (v. a. Stimmenhören), Ich-Störungen, formale Denkstörungen, Störungen der Affektivität, Katatonie.

Antwort 415

Die Lösung **D** ist richtig.

✓ Zu 1: Kinder mit ADS haben erhebliche Lernstörungen; sie haben enorme Schwierigkeiten, sich auf eine Sache zu konzentrieren.

✓ Zu 2: Jungen sind viel häufiger betroffen.

Zu 3: Die Manifestation erfolgt meist vor dem 7. Lebensjahr.

✓ Zu 4: ADS-Kinder sind infolge ihrer unglaublichen motorischen Hyperaktivität stark unfallgefährdet.

✓ Zu 5: Das sind die Leitsymptome des ADS.

416. **Bei der endogenen Depression können folgende Symptome auftreten:**

1. Suizidgedanken
2. Antriebsarmut
3. Minderwertigkeitsgefühle
4. Schuldwahn
5. Konfabulation (Erzählung ohne Bezug zur jeweiligen Situation)

❑ A) Nur die Aussagen 1, 2, 3 und 4 sind richtig.
❑ B) Nur die Aussagen 1, 2 und 3 sind richtig.
❑ C) Nur die Aussagen 1 und 2 sind richtig.
❑ D) Nur die Aussagen 2 und 3 sind richtig.
❑ E) Alle Aussagen sind richtig.

Antwort 416

Die Lösung **A** ist richtig.

✓ Zu 1: Depressive Menschen sind suizidgefährdet, wobei die Gefahr zu Beginn und am Ende einer Phase besonders groß ist!

✓ Zu 2: Das Leitsymptom bei depressiven Menschen. Sie haben eine gedrückte Stimmung, sind freudlos, energielos und mutlos. Ihnen fehlt das Selbstvertrauen, sie leiden unter Minderwertigkeitsgefühlen, innerer Unruhe, Zwängen, Ängsten und Schuldgefühlen.

✓ Zu 3: Siehe Kommentar unter 2.

✓ Zu 4: Endogen-depressive Menschen können ein überdimensionales Schuldbewusstsein entwickeln. Sie können der unbeirrbaren Überzeugung sein, Sühne für etwas zahlen zu müssen.

Zu 5: Konfabulation: Durch Erinnerungstäuschung bedingte Darstellung vermeintlich erlebter Vorgänge, als Symptom bei bestimmten Gehirnerkrankungen (z. B. beim Korsakow-Syndrom).

! Depressionen können sich auf drei Ebenen bemerkbar machen: Auf der seelischen Ebene mit Freudlosigkeit, Grübeleien, innere Unruhe, Interessenverlust, Minderwertigkeitsgefühlen, Schuldgefühlen, Verminderung von Antrieb und Aktivität; auf der körperlichen Ebene mit Schlafstörungen (v. a. in der zweiten Nachthälfte), Herzbeschwerden, Magen-Darm-Beschwerden, Kopfschmerzen, Schweißausbrüchen u. a.; auf der sozialen Ebene mit Beziehungsschwierigkeiten, Trennung und Kontaktarmut.

417. **Auf dem Weg in ein mehrstöckiges Wohngebäude trifft ein Mann auf der Straße einen Hund. Der Hund hebt die Pfote und bellt. Der Mann wertet dies als Warnhinweis, dass im Fahrstuhl eine Gefahr auf ihn wartet. Wie beurteilen Sie seine Verhaltensweise?**

- ❑ A) Halluzination
- ❑ B) Denkstörung
- ❑ C) Illusionäre Verkennung
- ❑ D) Wahnwahrnehmung
- ❑ E) Zwang

Antwort 417

Die Lösung **D** ist richtig.

Sehr knifflige MC-Frage. Hier ist es wichtig, die Bedeutung der verschiedenen Fachbegriffe nach dem Wörterbuch zu wissen. Teilweise unterscheiden sich diese erheblich von der Realität bzw. von den Begriffen, die im normalen Sprachgebrauch darunter verstanden werden.

Zu A: Eine Halluzination ist etwas anderes; eine Sinnestäuschung, eine Wahrnehmung ohne tatsächliche Reize von außen. Man kann davon ausgehen, dass es den Hund wirklich gibt. Die Wahrnehmung, dass der Hund die Pfote hebt, um ihn zu warnen, wird als Wahnvorstellung aufgefasst.

Zu B: Denkstörungen werden in MC-Fragen recht häufig erwähnt. Bitte informieren Sie sich eingehend darüber. Bei den inhaltlichen Denkstörungen ist das Resultat des Denkvorgangs abnorm verändert, so z. B. bei Wahn, Zwangsgedanken und Zwangshandlungen. Die formalen Denkstörungen zeigen sich in einer Veränderung der sprachlichen Äußerungen. Folgende Begriffe zählen zu den formalen Denkstörungen: Denkverlangsamung, Gedankensperrung, Gedankenabreißen, Ideenflucht, eingeengtes Denken, zerfahrenes Denken, umständliches Denken, Paralogie (Vorbeireden an einer Sache, indem Begriffe durch falsche Wörter ersetzt werden).

Zu C: Eine illusionäre Verkennung (Illusion) ist eine falsche Auslegung bestimmter Sinneseindrücke. Tatsächlich existierende Objekte bzw. Geschehnisse werden verkannt bzw. anders gedeutet als real vorhanden. Ein Beispiel: Die Person sieht 20 Meter vor sich einen Baum und erkennt in den Zweigen ihren Vater, der sich vor ihr verstecken will.

✓ Zu D: Es handelt sich um einen Wahn, eine krankhafte Fehlbeurteilung der Wirklichkeit. Häufig sind die Gründe und Ideen zur Erhaltung des Wahns (wird als Wahnarbeit bezeichnet) sehr umfangreich und in der Regel nicht durch Gegenargumente zu beeinflussen.

Zu E: Zwangsstörungen sind Gedanken bzw. Handlungen, welche immer wieder auftreten bzw. vollbracht werden müssen, ohne dass es dabei einen Sinn ergibt. Solche Gedanken oder Handlungen werden vom Betroffenen selbst als unsinnig erlebt. Sie führen zu verstärkten Angstgefühlen, wenn den Zwangsimpulsen nicht nachgegeben wird.

418. **Welche der folgenden Symptome deuten auf das Vorliegen einer schizophrenen Störung hin?**

1. Denkstörungen
2. Ich-Störungen
3. Funktionelle Syndrome (z. B. Reizdarm)
4. Halluzinationen
5. Wahnvorstellungen

☐ A) Nur die Aussagen 1, 2 und 4 sind richtig.
☐ B) Nur die Aussagen 2, 3 und 4 sind richtig.
☐ C) Nur die Aussagen 1, 2, 4 und 5 sind richtig.
☐ D) Nur die Aussagen 1, 3, 4 und 5 sind richtig.
☐ E) Alle Aussagen sind richtig.

419. **Für Patienten mit Herzneurose ist typisch:**

1. Erhöhtes Herzinfarktrisiko
2. Zunehmende hypochondrische Selbstbeobachtung
3. Aktivitätseinschränkung
4. Halluzinationen
5. Minderwertigkeitsgefühle

☐ A) Nur die Aussagen 1, 2, 3 und 5 sind richtig.
☐ B) Nur die Aussagen 2, 3 und 5 sind richtig.
☐ C) Nur die Aussagen 1 und 2 sind richtig.
☐ D) Nur die Aussagen 2, 4 und 5 sind richtig.
☐ E) Nur die Aussagen 3 und 4 sind richtig.

Antwort 418

Die Lösung **C** ist richtig.

✓ Zu 1: Denkstörungen, z. B. Gedankeneinschieben, Gedankenabreißen, Vorbeireden, zerfahrenes Denken und Reden, sind in der Regel bei schizophrenen Persönlichkeiten zu finden.

✓ Zu 2: Ich-Störungen sind Bezeichnungen für Zustände, in denen der Mensch die eigenen seelischen Vorgänge nicht mehr als Ich-Zustand erlebt, sondern das Gefühl hat, diese würden von außen gesteuert oder manipuliert. Die Abgrenzung zwischen der Umwelt und dem Ich ist deutlich gestört. Typisch sind Gedankenausbreitung („Alle wissen was ich denke"), Gedankeneingebung („Die Gedanken sind nicht meine, sie sind von außen beeinflusst") und Gedankenentzug („Meine Gedanken werden abgehört und abgezapft").

Zu 3: Funktionelle Syndrome, wie z. B. der Reizdarm, sind häufig im Rahmen einer Neurose zu finden.

✓ Zu 4: Alle Formen von Halluzinationen treten bei einer schizophrenen Störung auf.

✓ Zu 5: Wahnvorstellungen sind sehr typisch für schizophrene Persönlichkeiten.

Antwort 419

Die Lösung **B** ist richtig.

Zu 1: Ein erhöhtes Herzinfarktrisiko besitzen Menschen mit Arteriosklerose bzw. Koronarsklerose und Diabetiker.

✓ Zu 2: Eine Herzneurose ist eine psychogene Organneurose, eine funktionelle Herzerkrankung. Es sind keine organischen Veränderungen am Herzen nachweisbar (Ausschlussdiagnose). In der Regel besteht bei diesen Patienten eine ausgeprägte Angst, herzkrank zu werden. Jede Veränderung im Körper wird genau beobachtet und als Ursache wird immer eine Krankheit befürchtet.

✓ Zu 3: Eine Aktivitätseinschränkung ist häufig zu finden und in der Angstneurose begründet.

Zu 4: Halluzinationen kommen vor im Rahmen einer Schizophrenie und bei körperlich begründbaren Psychosen (HOPS).

✓ Zu 5: Minderwertigkeitsgefühle und eine depressive Verstimmung sind sehr häufig bei Menschen mit einer Herzneurose zu finden.

420. **Zu den neurotischen Störungen zählen:**

1. Agoraphobie (Platzangst)
2. Hysterie
3. Manie
4. Klaustrophobie (Angst vor geschlossenen Räumen)
5. Demenz

☐ A) Nur die Aussagen 3 und 4 sind richtig.
☐ B) Nur die Aussagen 3 und 5 sind richtig.
☐ C) Nur die Aussagen 1, 2 und 4 sind richtig.
☐ D) Nur die Aussagen 2, 4 und 5 sind richtig.
☐ E) Alle Aussagen sind richtig.

421. **Welche der folgenden Aussagen zu Zwangsstörungen treffen zu?**

1. Der Krankheitsbeginn liegt meist in der Kindheit oder im frühen Erwachsenen-alter.
2. Patienten mit einer Zwangsstörung haben oft zusätzlich depressive Störungen.
3. Zwangsgedanken werden von den Betroffenen meist als quälend empfunden.
4. Die Ausübung von Zwangshandlungen verstärkt das Angstgefühl der Patienten.
5. Typisch ist der Versuch der Betroffenen, gegen die Zwangshandlung bzw. den Zwangsgedanken Widerstand zu leisten.

☐ A) Nur die Aussage 5 ist richtig.
☐ B) Nur die Aussagen 2 und 3 sind richtig.
☐ C) Nur die Aussagen 1, 3 und 4 sind richtig.
☐ D) Nur die Aussagen 1, 2, 3 und 5 sind richtig.
☐ E) Alle Aussagen sind richtig.

Antwort 420

Die Lösung **C** ist richtig.

✓ Zu 1: Unter Neurose versteht man eine meist leichte psychische Störung mit chronischem Verlauf, die nicht auf Erkrankungen des Nervensystems beruht und die infolge eines verdrängten Entwicklungskonfliktes entstanden ist. Phobien werden zu den Angstneurosen gezählt. Siehe Kommentar unter 4.

✓ Zu 2: Bei der hysterischen Persönlichkeitsstörung steht eine Dramatisierung und Theatralik im Vordergrund.

Zu 3: Eine Manie ist eine Besessenheit, eine krankhafte Leidenschaft. Sie wird zu den endogenen Psychosen gerechnet.

✓ Zu 4: Phobie ist eine Form der Angstneurose. Es gibt sehr viele Phobieformen, die wichtigsten sind: Agoraphobie (Platzangst), Arachnophobie (Angst vor Spinnen), Autophobie (krankhafte Angst vor dem Alleinsein), Erythrophobie (Angst vor dem Erröten), Höhenangst, Karzinophobie (krankhafte Angst, an Krebs zu erkranken bzw. erkrankt zu sein), Klaustrophobie (Angst vor engen Räumen), Phobophobie (krankhafte Angst vor der Angst), Zoophobie (Angst vor Tieren). Die Therapie: bei den Angstneurosen empfiehlt sich eine Verhaltens- und Konfrontationstherapie.

Zu 5: Demenz ist eine erworbene, auf organischen Hirnschäden beruhende Geistesschwäche.

! Folgende Neurosen werden unterschieden: Angstneurosen, Charakterneurosen, Organneurosen, Zwangsneurosen, depressive Neurosen und Konversionsneurosen.

Antwort 421

Die Lösung **D** ist richtig.

✓ Zu 1: Bei einer Zwangsneurose (auch anankastische Neurose oder Persönlichkeitsstörung genannt) stehen Zwangsgedanken bzw. Zwangshandlungen im Vordergrund, die nicht vermieden werden können.

✓ Zu 2: Die Aussage ist richtig.

✓ Zu 3: Zwangsgedanken werden vom Betroffenen selbst als unsinnig und quälend empfunden.

Zu 4: Wenn Zwangshandlungen willentlich nicht ausgeführt werden, führen diese zu verstärkten Angstgefühlen. Die Ausübung von Zwangshandlungen führt am Anfang zu einer Erleichterung und dann zu Schuldgefühlen.

✓ Zu 5: Es ist ein typisches Verhalten, dass die Betroffenen zuerst versuchen, sich gegen die Zwangshandlungen bzw. Gedanken zu wehren, weil sie diese auch selbst als unsinnig empfinden.

422. **Typische Symptome einer Manie sind:**

1. Euphorische Stimmung
2. Ideenflucht
3. Realitätsverlust
4. Schuldwahn
5. Steigerung des Selbstwertgefühls, oft mit Größenideen

□ A) Nur die Aussagen 1 und 3 sind richtig.
□ B) Nur die Aussagen 2, 3 und 4 sind richtig.
□ C) Nur die Aussagen 1, 2, 3 und 5 sind richtig.
□ D) Nur die Aussagen 2, 3, 4 und 5 sind richtig.
□ E) Alle Aussagen sind richtig.

423. **Was stimmt über die Bulimie?**

1. Die Erkrankung kann zu lebensbedrohlichen Zuständen führen.
2. Betroffen sind in erster Linie Angehörige der sozialen Unterschicht.
3. Für Außenstehende ist die Essstörung kaum zu erkennen.
4. Meistens sind Frauen betroffen.
5. Der Beginn der Erkrankung liegt meist zwischen dem 30. und 40 Lebensjahr.

□ A) Nur die Aussagen 1, 3, 4 und 5 sind richtig.
□ B) Nur die Aussagen 1, 2 und 3 sind richtig.
□ C) Nur die Aussagen 1, 3 und 4 sind richtig.
□ D) Nur die Aussagen 3 und 4 sind richtig.
□ E) Alle Aussagen sind richtig.

▓ Antwort 422

Die Lösung **C** ist richtig.

✓ Zu 1: Eine Manie ist eine Besessenheit, eine krankhafte Leidenschaft. Sie wird zu den endogen Psychosen gerechnet und findet sich häufig als manische Phase im Rahmen einer manisch-depressiven Erkrankung.

✓ Zu 2: Folgende Symptome sind typisch für eine manische Phase: Beschäftigungsdrang, Rededrang mit großem Einfallsreichtum und häufigem Themenwechsel, psychomotorische Erregung, Selbstüberschätzung, gesteigertes Selbstwertgefühl, Maßlosigkeit (z. B. im Geldausgeben), Entgleisung (z. B. sexuelle und alkoholische Exzesse), grundlose Heiterkeit (euphorische Stimmung), Gereiztheit, Erregung, verstärkte Vitalgefühle, ohne jegliche Angst, braucht wenig Schlaf, Denkstörung, Ideenflucht, Größenwahn, Illusion, Störung vegetativer Funktionen (Tachykardie, Blutdruckanstieg, gesteigertes Hungergefühl, Hitzegefühl u. a.), keine Krankheitseinsicht und kein Krankheitsgefühl, evtl. Halluzinationen.

✓ Zu 3: Richtig.

Zu 4: Patienten während einer manischen Phase haben keine Schuldgefühle, sie überschätzen sich selbst und besitzen ein gesteigertes Selbstwertgefühl.

✓ Zu 5: Richtig.

▓ Antwort 423

Die Lösung **C** ist richtig.

✓ Zu 1: Die Bulimie kann als eigenständiges Krankheitsbild oder im Rahmen einer Anorexie (bulimische Anorexie) auftreten. Es handelt sich um anfallsartige „Fressanfälle" mit nachfolgendem, selbst ausgelöstem Erbrechen. Bei sehr schweren Verläufen mit mehrmaligen Brechattacken am Tag kann es ohne weiteres zu lebensbedrohlichen Störungen kommen (Hypokaliämie, Ösophagitis, Ösophagusruptur, Aspirationspneumonie, Tod infolge von Brechmittelmissbrauch).

Zu 2: Betroffen sind Angehörige aller Schichten.

✓ Zu 3: Die Essstörung ist für andere kaum wahrnehmbar, da die Fress- und Brechattacken immer heimlich geschehen.

✓ Zu 4: Wie auch bei der Anorexie, sind meist Frauen betroffen.

Zu 5: Der Beginn der Erkrankung liegt in der Regel in der Pubertät.

! Personen mit Bulimie können u.U. erkannt werden durch eine geschwollene Parotis und narbige Fingerknöchel (durch das eingeleitete Erbrechen entstanden).

424. **Welche Aussage zu Neurosen ist richtig?**

❑ A) Neurosen sind psychische Störungen, die eine alleinige organische Ursache haben können.

❑ B) Neurosen sind ursächlich mit Medikamenten zu therapieren.

❑ C) Denkstörungen sind ein Leitsymptom bei Neurosen.

❑ D) Bei Neurosen kommt es typischerweise zu Orientierungsstörungen.

❑ E) Keine der Aussagen ist richtig.

425. **Welche Aussagen über Bulimia nervosa sind richtig?**

1. Häufig besteht ein Laxanzienabusus.
2. Bulimische Patienten erleben häufig manische Symptome.
3. Bulimia nervosa und Alkoholabhängigkeit schließen sich aus.
4. Heilt meist nach mehreren Wochen aus.
5. Patienten mit Bulimie haben in der Regel einen hohen BMI (Body-Mass-Index).

❑ A) Nur die Aussagen 1, 2 und 3 sind richtig.

❑ B) Nur die Aussagen 1 und 5 sind richtig.

❑ C) Nur die Aussagen 2 und 4 sind richtig.

❑ D) Nur die Aussagen 3 und 5 sind richtig.

❑ E) Nur die Aussage 1 ist richtig.

Antwort 424

Die Lösung **E** ist richtig.

Zu A: Neurosen sind meist leichte psychische Störungen, die nicht auf Erkrankungen des Nervensystems beruhen und die infolge eines verdrängten Entwicklungskonfliktes entstanden sind.

Zu B: Neurosen werden i. d. R. nicht medikamentös behandelt, das gilt nur für die Psychosen.

Zu C: Denkstörungen sind Leitsymptome für endogene oder exogene (körperlich begründbare) Psychosen.

Zu D: Orientierungsstörungen treten bei endogenen und exogenen Psychosen auf.

✓ Zu E: Keine der aufgeführten Aussagen ist richtig.

Antwort 425

Die Lösung **E** ist richtig.

✓ Zu 1: Bulimie (Bulimia nervosa) ist eine psychische Erkrankung, bei der es zu anfallsartigen „Fressanfällen" mit nachfolgendem, selbst ausgelöstem Erbrechen kommt. Die Erkrankung kann sich in unterschiedlich schweren Verläufen (von „nur einmal im Monat" bis „mehrere Male am Tag") bemerkbar machen. Meistens sind Frauen zwischen 18–35 Jahren betroffen. Häufig besteht ein Missbrauch von Laxanzien (Abführmittel) und Diuretika. In vielen Fällen kommt Bulimie auch als Begleitsymptom bei der Anorexie vor (bulimische Anorexie).

Zu 2: Eine Manie ist eine Besessenheit, eine krankhafte Leidenschaft. Sie wird zu den endogen Psychosen gerechnet.

Zu 3: Bei Bulimiepatienten kommen alkoholische Exzesse häufiger vor, eine Alkoholabhängigkeit schließt sich also nicht aus.

Zu 4: Alle psychischen Erkrankungen sind nicht einfach nach mehreren Wochen zu kurieren, sondern benötigen i. d. R. langjährige Therapieformen.

Zu 5: Der BMI ist ein Körpermasseindex, ein Quotient aus Körpergewicht und Quadrat der Körpergröße (Berechnung kg/m²). Die Norm liegt bei Männern zwischen 20–25 kg/m² und bei Frauen zwischen 19–24 kg/m². Während Patienten mit einer Magersucht einen Body-Mass-Index unter 17 kg/m² aufweisen, sind die BMI-Werte bei Bulimiepatienten eher normal. Einige Patienten weisen sogar ein leichtes Übergewicht auf.

426. **Der Verlust eines Lebenspartners bedeutet eine schwere Krise für den zurückgebliebenen Partner. Welche der folgenden Aussagen sind richtig?**

1. Beim plötzlichen Tod ist mit geringerer psychischer Belastung zu rechnen als beim Tod nach einer chronischen Krankheit.
2. Das Immunsystem kann durch ein solches Ereignis geschwächt werden.
3. Es besteht erhöhte Suizidgefahr.
4. Die Mortalität (Sterblichkeit) des zurückgebliebenen Partners ist in den ersten Jahren nicht wesentlich erhöht.

❑ A) Nur die Aussagen 1, 2 und 3 sind richtig.
❑ B) Nur die Aussagen 1 und 2 sind richtig.
❑ C) Nur die Aussagen 2 und 3 sind richtig.
❑ D) Nur die Aussagen 3 und 4 sind richtig.
❑ E) Alle Aussagen sind richtig.

427. **Welche der folgenden Aussagen treffen zu? Hinsichtlich des Aufmerksamkeitsdefizitsyndrom gilt:**

1. Vorzeitiges Abbrechen von Aktivitäten ist ein Charakteristikum.
2. Die Störung manifestiert sich im Regelfall nach dem 12. Lebensjahr.
3. Überzufällig häufig kommt es hierbei zu Störungen des Sozialverhaltens.
4. Eine gestörte Impulskontrolle kann Teil des Krankheitsbildes sein.
5. Typischerweise finden sich Denkstörungen.

❑ A) Nur die Aussagen 1, 2 und 4 sind richtig.
❑ B) Nur die Aussagen 1 und 3 sind richtig.
❑ C) Nur die Aussagen 3, 4 und 5 sind richtig.
❑ D) Nur die Aussagen 1, 3 und 4 sind richtig.
❑ E) Alle Aussagen sind richtig.

Antwort 426

Die Lösung **C** ist richtig.

Zu 1: Der plötzliche Tod eines nahestehenden Menschen, z. B. durch einen Unfall, ist psychisch schlechter zu verkraften als der Tod nach einer langen und schweren Krankheit.

✓ Zu 2: Sicherlich. Durch den Tod des Lebenspartners kann sich eine schwere depressive Phase anbahnen, die zu einem geschwächten Immunsystem führt.

✓ Zu 3: Nach dem Verlust eines Ehepartners besteht eine erhöhte Suizidgefahr beim Zurückgebliebenen!

Zu 4: Statistisch gesehen ist die Sterblichkeit von zurückgebliebenen Partnern in der Zeit direkt nach dem Verlust am größten.

Antwort 427

Die Lösung **D** ist richtig.

✓ Zu 1: Kinder mit ADS haben enorme Schwierigkeiten, sich zu konzentrieren und länger bei einer Sache zu bleiben. Es ist typisch, dass diese Kinder sehr unruhig sind und permanent neue Anreize suchen.

Zu 2: Das ADS manifestiert sich in der Regel im ersten Schuljahr (i. d. R. vor dem 7. Lebensjahr).

✓ Zu 3: Infolge der Überaktivität werden Kinder mit ADS häufig gemieden oder gehänselt.

✓ Zu 4: Die gestörte Impulskontrolle ist ein Leitsymptom von ADS. Diese Kinder müssen ihre „Impulse" sofort ausleben, was sich häufig auch in einem aggressiven Verhalten zeigt.

Zu 5: Denkstörung ist ein Begriff, der bei ADS nichts zu suchen hat. Denkstörungen treten bei endogenen oder exogenen Psychosen auf.

428. **Bei einer Herzneurose ist mit Folgendem zu rechnen:**

❏ A) Es besteht ein erhöhtes Herzinfarktrisiko.
❏ B) Meist besteht eine ausgeprägte Angst, herzkrank zu sein.
❏ C) Während des Anfalls besteht Bewusstlosigkeit.
❏ D) Es besteht die Gefahr eines plötzlichen Herztodes.
❏ E) Es besteht häufig Suchtgefahr durch starke Beruhigungsmittel.

429. **Welche typischen Merkmale des manischen Zustandes sind richtig?**

1. Erhöhtes Schlafbedürfnis
2. Verlangsamtes Denken
3. Psychomotorische Erregung
4. Meistens fehlt die Krankheitseinsicht.
5. Selbstüberschätzung

❏ A) Nur die Aussagen 1, 2 und 3 sind richtig.
❏ B) Nur die Aussagen 2, 3 und 5 sind richtig.
❏ C) Nur die Aussagen 3, 4 und 5 sind richtig.
❏ D) Nur die Aussage 3 ist richtig.
❏ E) Alle Aussagen sind richtig.

Antwort 428

Die Lösung **B** ist richtig.

Herzneurosen sind beliebt für MC-Fragen!

Zu A: Ein erhöhtes Herzinfarktrisiko besitzen Menschen mit Arteriosklerose bzw. Koronarsklerose und Diabetiker.

✓ Zu B: Diese Patienten besitzen eine ausgeprägte Angst, herzkrank zu sein! Bei jedem Symptom oder jeder Veränderung im Körper werden der Puls und der Blutdruck gemessen.

Zu C: Eine Bewusstlosigkeit tritt so gut wie nie auf.

Zu D: In der Regel sind Patienten mit einer Herzneurose kerngesund und haben eine hohe Lebenserwartung.

Zu E: Eine Suchtgefahr von Beruhigungsmitteln bei diesen Patienten kann bestehen, ist aber nicht häufig. In jedem Fall ist die Aussage B richtiger als die Aussage E. So ist das manchmal in den von Ärzten ausgedachten MC-Fragen!

Antwort 429

Die Antwort **C** ist richtig.

Zu 1: Manische Patienten haben, wenn überhaupt, ein nur sehr geringes Schlafbedürfnis. Es gibt Berichte von Patienten, die mehrere Tage ohne zu schlafen agieren.

Zu 2: Die manische Phase ist eine überschweifende und kraftvolle Phase. Es bestehen eine psychomotorische Erregung und ein gesteigerter Antrieb. Der Beschäftigungs- und Rededrang ist enorm. Gedankengänge können sich regelrecht überschlagen.

✓ Zu 3: Korrekt. Eine vollständige Aufzählung der Symptome finden Sie im Kommentar unter 2 bei der Antwort 422.

✓ Zu 4: Eine Krankheitseinsicht besteht nie!

✓ Zu 5: Die Selbstüberschätzung kann unter Umständen lebensbedrohlich werden, z. B. die Ansicht, fliegen zu können.

430. **Man muss endogen-depressive Patienten immer wieder ermuntern, alle Kräfte zusammenzunehmen und einzusetzen,**
weil
endogen depressive Patienten ausgeprägte Defizite im Antrieb und in ihren Handlungsinitiativen erleben.

- [ ] A) Beide Aussagen und die Verknüpfung sind richtig.
- [ ] B) Nur die beiden Aussagen sind richtig.
- [ ] C) Nur die erste Aussage ist richtig.
- [ ] D) Nur die zweite Aussage ist richtig.
- [ ] E) Beide Aussagen sind falsch.

431. **Was gilt für die Neurose?**

1. Entsteht infolge eines verdrängten Entwicklungskonfliktes.
2. Medikamente sind immer erforderlich.
3. Kann sich auch durch Beschwerden bemerkbar machen, denen jedoch keine organischen Ursachen zugrunde liegen.
4. Beruht auf einer Erkrankung des Nervensystems.
5. Patient hat Halluzinationen.

- [ ] A) Nur die Aussagen 1, 2 und 3 sind richtig.
- [ ] B) Nur die Aussagen 1 und 3 sind richtig.
- [ ] C) Nur die Aussagen 1, 2 und 4 sind richtig.
- [ ] D) Nur die Aussage 3 ist richtig.
- [ ] E) Keine der Aussagen ist richtig.

▓ Antwort 430

Die Lösung **D** ist richtig.

Zu Aussage 1: Eine Antriebssteigerung von außen wäre zwar notwendig, ist aber sinnlos, da endogen-depressive Menschen in einer depressiven Phase keine Macht über sich haben. Die Behandlung erfolgt medikamentös und durch psychotherapeutische Maßnahmen wie z. B. Verhaltenstherapie.

✓ Zu Aussage 2: Die endogene Depression tritt hauptsächlich in Phasen auf (v. a. im Frühjahr und Herbst). Typische Symptome: Gefühllosigkeit, Konzentrationsstörung, Verlangsamung und Haften der Gedanken, Verminderung von Antrieb und Aktivität, Denkstörungen wie Schuldwahn oder Versündigungswahn, innere Unruhe, Zwänge, Ängste, vegetative Symptome, gedrückte Stimmung, Freudlosigkeit, Mutlosigkeit, Interessenverlust, Minderwertigkeitsgefühle, Entscheidungsunfähigkeit, Grübeleien, Überempfindlichkeit, Reizbarkeit.

▓ Antwort 431

Die Lösung **B** ist richtig.

✓ Zu 1: Es ist die gängige Meinung, dass eine neurotische Störung infolge eines verdrängten Konfliktes in der Kindheit entsteht.

Zu 2: Medikamente sind i. d. R. nicht erforderlich. Eine medikamentöse Behandlung wird bei den Psychosen als zwingend angesehen.

✓ Zu 3: Das sind die sog. Organneurosen, z. B. Herzneurose, Erbrechen, Durchfall und andere psychosomatische Störungen.

Zu 4: Nein, Neurosen sind psychische Störungen, die nicht auf Erkrankungen des Nervensystems beruhen. Ganz wichtig!

Zu 5: Halluzinationen treten im Rahmen von psychotischen Erkrankungen auf.

! Neurosen sind Schutzmechanismen, die aus unbefriedigten Bedürfnissen entstehen. Die Patienten haben Krankheitseinsicht, es zeigen sich keine Denkstörungen und Medikamente sind nicht erforderlich. Neurosen sind in der Psychotherapie hervorragend zu heilen, sie beruhen nicht auf Erkrankungen des ZNS.

432. **Welche Aussagen zur Schizophrenie sind richtig?**

1. Schizophrenie ist eine Form der endogenen Psychose.
2. Begleitend können katatone Symptome auftreten.
3. Bei der Schizophrenie ist Suizidgefahr gegeben.
4. Schizophrenie kann panikartige Angstzustände haben.
5. In vielen Fällen verläuft Schizophrenie in Phasen, sodass eine Rückkehr des normalen Zustandes möglich ist.

❑ A) Nur die Aussagen 1, 2, 3 und 4 sind richtig.
❑ B) Nur die Aussagen 1, 2 und 3 sind richtig.
❑ C) Nur die Aussagen 2 und 3 sind richtig.
❑ D) Nur die Aussagen 1, 4 und 5 sind richtig.
❑ E) Alle Aussagen sind richtig.

433. **Welche Aussagen sind richtig? Für die Neurose gilt:**

1. Es bestehen Denkhemmung, Denkstörungen bis hin zu Bewusstseinsstörungen.
2. Es gibt fließende Übergänge zwischen neurotischen Merkmalen gesunder Menschen zu neurotischen Symptomen mit Krankheitswert.
3. Kann mit Psychotherapie behandelt werden.
4. Wird mit Psychopharmaka behandelt.
5. Führt zu Wahnideen.

❑ A) Nur die Aussagen 1, 2 und 3 sind richtig.
❑ B) Nur die Aussagen 2 und 3 sind richtig.
❑ C) Nur die Aussagen 2 und 4 sind richtig.
❑ D) Nur die Aussagen 1, 4 und 5 sind richtig.
❑ E) Alle Aussagen sind richtig.

▒▒ Antwort 432

Die Lösung **E** ist richtig.

- ✓ Zu 1: Richtig. Vor allem die Schizophrenie und die manisch-depressive Erkrankung werden zu den endogenen Psychosen gezählt. Exogene psychotische Formen sind körperlich begründet.

- ✓ Zu 2: Katatonie ist eine Form der Schizophrenie, die mit erheblichen Bewegungsstörungen und gleichzeitig auftretenden Wahnideen einhergeht, z. B. mit Muskelkrämpfen, Muskelsteifheit. Dabei kann eine gesteigerte sowie auch verlangsamte Motorik auftreten. Katatonie kann unter Umständen lebensbedrohlich sein.

- ✓ Zu 3: Patienten mit der Diagnose „Schizophrenie" gelten v. a. im Schub als besonders suizidgefährdet.

- ✓ Zu 4: Bei Schizophrenie handelt es sich um teils vorübergehende Persönlichkeitsstörungen, die mit einer drastischen Wahrnehmungsveränderung der Umwelt und der eigenen Welt einhergehen. Panikartige Angstzustände treten dabei sehr häufig auf.

- ✓ Zu 5: Das ist richtig. Häufig korrelieren diese gespaltenen Verhaltensweisen der schizophrenen Patienten mit gesunden Erlebnis- und Verhaltensweisen.

! Folgende Symptome sind bei der Schizophrenie typisch: Denkstörungen, Wahn (unbeirrbares Festhalten an inhaltlich falschen Überzeugungen mit absoluter Unzugänglichkeit), Stimmen drängen sich auf (meist mit Angst verbunden), anhaltende Halluzinationen (Geruch, Geschmack, Geräusche, optisch), katatone Symptome, Persönlichkeitsverlust. Um die Diagnose „Schizophrenie" zu stellen, müssen mindestens 3 der oben genannten Symptome ständig über einen Monat und länger bestehen. Die Schizophrenie verläuft chronisch in Schüben, man rechnet nach jedem Schub mit einer Verschlechterung des Zustands.

▒▒ Antwort 433

Die Lösung **B** ist richtig.

- Zu 1: Denkhemmung und Denkstörungen bis hin zu Bewusstseinsstörungen finden sich nur bei psychotischen Störungen!
- ✓ Zu 2: Die Praxis ist in Wirklichkeit völlig anders als die Theorie.
- ✓ Zu 3: Neurotische Störungen sind sehr gut mit Psychotherapie behandelbar.
- Zu 4: Psychopharmaka werden nur bei den psychotischen Störungen, nicht bei den neurotischen, eingesetzt.
- Zu 5: Beim Wahn handelt es sich um eine krankhafte Fehlbeurteilung der Wirklichkeit, die durch keine Gegenargumente zu beeinflussen ist. Wahnideen sind häufig im Rahmen einer endogenen Psychose oder eines hirnorganischen Psychosyndroms (HOPS) zu finden. Sie können jedoch auch isoliert auftreten ohne sonstige Persönlichkeitsveränderungen, sodass es in der Praxis manchmal schwer ist, die Trennung zwischen Neurose und Psychose zu ziehen. Eine neurotische Störung zeigt sich jedoch nicht typischerweise in Wahnideen. Folgende Wahnthemen sind am häufigsten: Beziehungswahn, Dermatozoenwahn (Ungezieferwahn), Eifersuchtswahn, Größenwahn, Krankheitswahn (hypochondrischer Wahn), Liebeswahn, Schuldwahn (Versündigungswahn), Verfolgungswahn.

434. **Welche Therapieform ist Ihrer Meinung nach für eine Patientin mit einer Spinnenphobie am besten geeignet?**

- ❏ A) Gesprächstherapie
- ❏ B) Gruppentherapie
- ❏ C) Verhaltenstherapie
- ❏ D) Autogenes Training
- ❏ E) Atemtherapie

435. **Welche Aussagen zur exogenen Psychose sind richtig?**

1. Ist eine Psychose, die körperlich begründet ist.
2. Hat keine Wahnvorstellungen.
3. Kann zu Halluzinationen führen.
4. Bei Schäden des ZNS wird die exogene Psychose auch als hirnorganisches Psychosyndrom bezeichnet.
5. Wird nur durch Drogen ausgelöst.

- ❏ A) Nur die Aussagen 1, 3 und 4 sind richtig.
- ❏ B) Nur die Aussagen 1, 2 und 4 sind richtig.
- ❏ C) Nur die Aussagen 1, 3 und 5 sind richtig.
- ❏ D) Nur die Aussagen 2, 4 und 5 sind richtig.
- ❏ E) Alle Aussagen sind richtig.

Antwort 434

Die Lösung **C** ist richtig.

Zu A: Eine Gesprächstherapie ist sicherlich wichtig, reicht jedoch nicht aus. Siehe Kommentar unter C.

Zu B: Für die Phobieformen gilt die Verhaltenstherapie als am geeignetsten. Eine Gruppentherapie ist wichtig, damit der Patient erfährt, dass es anderen Menschen ähnlich ergeht, und wie diese Menschen gelernt haben, damit umzugehen.

✓ Zu C: Phobien sind Zwangsängste, die anfallsartig auftreten, von begrenzter Dauer und meistens auf einen Anlass, eine bestimmte Situation oder eine Vorstellung bezogen sind. Durch die Angstzustände entstehen ausgeprägte Vermeidungshaltungen. Bei der Verhaltenstherapie werden Verhaltensmuster problemorientiert aufgefasst und äußere Problemverhalten auf die innere Einstellung bezogen. Der Patient lernt, die Angst zu fühlen, sie zu integrieren und sein Verhalten auf die Angst hin zu beobachten, bis er bereit ist, die Vermeidungshaltung aufzugeben. Gesprächstherapie, Gruppentherapie und Autogenes Training sind in der Verhaltenstherapie eingeschlossen und ergänzend.

Zu D: Siehe Kommentar unter C.

Zu E: Eine Atemtherapie ist sicherlich nicht geeignet für Patienten mit Phobien. Die Gefahr ist zu groß, dass die Patienten infolge der „vermehrten Energie" stärker in ihre Ängste hineingehen. Die Verhaltenstherapie ist am sinnvollsten. Siehe Kommentar unter C.

Antwort 435

Die Lösung **A** ist richtig.

✓ Zu 1: Eine exogene Psychose ist eine Psychose, die körperlich begründet ist.

Zu 2: Anhand der Symptomatik ist nicht festzustellen, ob es sich um eine endogene oder exogene Psychose handelt. Patienten mit einer körperlich begründbaren Psychose zeigen auch Wahnvorstellungen.

✓ Zu 3: Patienten mit einer körperlich begründbaren Psychose zeigen auch Halluzinationen.

✓ Zu 4: Korrekt.

Zu 5: Das Alkoholdelir ist z. B. eine exogene Psychose, aber die Aussage „nur durch Drogen" ist natürlich nicht richtig.

! Folgende Ursachen einer exogenen Psychose sind häufig: Hirntrauma, Epilepsie, Gefäßerkrankungen im ZNS, Hirnatrophie, Hirntumore, Multiple Sklerose, Parkinson-Syndrom, endokrine Störung, Niereninsuffizienz, Alkoholkrankheit, Drogen, Medikamente, Vitaminmangel.

436. **Welche Aussagen zum Borderline-Syndrom sind richtig?**

1. Es besteht ein selbstschädigendes Verhalten.
2. Essstörungen wie Bulimie oder Anorexie sind nicht selten.
3. Bei den Patienten sind deutliche Auffälligkeiten in der Kindheit zu finden, z. B. Gewalttätigkeit und/oder Alkoholabhängigkeit der Eltern, sexueller Missbrauch.
4. Es handelt sich um eine exogene Psychose.
5. Das Borderline-Syndrom ist harmlos.

☐ A) Nur die Aussagen 1, 2 und 3 sind richtig.
☐ B) Nur die Aussagen 1, 3 und 4 sind richtig.
☐ C) Nur die Aussagen 1, 2, 3 und 4 sind richtig.
☐ D) Nur die Aussagen 3 und 5 sind richtig.
☐ E) Alle Aussagen sind richtig.

437. **Welche Aussagen zur Anorexie sind richtig?**

1. Suizidgefährdung
2. Es gibt keine männlichen Patienten mit Anorexie.
3. Verstärkte Regelblutung
4. Bei einigen Patienten wird ein selbstinduziertes Erbrechen beobachtet.
5. Body-Mass-Index unter 17 kg/m^2

☐ A) Nur die Aussagen 1, 2 und 4 sind richtig.
☐ B) Nur die Aussagen 1, 3 und 4 sind richtig.
☐ C) Nur die Aussagen 1, 4 und 5 sind richtig.
☐ D) Nur die Aussagen 2 und 4 sind richtig.
☐ E) Alle Aussagen sind richtig.

Antwort 436

Die Lösung **A** ist richtig.

✓ Zu 1: Beim Borderline-Syndrom (sog. Grenzgänger) handelt es sich um eine Persönlichkeitsstörung mit einer emotionalen Instabilität, bei der die Anpassungsfähigkeit erheblich beeinträchtigt ist. Es wird als Folge von nicht bewältigten Krisen und Konflikten angesehen. Beziehungsabbrüche treten regelmäßig auf. In der Regel treten keine typischen schizoiden oder manisch-depressiven Symptome auf. Folgende Symptome sind typisch: Kontaktabbrüche, extreme Stimmungsschwankungen, stark schwankendes Leistungsvermögen, selbstschädigendes Verhalten (Drogen- und Alkoholmissbrauch, sich selbst schneiden, Selbstmordgedanken), Essstörungen (Anorexie, Bulimie).

✓ Zu 2: Richtig. Siehe Kommentar unter 1.

✓ Zu 3: Das ist richtig!

Zu 4: Das Borderline-Syndrom wird nicht den Psychosen zugeordnet, auch wenn in der Praxis nicht selten kurzfristige psychotische Episoden auftreten. Der Begriff entstand aus der ursprünglichen Annahme, das Borderline-Syndrom entspringe aus einer Verschmelzung von Neurose und Psychose. Heutzutage wird es eher den neurotischen Persönlichkeitsstörungen zugerechnet.

Zu 5: Die Letalität beträgt ca. 10 %. Wer Borderline-Persönlichkeiten kennt, weiß, dass diese psychische Störung nicht harmlos ist. Borderline-Persönlichkeiten sind äußerst schwierig.

Antwort 437

Die Lösung **C** ist richtig.

✓ Zu 1: Anorektische Personen werden als suizidgefährdet eingestuft.

Zu 2: Das ist nicht richtig. Männliche Patienten sind selten, aber es gibt sie. Angeblich soll sich die Zahl immer mehr erhöhen.

Zu 3: Das Gegenteil ist der Fall. Häufig besteht eine Amenorrhö. Durch die verringerte Nahrungszufuhr schraubt der Körper seinen Energiehaushalt erheblich herunter.

✓ Zu 4: Gut in der Hälfte der Fälle treten bulimische Attacken auf (bulimische Anorexie).

✓ Zu 5: Richtig. Der Body-Mass-Index ist in der Regel unter 17 kg/m². Bei Frauen sind Werte von 19–24 kg/m² normal.

438. **Welche Aussagen gelten für die neurotische Depression?**

1. Antriebsarmut
2. Gedankenlautwerden
3. Halluzinationen
4. Schuldgefühle
5. Gefühllosigkeit

❏ A) Nur die Aussagen 1, 2 und 3 sind richtig.
❏ B) Nur die Aussagen 1, 4 und 5 sind richtig.
❏ C) Nur die Aussagen 2, 3 und 4 sind richtig.
❏ D) Nur die Aussagen 3, 4 und 5 sind richtig.
❏ E) Alle Aussagen sind richtig.

439. **Welche Erkrankungen werden zum psychosomatischen Formenkreis gezählt?**

1. Asthma bronchiale
2. Herzphobie
3. Colitis ulcerosa
4. Anorexia nervosa
5. Herzinfarkt

❏ A) Nur die Aussagen 1, 2, 3 und 4 sind richtig.
❏ B) Nur die Aussagen 1, 2 und 3 sind richtig.
❏ C) Nur die Aussagen 1 und 4 sind richtig.
❏ D) Nur die Aussage 2 ist richtig.
❏ E) Alle Aussagen sind richtig.

Antwort 438

Die Lösung **B** ist richtig.

✓ Zu 1: Die neurotische Depression (auch als depressive Neurose bezeichnet) ist eine Depressionsform mit geringerem Ausprägungsgrad als übliche Depressionsformen. Patienten mit neurotischer Depression haben die Tendenz, andere zu beschuldigen, meckern und ärgern sich gerne. Nichts kann mehr genossen werden, alles wird zur Anstrengung. Typisch sind Minderwertigkeitsgefühl, Schlafstörungen, Selbstmordgedanken und Lethargie.

Zu 2: Gedankenlautwerden, Gedankenausbreitung (Gedanken gehören ihm nicht alleine, andere haben davon Kenntnis), Gedankeneingebung (Gedanken werden von außen beeinflusst), Gedankenentzug (kann den Denkvorgang nicht vollenden, weil die Gedanken von außen entzogen werden) und Gedankensperrung (plötzliche Beendigung des sonst flüssigen Gedankengangs) treten im Rahmen einer Ich-Störung bei der Schizophrenie auf.

Zu 3: Halluzinationen treten im Rahmen von psychotischen Erkrankungen auf.

✓ Zu 4: Schuldgefühle und Selbstvorwürfe sind typisch.

✓ Zu 5: Bitte merken: Bei allen Depressionsformen besteht eine Gefühllosigkeit (Affektarmut). Eben weil diese Menschen nichts (mehr) fühlen, sind sie depressiv.

Antwort 439

Die Lösung **A** ist richtig.

✓ Zu 1: Unter dem psychosomatischen Formenkreis werden Krankheiten zusammengefasst, bei denen psychische Einflüsse auf die Pathophysiologie als sicher gelten, z. B. Asthma bronchiale, Anorexie und Bulimie, Colitis ulcerosa, Morbus Crohn, Ulkuskrankheit, Organneurosen, Migräne u. a.

✓ Zu 2: Richtig.

✓ Zu 3: Richtig.

✓ Zu 4: Richtig.

Zu 5: Ein Herzinfarkt hat als Ursache ein organisches Leiden.

440. **Welche der folgenden Aussagen bezüglich der Anorexia nervosa treffen typischerweise zu?**

1. Hoher Konsum an Abführmitteln
2. Ausbleiben der Monatsblutung
3. Niedriger Blutdruck
4. Niedrige Kaliumwerte im Blut
5. Eine akute Lebensgefahr kann auftreten.

❑ A) Nur die Aussagen 1, 2, 3 und 4 sind richtig.
❑ B) Nur die Aussagen 1, 2 und 4 sind richtig.
❑ C) Nur die Aussagen 2, 3 und 5 sind richtig.
❑ D) Nur die Aussagen 3, 4 und 5 sind richtig.
❑ E) Alle Aussagen sind richtig.

441. **Was versteht man unter Konfabulation?**

❑ A) Darstellung von Erlebtem im Sinne eines Wahns
❑ B) Zwanghaftes Erzählen des Erlebten
❑ C) Manische Phase
❑ D) Darstellung vermeintlich erlebter Vorgänge, um Erinnerungslücken auszu-
füllen
❑ E) Gedächtnislücke

Antwort 440

Die Lösung **E** ist richtig.

✓ Zu 1: Ein Missbrauch von Abführmitteln (Laxanzien), Appetitzüglern und Diuretika ist sehr häufig bei anorektischen Patienten zu finden.

✓ Zu 2: Bei den meisten jungen Frauen besteht eine Amenorrhö.

✓ Zu 3: Infolge der unzureichenden Ernährung muss der Körper seinen Energiehaushalt „herunterschrauben". Der systolische Blutdruck ist in der Regel unter 100 mmHg.

✓ Zu 4: Eine Hypokaliämie findet sich häufig. Dabei besteht die Gefahr von Herzrhythmusstörungen.

✓ Zu 5: Die Letalität bei Anorexie ist ca. 10 %. Vor allem der Vitamin- und Mineralienmangel kann zum Herzkreislaufstillstand führen.

! Die Anorexia nervosa ist eine psychogene Essstörung mit verzerrter Einstellung gegenüber Nahrungsaufnahme. Sie betrifft vor allem junge Frauen zwischen 10–25 Jahren. Typische Symptome: Nahrungsverweigerung mit starkem Gewichtsverlust (Kachexie), Angst vor Übergewicht, Krankheitsverleugnung, Amenorrhö, Hypotonie, Bradykardie, Obstipation, Vitaminmangel, Mineralienmangel (Hypokaliämie), Herzreizleitungsstörungen.

Antwort 441

Die Lösung **D** ist richtig.

Zu A: Wahn ist eine krankhafte Fehlbeurteilung der Wirklichkeit. Es kommt zur Entwicklung einer Wahnvorstellung (Wahneinfall, Wahnidee) mit Ausbildung von umfangreichen Gründen und Ideen zur Erhaltung des Wahns (Wahnarbeit), die durch keine Gegenargumente zu beeinflussen sind.

Zu B: Unter einer Zwangsneurose versteht man eine Persönlichkeitsstörung, bei der Zwangsgedanken bzw. Zwangshandlungen im Vordergrund stehen, und die durch Ablenkungsmanöver i. d. R. nicht vermieden werden können.

Zu C: Eine Manie ist eine Besessenheit, eine krankhafte Leidenschaft. Sie zeigt sich bei den psychotischen Erkrankungen.

✓ Zu D: Konfabulation ist eine durch Erinnerungstäuschung bedingte Darstellung vermeintlich erlebter Vorgänge. Sie zeigt sich als Symptom bei bestimmten Gehirnerkrankungen (organische Psychose) und bei der Alkoholkrankheit.

Zu E: Gedächtnislücken hat jeder. Hat nichts mit Konfabulation zu tun.

15 Differenzialdiagnose

442. Ein 32-jähriger männlicher Patient klagt über Druck und Völlegefühl, Übelkeit und Schmerzen im mittleren Oberbauch, die manchmal bis in den Rücken ausstrahlen. Vor allem treten die Schmerzen nachts auf und durch Nahrungsaufnahme bessern sie sich für kurze Zeit. Der Schmerz ist gut lokalisiert. Wie ist Ihre Verdachtsdiagnose?

- ❏ A) Akute Cholezystitis
- ❏ B) Akute Pankreatitis
- ❏ C) Duodenalgeschwür
- ❏ D) Akute Appendizitis
- ❏ E) Cholelithiasis

Antwort 442

Die Lösung **C** ist richtig.

Zu A: Leitsymptome einer akuten Cholezystitis: Schmerzen im rechten Oberbauch mit Ausstrahlung in die rechte Schulter und Rücken, Druckempfindlichkeit der Gallenblasengegend, positives Murphy-Zeichen (schmerzhaftes Innehalten der Atmung eines Patienten bei gleichzeitiger Palpation der Gallenblase während einer tiefen Einatmung), gesteigerte Schmerzempfindlichkeit im Bereich der Head-Zonen der Gallenblase (Th 8–Th 11).

Zu B: Leitsymptome einer akuten Pankreatitis: dauernde Oberbauchschmerzen beginnend nach einer Mahlzeit, gürtelförmige Schmerzausstrahlung, Pankreasschonhaltung (beim Vorwärtsbeugen lassen die Schmerzen ein wenig nach), im Labor: Lipase- und Amylaseerhöhung erhöht.

✓ Zu C: Folgende Merkmale in der MC-Frage deuten auf ein duodenales Geschwür hin: nächtlich auftretende Oberbauchbeschwerden, in den Rücken ausstrahlende Schmerzen (das Duodenum liegt retroperitoneal!), Schmerzen bessern sich durch Nahrungsaufnahme.

Zu D: Leitsymptome einer akuten Appendizitis in einer MC-Frage: plötzlich auftretender Schmerz paraumbilikal (um die Nabelgegend herum) oder epigastrisch (im mittleren Oberbauch), der dann nach Stunden in den rechten Unterbauch wandert, lokale Abwehrspannung im rechten Unterbauch. Außerdem müssen Sie für die Differenzialdiagnose folgende Zeichen bzw. Palpationspunkte kennen: Temperaturdifferenz zwischen axillär und rektal im klassischen Fall 1 °C (normal sind 0,5 °C), McBurney-Punkt, Lanz-Punkt, Blumberg-Zeichen, Rovsing-Zeichen, Psoas-Zeichen, Nachlassen der bestehenden Schmerzen bei angewinkelten Beinen, Schmerzen bei der digitalen Untersuchung des Mastdarms.

Zu E: Ein Gallensteinleiden lässt sich durch heftigste Koliken, die in die rechte Schulter ausstrahlen, erkennen.

443. **Wodurch kann eine einseitige Schwellung eines Unterschenkels verursacht werden?**

1. Rechtsherzinsuffizienz
2. Eiweißverlustniere
3. Erysipel
4. Venenthrombose
5. Lymphstau

❑ A) Nur die Aussagen 1, 2 und 5 sind richtig.
❑ B) Nur die Aussagen 2, 3 und 4 sind richtig.
❑ C) Nur die Aussagen 3, 4 und 5 sind richtig.
❑ D) Nur die Aussagen 4 und 5 sind richtig.
❑ E) Alle Aussagen sind richtig.

444. **Ein Patient berichtet, dass er unter anfallsweise auftretendem hohem Bluthochdruck leide. Während dieser Bluthochdruckattacken schwitzt er stark, hat einen hohen Puls und ist sehr aufgeregt und ängstlich. Außerdem ist ihm eine Gewichtsabnahme aufgefallen. Wie ist Ihre Verdachtsdiagnose?**

❑ A) Essenzieller Bluthochdruck
❑ B) Hyperthyreose
❑ C) Conn-Syndrom
❑ D) Morbus Cushing
❑ E) Phäochromozytom

Antwort 443

Die Lösung **C** ist richtig.

Zu 1: Bei der Rechtsherzinsuffizienz finden sich immer beidseitige Ödeme. Durch die mangelnde Herzleistung staut sich das Blut bis in das Kapillarbett zurück und führt zum Plasmaaustritt in das Gewebe.

Zu 2: Eine Eiweißverlustniere (nephrotisches Syndrom) führt zu einer generalisierten Ödembildung. Die Ursache ist der Albuminmangel in den Gefäßen (Hypoproteinämie).

✓ Zu 3: Das Erysipel (Wundrose) ist eine akute Entzündung der Lederhaut, die meist durch betahämolysierende Streptokokken (Streptococcus pyogenes) hervorgerufen wird. Leitsymptome: hohes Fieber mit einer schmerzhaften, ödematös geröteten Schwellung, die scharf abgegrenzt ist.

✓ Zu 4: Nur die Thrombose einer tief liegenden Vene (Phlebothrombose) führt zu einem Ödem. Leitsymptome: schwere Beine mit Spannungsgefühl, Überwärmung, Glanzhaut, Schwellung, Homans-Zeichen und Payr-Zeichen positiv.

✓ Zu 5: Folgende Lymphödeme werden unterschieden: das primäre Lymphödem ohne erkennbare Ursache (vermutet wird eine Rückbildung der Lymphgefäßzellen) und das sekundäre Lymphödem mit Verlegung infolge von Entzündungen (Lymphangitis), Tumoren, Würmern (Elephantiasis tropica) oder nach einer Strahlentherapie.

Antwort 444

Die Lösung **E** ist richtig.

Zu A: Die Attacken, das Schwitzen, der hohe Puls, die Gewichtsabnahme und die Aufregung sprechen gegen einen „normalen" Bluthochdruck. Außerdem ist ein essenzieller Bluthochdruck immer eine Ausschlussdiagnose.

Zu B: Die Bluthochdruckattacken sind untypisch für eine Hyperthyreose. Das Schwitzen und die Tachykardie treffen zu, aber beim Gewichtsverlust hätte „trotz Heißhunger" erwähnt werden müssen. Außerdem sind folgende Symptome nicht erwähnt worden: Struma, Unruhe und Nervosität, Schlaflosigkeit, rasche Ermüdbarkeit, Muskelschwäche und Muskelatrophie, Amenorrhö, Wärmeintoleranz, feuchte und warme Haut, weiche Haut, Durchfall.

Zu C: Das Conn-Syndrom ist ein Aldosteronismus, eine Stoffwechselstörung infolge einer gesteigerten Sekretion von Aldosteron aus der Nebennierenrinde. Es führt zu einer Hypernatriämie und Hypokaliämie mit Muskelschwäche, Muskelschmerzen, Lähmungen, Krämpfen und Herzrhythmusstörungen.

Zu D: Ein Cushing-Patient hat eine Gewichtszunahme, eine Stammfettsucht (Vollmondgesicht, Stiernacken), Muskelschwäche und eine schlechte Haut.

✓ Zu E: Bitte merken: In MC-Fragen ist ein anfallsartiger Bluthochdruck mit sympathikotonen Symptomen (Angst, Schwitzen, Tachykardie, blass, kalte Haut) immer ein Phäochromozytom.

445. Ein junger Erwachsener klagt seit einigen Tagen über subfebrile Temperaturen, starke Kopfschmerzen, Durchfall und Erbrechen. Bei Untersuchung des Abdomens ist keine Abwehrspannung zu finden, die Palpation ist nicht schmerzhaft. Auffällig sind die starken Darmgeräusche (Hyperperistaltik) und eine Ansammlung von Gasen (Meteorismus). Im Labor sind BSG und CRP normal, keine Leukozytose. Welche Diagnose ist am wahrscheinlichsten?

- [ ] A) Typhus abdominalis
- [ ] B) Gastroenteritis
- [ ] C) Appendizitis
- [ ] D) Enteritis regionalis Crohn
- [ ] E) Shigellenruhr

446. Eine Milzvergrößerung können Sie bei welcher Erkrankung finden?

1. Leberzirrhose
2. Polyzythämie
3. Linksherzinsuffizienz
4. Mononukleose
5. Typhus abdominalis

- [ ] A) Nur die Aussagen 1, 2 und 4 sind richtig.
- [ ] B) Nur die Aussagen 1, 2, 4 und 5 sind richtig.
- [ ] C) Nur die Aussagen 1, 3, 4 und 5 sind richtig.
- [ ] D) Nur die Aussagen 1, 2 und 5 sind richtig.
- [ ] E) Alle Aussagen sind richtig.

447. Ein Patient klagt seit einigen Tagen über hohes Fieber, Kopfschmerzen und breiigen Durchfall. Welche Erkrankung können Sie ausschließen?

- [ ] A) Akute infektiöse Gastroenteritis
- [ ] B) Shigellenruhr
- [ ] C) Typhus
- [ ] D) Paratyphus
- [ ] E) Cholera

▨ Antwort 445

Die Lösung **B** ist richtig.

Zu A: Leitsymptome Typhus abdominalis: treppenförmiger Fieberanstieg, Kontinua, erbsenbreiartige Durchfälle, Roseolen auf der Bauchhaut, Veränderungen an der Zunge, Splenomegalie, relative Bradykardie, Leukopenie.

✓ Zu B: Die wahrscheinlichste Diagnose ist eine Gastroenteritis. Um die anderen vier Erkrankungen anzukreuzen, hätten richtungsweisende Angaben gemacht werden müssen.

Zu C: Für eine Appendizitis gab es keine deutlichen Angaben in der MC-Frage.

Zu D: Für einen Morbus Crohn gab es ebenfalls keine deutlichen Angaben in der MC-Frage.

Zu E: Leitsymptom der Shigellenruhr: blutige Stühle, Tenesmen.

▨ Antwort 446

Die Lösung **B** ist richtig.

✓ Zu 1: Bei der Leberzirrhose entsteht eine portale Hypertension. Das Pfortaderblut kann nicht mehr richtig abfließen, es kommt zu venösen Stauungen in allen Organen, die der Pfortader ihr venöses Blut abgeben.

✓ Zu 2: Folgende Erkrankungen können zu einer Milzvergrößerung führen: Rechtsherzinsuffizienz, Hodgkin- und Non-Hodgkin-Lymphome, Leukämie, Polyzythämie, hämolytische Anämie, Kollagenosen.

Zu 3: Eine Linksherzinsuffizienz führt zu Stauungserscheinungen in den Lungenkreislauf (Asthma bronchiale, Lungenödem).

✓ Zu 4: Allgemein zyklische Infektionskrankheiten können generell zur Milzvergrößerung führen.

✓ Zu 5: Folgende Infektionskrankheiten führen gerne zur Splenomegalie: AIDS, Hepatitis, Mononukleose, Typhus abdominalis, Malaria, virusbedingtes hämorrhagisches Fieber, Leptospirosen.

▨ Antwort 447

Die Lösung **E** ist richtig.

Zu A: Für eine akute infektiöse Gastroenteritis gibt es keine Leitsymptome in den MC-Fragen. Sind keine deutlichen richtungsangebenden Symptome vermerkt, muss diese Erkrankung angekreuzt werden.

Zu B: Um eine Shigellenruhr anzukreuzen, würde ich blutige Stühle und Tenesmen erwarten. Letztlich ganz ausschließen können Sie die Erkrankung nie.

Zu C: Um diese Erkrankung anzukreuzen bedarf es deutlicherer Symptome, aber ausschließen kann man sie nicht.

Zu D: Man kann diese Erkrankung nicht ausschließen.

✓ Zu E: Auf alle Fälle können Sie einen schweren Verlauf der Cholera ausschließen, da dieser nicht zu Fieber, sondern zu einer Untertemperatur führt.

448. Ein 48-jähriger Patient hat nach einem leichten Prodromalstadium (mehrere Tage Fieber und Krankheitsgefühl) plötzlich extrem starke Kopfschmerzen, Übelkeit und Erbrechen, Nackensteifigkeit und Opisthotonus. Welche Verdachtsdiagnose stellen Sie?

☐ A) Apoplexie
☐ B) Tetanus
☐ C) Epidurales Hämatom
☐ D) Meningitis
☐ E) Subarachnoidalblutung

449. Ein 10-jähriger Junge hat beim Fußballspielen einen Tritt in den linken Oberbauch bekommen. Der Junge hat in die linke Schulter ausstrahlende starke Schmerzen mit Hauthyperästhesie (Kehr-Zeichen). Es besteht lokale Bauchdeckenspannung. Der Puls ist tachykard. Welche Verdachtsdiagnose stellen Sie?

☐ A) Milzruptur
☐ B) Traumatische Zwerchfellhernie
☐ C) Pneumothorax
☐ D) Akute Pankreatitis
☐ E) Leberkapselriss

▓▓ Antwort 448

Die Lösung **D** ist richtig.

    Zu A: Ein Hirnschlag tritt plötzlich auf und hat auch keine Prodromalzeichen.

    Zu B: Tetanus zeigt eine Muskelsteifheit, Trismus (Kieferklemme) und Risus sardonicus. Außerdem tritt Fieber erst ganz zum Schluss auf.

    Zu C: Bei einem epiduralen Hämatom muss in der MC-Frage ein vorausgegangenes Trauma erwähnt sein.

✓ Zu D: Nach einem Prodromalstadium folgende starke Kopfschmerzen, Nackensteifigkeit und Opisthotonus weisen immer auf eine klassische Meningitis hin.

    Zu E: Eine Subarachnoidalblutung hat keine Prodromalzeichen. Die Beschwerden treten schlagartig auf, der Patient hat heftigste Kopfschmerzen und verliert schnell das Bewusstsein.

▓▓ Antwort 449

Die Lösung **A** ist richtig.

✓ Zu A: Es handelt sich hier um ein Trauma und im linken Oberbauch liegt die Milz. Das Kehr-Zeichen ist ein in die linke Schulter ausstrahlender Schmerz mit gleichzeitig auftretender Hyperästhesie (Überempfindlichkeit) der Haut der betroffenen Head-Zone. Es wird als richtungsweisendes Zeichen bei einer Milz- oder Tubaruptur gedeutet.

    Zu B: Hier stimmt das Kehr-Zeichen nicht.

    Zu C: Eine Hauthyperästhesie ist beim Pneumothorax in der Regel nicht zu finden, außerdem sind die typischen Organbefunde (hypersonorer Klopfschall, aufgehobener Stimmfremitus und aufgehobene Atemgeräusche auf einer Lungenseite) in der Fragestellung nicht angegeben worden. Zudem müsste der Junge mit Atemnot auffallen.

    Zu D: Eine akute Pankreatitis entsteht selten infolge einer Traumatisierung. Die Organe, die direkt dem Brustkasten anliegen (Milz und Leber) sind am häufigsten betroffen.

    Zu E: Die Leber liegt im rechten Oberbauch.

450. Eine 67-jährige Patientin berichtet, sie wolle ihre Familie nicht schädigen und auch nicht ins Verderben bringen, darum trete sie nicht auf die Fugen und versuche immer die Mitte der Fußbodenplatten zu treffen. Sie leide unter diesem Zustand und wolle ihn ändern, es gelinge ihr aber nicht. Wie ist Ihre Diagnose?

- ❑ A) Schizophrenie
- ❑ B) Endogene Depression
- ❑ C) Zwangsneurose
- ❑ D) Manisch-depressiv
- ❑ E) Psychose

451. Ein 23-jähriger Mann klagt über Fieber (37,8 °C) und retrosternale Schmerzen, die sich im Liegen verstärken und manchmal in die linke Schulter ausstrahlen. Die Schmerzen hätten langsam eingesetzt und jetzt etwas nachgelassen. Der Patient hatte sich nach eigenen Angaben gerade von einem Infekt der oberen Atemwege erholt. Die Halsvenen sind deutlich gestaut, die Herzfrequenz beträgt 120/Min., RR 130/80, BSG ist leicht erhöht, die Herztöne abgeschwächt, die Herzfigur leicht vergrößert. Es ist ein perikardiales Reibegeräusch vorhanden. Wie ist die wahrscheinlichste Diagnose?

- ❑ A) Perikarderguss
- ❑ B) Pneumothorax
- ❑ C) Bakterielle Pneumonie
- ❑ D) Herzinfarkt
- ❑ E) Endokarditis

Antwort 450

Die Lösung **E** ist richtig.

Zu A: Für das Ankreuzen der Schizophrenie ist in der MC-Frage keine deutlicher Hinweis gegeben.

Zu B: Auch für eine endogene Depression sind keine deutlichen Hinweise gegeben.

Zu C: Siehe Kommentar unter E.

Zu D: Die Frau in dieser MC-Frage zeigt keine manischen Symptome.

✓ Zu E: Zu differenzieren ist hier, ob es sich um eine Zwangsneurose (da die Frau auf jeden Fall Zwangserscheinungen zeigt, sie versucht immer auf die Mitte der Fußbodenplatten zu treten) oder um eine Psychose handelt. Die Frau zeigt aber seltsames Verhalten, leichten Wahn, Halluzinationstendenz und Realitätsstörung (möchte die Familie nicht schädigen und nicht ins Verderben bringen). Bei psychotischen Patienten ist es nicht möglich, einen kausalen Zusammenhang für ihr Verhalten zu erklären. Der Heilpraktiker muss in der Praxis keine Differenzialdiagnose betreiben, er muss den als psychotisch eingestuften Patienten *an einen Arzt oder Psychiater überweisen* (Sorgfaltspflicht).

Antwort 451

Die Lösung **A** ist richtig.

✓ Zu A: Die wahrscheinlichste Diagnose ist der Perikarderguss. Eine Perikarditis mit Erguss kann zu einer Einfüllstauung in der Diastole führen, daher die Zeichen des Blutrückstaus vor dem Herzen. Ein perikardiales Reibegeräusch kann auch bei der feuchten Perikarditis als sog. Lokomotivgeräusch gehört werden.

Zu B: Beim Pneumothorax finden sich laute Herztöne, das Atemgeräusch ist aufgehoben. Die Perkussion ergibt einen hypersonoren Klopfschall. Gestaute Halsvenen finden sich beim Ventilpneumothorax, einem hochgradigen Notfall.

Zu C: Bei der bakteriellen Pneumonie ist der Stimmfremitus verstärkt, es finden sich jedoch keine gestauten Halsvenen. Außerdem ist das Fieber viel zu gering für eine Lobärpneumonie.

Zu D: Der Verdacht auf einen Herzinfarkt besteht bis zum labordiagnostischen Ausschluss natürlich immer. Hier passt jedoch das perikardiale Reibegeräusch nicht, außerdem sollte die Symptomatik stärker sein, z. B. Blutdruckabfall und Schocksymptome.

Zu E: Bei der Endokarditis sind Herzgeräusche vorhanden, jedoch keine Reibegeräusche.

452. Ein männlicher Patient mit Ikterus hat folgende Laborwerte: Konjugierte Hyperbilirubinämie, Dunkelfärbung des Urins und Hellfärbung des Stuhls, Urobilinogen im Urin nicht mehr nachweisbar, alkalische Phosphatase stark erhöht. Welche Verdachtsdiagnose stellen Sie?

- ❏ A) Akute Hepatitis
- ❏ B) Hämolytischer Ikterus
- ❏ C) Pankreatitis
- ❏ D) Chronische Hepatitis
- ❏ E) Verschlussikterus

453. Ein 3-jähriges Kind hat nach dem Spielen plötzlich eine Scheinlähmung des linken Armes. Was könnte am ehesten die Ursache sein?

- ❏ A) Grünholzfraktur
- ❏ B) Rheumatisches Fieber
- ❏ C) Medianuslähmung
- ❏ D) Tetanus
- ❏ E) Poliomyelitis

▇▇ Antwort 452

Die Lösung **E** ist richtig.

Zu A: Eine konjugierte Hyperbilirubinämie entsteht im Rahmen eines intra- und posthepatischen Ikterus. Eine stark erhöhte *alkalische Phosphatase* lenkt zuerst einmal den Verdacht auf eine Erkrankung der *Gallenblase und Gallenwege*. Bei einer Hepatitis ist die alkalische Phosphatase nur mäßig erhöht.

Zu B: Beim prähepatischen Ikterus entsteht eine unkonjugierte Hyperbilirubinämie.

Zu C: Bei einer Pankreatitis ist an erster Stelle ein schmerzhaftes Krankheitsbild zu erwarten.

Zu D: In der Regel führen chronische Hepatitiden nicht zu den in der MC-Frage genannten Laborwerten. Die Transaminasen z. B. sind nur mäßig erhöht.

✓ Zu E: Das Schlüsselwort ist hier die alkalische Phosphatase, die immer bei Gallenbeteiligung stark erhöht ist. Außerdem ist sie erhöht bei Knochenerkrankungen.

▇▇ Antwort 453

Die Lösung **A** ist richtig.

✓ Zu A: Eine Grünholzfraktur ist ein traumatisch bedingter, unvollständiger Bruch bei Kindern. Stellen Sie sich junge Zweige im Frühling vor und versuchen Sie, diese zu brechen. Ähnlich müssen Sie sich das bei einer Grünholzfraktur vorstellen. Der Knochen ist noch zu jung und noch nicht vollständig verknöchert. In der Regel ist die Knochenhaut (Periost) erhalten.

Zu B: Rheumatisches Fieber hat nichts mit einer Scheinlähmung zu tun.

Zu C: Bei der Medianuslähmung kommt es zur sog. Schwurhand. Eine Medianuslähmung ist eine echte Lähmung.

Zu D: Beim Tetanus (Wundstarrkrampf) handelt es sich um eine Lokalinfektion mit Bildung von Toxinen, die im Zentralnervensystem zur krampfartigen Kontraktion der quergestreiften Muskulatur führen. Der Erreger ist das Clostridium tetani.

Zu E: Die Poliomyelitis ist eine Virusinfektionskrankheit des zentralen Nervensystems, die zu schlaffen Lähmungen führen kann.

454. **Bei welchen pathologischen Erscheinungen treten Dämmerungs-
zustände auf?**

1. Typhus
2. Meningoenzephalitis
3. Botulismus
4. Epilepsie, nach dem Anfall
5. Kompensatorische Phase beim Schock

❑ A) Nur die Aussagen 1, 2 und 4 sind richtig.
❑ B) Nur die Aussagen 1, 2, 3 und 4 sind richtig.
❑ C) Nur die Aussagen 1, 2, 4 und 5 sind richtig.
❑ D) Nur die Aussagen 2 und 4 sind richtig.
❑ E) Alle Aussagen sind richtig.

455. **Welche Ursachen für einen Ikterus kennen Sie?**

1. Virale Leberentzündung
2. Gallensteine
3. Hämolyse
4. Schwangerschaft
5. Malaria

❑ A) Nur die Aussagen 1 und 2 sind richtig.
❑ B) Nur die Aussagen 1, 2 und 3 sind richtig.
❑ C) Nur die Aussagen 1, 2, 3 und 5 sind richtig.
❑ D) Nur die Aussagen 2, 3 und 5 sind richtig.
❑ E) Alle Aussagen sind richtig.

Antwort 454

Die Lösung **A** ist richtig.

- ✓ Zu 1: Das Wort Typhus ist griechisch und bedeutet Nebel. Typhus abdominalis hat typischerweise eine Benommenheit durch die Toxinwirkung.
- ✓ Zu 2: Meningoenzephalitis kann sicherlich Bewusstseinsstörungen haben. Sie können bei allen Erkrankungen des ZNS mit Bewusstseinsstörungen rechnen.
-   Zu 3: Botulismus hat kein Fieber, das Bewusstsein ist bis zur Atemlähmung voll erhalten und der Pulsschlag ist normal.
- ✓ Zu 4: Patienten nach einem epileptischen Anfall fallen durch die enorme Anstrengung in einen komaähnlichen Schlaf.
-   Zu 5: Schock ist eine Kreislaufzentralisation, bei der nur noch Lunge, Herz und Gehirn genügend durchblutet werden. Der Patient ist in dieser (kompensatorischen) Phase bei Bewusstsein (ca. 10 Min.), in der dekompensierten Phase treten dann sehr schnell Bewusstseinsstörungen auf.

Antwort 455

Die Lösung **E** ist richtig.

- ✓ Zu 1: Bei der Virushepatitis entsteht ein intrahepatischer Ikterus.
- ✓ Zu 2: Gallensteine können zum Verschluss der Gallenwege führen und somit zu einem Verschlussikterus (posthepatischer Ikterus).
- ✓ Zu 3: Eine verstärkte Hämolyse führt zum prähepatischen Ikterus (meist nur leichte Gelbfärbung).
- ✓ Zu 4: Der Schwangerschaftsikterus (Icterus gravidarum) ist ein meist mäßiger und nur vorübergehend auftretender Ikterus. Er kann in der zweiten Hälfte der Schwangerschaft infolge einer Cholestase (Gallenstauung) auftreten.
- ✓ Zu 5: Bei der Malaria befallen die Plasmodien die Erythrozyten und führen so zum hämolytischen Ikterus.

! Eine Gelbfärbung entsteht dann, wenn das Gesamtbilirubin mehr als 2 mg/dl beträgt. Bitte lernen Sie die drei Ikterusformen (prähepatischer, intrahepatischer und posthepatischer) sehr gut, sie sind definitiv Gegenstand der Prüfungen.

456. Bei Schmerzen im linken Unterbauch können als Ursachen in Betracht kommen?

1. Einklemmung eines Leistenbruches
2. Extrauteringravidität
3. Prostatitis
4. Harnleiterstein
5. Divertikulitis im Dickdarm

❏ A) Nur die Aussagen 2 und 4 sind richtig.
❏ B) Nur die Aussagen 1, 3 und 5 sind richtig.
❏ C) Nur die Aussagen 1, 4 und 5 sind richtig.
❏ D) Nur die Aussagen 1, 2, 4 und 5 sind richtig.
❏ E) Alle Aussagen sind richtig.

457. Ein 8-jähriges Mädchen hat Ausschlag: Blasen, Pusteln und Krusten, die stark jucken. Die Hauterscheinung ist ödematös geschwollen und gerötet. Das Kind hat Fieber mit Lymphknotenschwellung am Hals und am Hinterkopf. Wie ist Ihre Verdachtsdiagnose?

❏ A) Masern
❏ B) Röteln
❏ C) Windpocken
❏ D) Kontaktekzem
❏ E) Scharlach

Antwort 456

Die Lösung **E** ist richtig.

✓ Zu 1: Die Leistenhernie ist die am häufigsten auftretende Hernie. Bei der Bruch-pforte handelt es sich um den lateralen (äußeren) und medialen (inneren) Leistenring. Gefürchtet ist dabei eine Brucheinklemmung, die mit heftigen Schmerzen im (linken und/oder rechten) Unterbauch einhergeht.

✓ Zu 2: Bei der Extrauteringravidität handelt es sich um eine Einnistung des befruch-teten Eis außerhalb der Gebärmutter (Eileiterschwangerschaft, Bauchhöhlen-schwangerschaft oder Eierstockschwangerschaft). Eine Tubargravidität führt i. d. R. zur Ruptur und damit zur lebensgefährlichen Peritonitis.

✓ Zu 3: Eine Prostatitis kann in den (linken oder rechten) Unterbauch ausstrahlen.

✓ Zu 4: Harnleitersteine können ohne weiteres zu Unterbauchschmerzen führen.

✓ Zu 5: Eine Divertikulitis findet sich am häufigsten im absteigenden Kolon, also auf der linken Seite. Sie wird daher auch als Linksappendizitis bezeichnet.

! Vergessen Sie nicht, dass die Schmerzausstrahlung von Baucherkrankungen in allen Bauchregionen auftreten kann.

Antwort 457

Die Lösung **C** ist richtig.

Zu A: Leitsymptome der Masern: plötzlicher Beginn mit Fieber und Entzündungen der Atemwege („verheult – verrotzt – verquollen"), Konjunktivitis, Koplik-Fle-cken, großfleckiges und konfluierendes Exanthem, Juckreiz ist untypisch.

Zu B: Leitsymptome Röteln: milder Verlauf, Lymphknotenschwellung am Hinter-kopf, mittelfleckiges und nicht konfluierendes Exanthem, beginnt hinter den Ohren.

✓ Zu C: Die Aussage „Blasen, Pusteln und Krusten, die stark jucken" führt zum Ver-dacht auf Windpocken. Typisch ist ein polymorphes Bild, das heißt verschie-dene Hauterscheinungen zur gleichen Zeit (sog. Sternenhimmel).

Zu D: Ein Kontaktekzem entsteht durch andauernden Kontakt mit schädigenden Reizen, wobei das Ekzem abheilt, sobald der Reiz fortfällt. Es kann dann jedoch in ein allergisches Kontaktekzem übergehen. Häufig betroffen sind: Haus-frauen (Spülwasser), Friseure, Bäcker, Krankenschwestern (Desinfektionsmit-tel), Handwerker, Maurer.

Zu E: Leitsymptome Scharlach: Angina tonsillaris, erst weißliche Zunge dann Him-beerzunge, rotes Gesicht, periorale Blässe, feinstfleckiges und dichtstehendes Exanthem.

! Bitte merken Sie sich die Fleckengröße bei den Kinderkrankheiten: Masern (großfleckig) > Röteln (mittelfleckig) > Scharlach (kleinfleckig).

458. Welche Gefahr besteht bei bettlägerigen kranken Personen?

1. Dekubitus
2. Pneumonie
3. Thrombose
4. Osteoporose
5. Obstipation

☐ A) Nur die Aussagen 1, 2 und 3 sind richtig.
☐ B) Nur die Aussagen 1, 2, 4 und 5 sind richtig.
☐ C) Nur die Aussagen 1, 3 und 4 sind richtig.
☐ D) Nur die Aussagen 2, 3 und 5 sind richtig.
☐ E) Alle Aussagen sind richtig.

459. Eine 42-jährige ängstliche Frau ist in der überfüllten Straßenbahn, in der sie lange stehen musste, kollabiert, als sie einen Fahrradunfall sah. Die Bewusstlosigkeit dauerte ca. 10 Sekunden. Ein zufällig in der Nähe stehender Heilpraktiker fühlte einen langsamen, regelmäßigen Puls. Die später in seiner Praxis durchgeführte Untersuchung ergab keine Besonderheiten. Blutdruck im Stehen 100/70 mmHg. Welche der Diagnosen ist am wahrscheinlichsten?

☐ A) Hyperventilationssyndrom
☐ B) Vagovasale Synkope
☐ C) Adams-Stokes-Anfall
☐ D) Epileptischer Anfall
☐ E) Transitorische ischämische Attacke

Antwort 458

Die Lösung **E** ist richtig.

✓ Zu 1: Dekubitus ist eine Ulzeration an typischen Druckstellen des Körpers, v. a. bei Bettlägerigkeit.

✓ Zu 2: Durch die Horizontallage wird die Lunge wenig durchblutet und wenig belüftet, es besteht die Gefahr einer sog. „Bettpneumonie".

✓ Zu 3: Eine herabgesetzte Blutströmungsgeschwindigkeit ist die häufigste Ursache einer Thromboseentstehung. Das ist auch der Grund, warum Patienten im Krankenhaus prophylaktisch Heparin bekommen. Vergessen Sie nicht die Virchow-Trias (Gefäßwandschäden, veränderte Blutzusammensetzung, verlangsamte Blutgeschwindigkeit).

✓ Zu 4: Es gibt zahlreiche Risikofaktoren der primären Osteoporose. Das Auftreten von osteoporotischen Erscheinungen nach einer plötzlichen Inaktivität ist bekannt.

✓ Zu 5: Obstipation tritt v. a. bei ballaststoffarmer Kost, geringer Flüssigkeitszufuhr und Bewegungsmangel auf.

Antwort 459

Die Lösung **B** ist richtig.

Zu A: Bei einem Hyperventilationssyndrom tritt eine neuromuskuläre Übererregbarkeit mit Parästhesien, Pfötchenstellung und gespitzten Lippen auf.

✓ Zu B: Unter vasovagale Synkope versteht man eine kurze Bewusstseinsstörung (Synkope = Ohnmacht), die infolge einer zentralen Vagusreaktion mit peripherer Vasodilatation und daraus folgendem vermindertem Herzzeitvolumen und Blutdruck- und Herzfrequenzabfall einhergeht. Häufig sind Frauen betroffen; meist führen emotionale Faktoren zur Auslösung.

Zu C: Beim Adams-Stokes-Anfall handelt es sich um einen kurzfristigen Herzkreislaufstillstand oder eine sehr starke Verlangsamung des Herzschlages aufgrund eines totalen AV-Blocks.

Zu D: Ein epileptischer Anfall führt zu tonisch-klonischen Krämpfen, jedenfalls bei der klassischen Form.

Zu E: Eine transitorische ischämische Attacke (kurz TIA genannt) ist eine vorübergehende zerebrale Durchblutungsstörung (z. B. kurzfristige Seh-, Sprach- und Schluckstörungen), deren Symptome sich innerhalb von 24 Stunden wieder zurückbilden. Ein Hinweis auf einen bevorstehenden Schlaganfall!

460. Bei einem nächtlichen Hausbesuch treffen Sie einen 19-jährigen jungen Mann an, der unruhig im Zimmer auf und ab geht. RR 120/85 mmHg, Puls 75. Der Patient hat sich erbrochen und erleidet wellenförmige Schmerzattacken im rechten Leistenkanal, kein akutes Abdomen feststellbar, die Symptomatik ist plötzlich eingetreten. Was ist am wahrscheinlichsten?

❑ A) Harnleiterkolik
❑ B) Eingeklemmte Leistenhernie
❑ C) Appendizitis
❑ D) Pankreatitis
❑ E) Cholelithiasis (Gallensteinleiden)

461. Ein 14-jähriges Kind hat seit einigen Tagen hohes Fieber mit schwerem Krankheitsgefühl, blasse Schleimhäute und eine generalisierte Lymphknotenschwellung, Rhinitis, Tonsillennekrosen und Hauteinblutungen. Dazu kommt eine Splenomegalie. Welche Krankheit trifft auf dieses Bild am ehesten zu?

❑ A) Morbus Hodgkin
❑ B) Mononukleose
❑ C) Syphilis II
❑ D) Akute lymphatische Leukämie
❑ E) Meningitis

Antwort 460

Die Lösung **A** ist richtig.

✓ Zu A: Leitsymptome einer Harnleiterkolik: kolikartige Schmerzen, in die Geschlechtsorgane ausstrahlend, Übelkeit und Erbrechen, plötzliches Auftreten, unruhiges Umherlaufen.

Zu B: Eine eingeklemmte Leistenhernie führt zum mechanischen Ileus. Zu erwarten ist Meteorismus, Hyperperistaltik proximal des Verschlusses, keine Peristaltik distal des Verschlusses, Koterbrechen. Geht über in ein akutes Abdomen.

Zu C: Bei einer akuten Appendizitis würde der Patient nicht unruhig umherlaufen, er würde zumindest das rechte Bein anziehen, um die Schmerzen zu lindern, außerdem sind wellenförmige Schmerzen untypisch.

Zu D: Eine Pankreatitis führt zur gürtelförmigen Schmerzausstrahlung, bei den schweren Formen auch zur Schocksymptomatik mit Gesichtsrötung.

Zu E: Bei einem akuten Gallensteinleiden treten kolikartige Schmerzen im rechten und mittleren Oberbauch auf, die Ausstrahlung erfolgt oft in den Rücken und in die rechte Schulter.

Antwort 461

Die Lösung **D** ist richtig.

Zu A: Beim Morbus Hodgkin (Lymphogranulomatose) erscheint als typischer DD-Hinweis in MC-Fragen immer Juckreiz oder Alkoholschmerz.

Zu B: Was für die Mononukleose nicht stimmt, sind die Hauteinblutungen und die blassen Schleimhäute.

Zu C: Syphilis im Stadium II zeigt typischerweise Hauterscheinungen.

✓ Zu D: Auf eine akute lymphatische Leukämie weisen die Hauteinblutungen (Thrombopenie durch Zellverdrängung) und die blassen Schleimhäute (Anämie durch Zellverdrängung) hin.

Zu E: Bei einer Meningitis müssten Reizzustände der Meningen erwähnt werden, z. B. starke Kopfschmerzen, Nackensteifigkeit, Opisthotonus, Brudzinski-Zeichen, Kernig-Zeichen.

462. Ein 38-jähriger Patient kommt zu Ihnen mit einer seit 2 Wochen bestehenden sehr schmerzhaften Kniegelenksentzündung. Außerdem wurde er immer wieder von Herzrhythmusstörungen geplagt. Die Anamnese ergibt, dass er im letzten Jahr an drei weiteren Gelenken Entzündungserscheinungen bemerkt hatte, die jedoch immer wieder verschwanden. Er gibt an, fanatischer Mountainbike-Fahrer zu sein und würde diesen Sport in den Wäldern fast täglich ausüben. Es stellt sich heraus, dass er vor mehr als einem Jahr einen Vorfall erlebte, bei dem er sich an eine kreisrunde blasse Rötung an seinem linken Oberarm erinnere. Diese verschwand nach einigen Tagen und hatte auch keine Probleme bereitet. Die weiteren Untersuchungen sind ohne Befund. Welche Verdachtsdiagnose ist am wahrscheinlichsten?

- ❏ A) Rheumatisches Fieber
- ❏ B) Rheumatoide Arthritis
- ❏ C) Reiter-Krankheit
- ❏ D) Lyme-Borreliose
- ❏ E) Polymyalgia rheumatica

463. Ein übergewichtiger 50-jähriger Mann mit starken Krampfadern und einem klar umrissenen Ulkus am medialen Knöchel hat Fieber und Frösteln. Die Haut am Unterschenkel ist rot, glänzend glatt, ödematös und warm. Die Hautveränderung ist scharf abgegrenzt. Was vermuten Sie?

- ❏ A) Erysipel
- ❏ B) Oberflächliche Venenentzündung
- ❏ C) Thrombose einer tiefliegenden Unterschenkelvene
- ❏ D) Akuter arterieller Verschluss
- ❏ E) Erythema nodosum (Knotenrose)

▓▓ Antwort 462

Die Lösung **D** ist richtig.

Zu A: Das Leitsymptom des rheumatischen Fiebers ist die akute, wechselnde Entzündung von mehreren (meist großen) Gelenken. Außerdem muss ein vor ein paar Wochen auftretender Infekt der oberen Atemwege angegeben werden.

Zu B: Die rheumatoide Arthritis hat im Wesentlichen chronisch-rezidivierende Erscheinungen an den Gelenken bzw. um die Gelenke herum. Manchmal treten auch Rheumaknoten an den Streckseiten der Unterarme auf. Eine kreisrunde Rötung tritt nicht auf.

Zu C: Bei der Reiter-Krankheit handelt es sich um die Trias: Konjunktivitis, Arthritis, Urethritis.

✓ Zu D: Die kreisrunde blasse Rötung (Erythema migrans) gibt den Verdacht auf eine Lyme-Borreliose. Als Mountainbike-Fahrer ist dieser Patient prädestiniert, von Zecken befallen zu werden, welche die Borrelien auf den Menschen übertragen. Eines der verschiedenen, teilweise rezidivierenden Krankheitsbilder ist die Lyme-Arthritis, bei der meist nur ein Gelenk auf einmal befallen ist.

Zu E: Die Polymyalgia rheumatica ist eine unklare entzündliche Muskelerkrankung, welche häufig in Verbindung mit Arteriitis temporalis vorwiegend bei älteren Menschen auftritt. Leitsymptome sind die meist nächtlich auftretenden symmetrischen Schmerzen in der Schulter- und/oder Beckenmuskulatur.

▓▓ Antwort 463

Die Lösung **A** ist richtig.

✓ Zu A: Das Zauberwort für diese MC-Frage ist „scharf abgegrenzt". Bei diesem Fallbeispiel handelt es sich um einen Patienten mit postthrombotischem Syndrom (chronische, venöse Insuffizienz), der sich durch seine offene Hautwunde (Ulcus cruris) eine Wundrose zugezogen hat. Sie ist eine akute Entzündung der Lederhaut meist durch betahämolysierende Streptokokken.

Zu B: Bei der Thrombophlebitis sind akute Entzündungszeichen sichtbar, jedoch keine ödematöse Schwellung.

Zu C: Letztlich kann es sich auch um eine Phlebothrombose handeln, die scharf abgegrenzte Rötung spricht jedoch dagegen.

Zu D: Ein akuter arterieller Verschluss (damit ist eine Embolie gemeint) führt zu einem peitschenhiebähnlichen Schmerz, das Bein ist kalt, blass und pulslos. Es besteht eine Missempfindung und Bewegungsunfähigkeit.

Zu E: Erythema nodosum ist eine akute Entzündung der Subkutis mit Granulombildung als eine allergische Reaktion der Haut. Sie kommt eigenständig, aber auch bei vielen chronischen Erkrankungen vor (z. B. Morbus Bechterew, Morbus Crohn, Sarkoidose).

464. **Ein 4-jähriges Mädchen hat Schnupfen, Husten und Fieber. Es ist sehr lichtscheu und hat einige Kalkspritzer im Mund. Wie ist Ihre Verdachtsdiagnose?**

- ❏ A) Masern
- ❏ B) Röteln
- ❏ C) Scharlach
- ❏ D) Diphtherie
- ❏ E) Windpocken

465. **Welche der folgenden Aussagen treffen zu? Ein generalisierter Pruritus (Juckreiz) kann als Hautmanifestation bei folgenden Allgemeinerkrankungen auftreten?**

1. Chronisches Nierenversagen
2. Hypothyreose
3. Akute Pankreatitis
4. Diabetes mellitus
5. Leukämie

- ❏ A) Nur die Aussagen 2 und 5 sind richtig.
- ❏ B) Nur die Aussagen 1, 4 und 5 sind richtig.
- ❏ C) Nur die Aussagen 1, 2, 3 und 4 sind richtig.
- ❏ D) Nur die Aussagen 1, 2, 4 und 5 sind richtig.
- ❏ E) Alle Aussagen sind richtig.

▦ Antwort 464

Die Lösung **A** ist richtig.

✓ Zu A: Die Kalkspritzer im Mund (Koplik-Flecken) verraten die Erkrankung. Es sind kleine weißliche Hauterscheinungen an der Mundschleimhaut in Höhe der oberen und unteren Backenzähne, zu finden vor allem im Prodromalstadium, also vor dem Exanthem.

Zu B: Leitsymptome Röteln: milder Verlauf, Lymphknotenschwellung am Hinterkopf, mittelfleckiges und nicht konfluierendes Exanthem, Beginn hinter den Ohren.

Zu C: Leitsymptome Scharlach: Angina tonsillaris, Himbeerzunge, rotes Gesicht, periorale Blässe, feinstfleckiges und dichtstehendes Exanthem.

Zu D: Leitsymptome der Rachendiphtherie: grauweiße, nicht abwischbare Beläge auf den Tonsillen (Pseudomembran), süßlicher Geruch.

Zu E: Leitsymptome Windpocken: verschiedene Effloreszenzen zur gleichen Zeit, die stark jucken (Blasen, Pusteln und Krusten), der sog. Sternenhimmel.

▦ Antwort 465

Die Lösung **B** ist richtig.

✓ Zu 1: Bei der Niereninsuffizienz im dritten und vierten Stadium (Urämie) entsteht infolge der erhöhten harnpflichtigen Stoffe im Blut ein generalisierter Juckreiz.

Zu 2: In der Literatur wird bei der Hypothyreose kein typischer Juckreiz erwähnt.

Zu 3: In der Literatur wird bei einer akuten Pankreatitis kein typischer Juckreiz erwähnt

✓ Zu 4: Patienten mit Diabetes mellitus klagen häufig über einen generalisierten Juckreiz (Mikroangiopathie und Polyneuropathie sind dafür verantwortlich).

✓ Zu 5: Vor allem bei der chronisch-lymphatischen Leukämie kann ein generalisierter Juckreiz auftreten.

❗ Weitere Ursachen eines generalisierten Juckreizes: In der Hälfte der Fälle idiopathisch, Lebererkrankungen, Cholestase (Gallenstauung), Lymphogranulomatose, Plasmozytom, Hyperthyreose, in der Schwangerschaft, Polyzythämie, Hyperurikämie, Medikamenteneinnahme.

466. **Ein Patient hat seit Stunden akute Dauerschmerzen in der Oberbauch-mitte mit Ausstrahlung in den Rücken, keine abdominelle Abwehr-spannung. Welchen Verdacht haben Sie?**

❏ A) Mechanischer Ileus
❏ B) Chronische Gastritis
❏ C) Pankreatitis
❏ D) Akute Appendizitis
❏ E) Cholezystitis

467. **Eine 68-jährige Patientin kommt zu Ihnen und berichtet über folgende Symptomatik: Starke morgendliche Kopfschmerzen, die allmählich bes-ser werden, wenn sie ihr Kopfende höher stellt, ab und zu Schwindelat-tacken, öfters Nasenbluten und Ohrensausen. Welchen Verdacht hegen Sie?**

❏ A) Multiple Sklerose
❏ B) Morbus Menière
❏ C) Arteriitis temporalis
❏ D) Hypertonie
❏ E) Asthma cardiale

Antwort 466

Die Lösung **C** ist richtig.

Zu A: Ein mechanischer Ileus hat typischerweise heftigste Koliken und keine Dauerschmerzen.

Zu B: Eine chronische Gastritis macht keine Symptome, außer eventuell Übelkeit oder Oberbauchbeschwerden.

✓ Zu C: Akute Dauerschmerzen in der Oberbauchmitte mit Ausstrahlung in den Rücken sind klassisch für die Pankreatitis.

Zu D: Im Anfangsstadium der (klassischen) akuten Appendizitis treten erst Schmerzen um den Nabel herum (manchmal auch im Epigastrium) auf, die dann nach einigen Stunden in den rechten Unterbauch wandern.

Zu E: Die klassische Schmerzausstrahlung bei der Gallenblasenentzündung ist vom rechten Oberbauch in den Rücken und/oder in die rechte Schulter.

Antwort 467

Die Lösung **D** ist richtig.

Zu A: Bei der Multiplen Sklerose sind neurologische Ausfallserscheinungen zu erwarten. Klassische Symptome sind: Doppelbildersehen, Intentionstremor, skandierende Sprache, Nystagmus, Lhermitte-Zeichen (= ein Gefühl des „Elektrisiertwerdens" an den Armen, Beinen und am Rücken beim Beugen des Kopfes nach vorne) und Sensibilitätsstörungen.

Zu B: Morbus Menière geht mit einer typischen Trias einher: anfallsartig auftretender, heftiger Drehschwindel mit Übelkeit und Erbrechen, Innenohrschwerhörigkeit und Ohrgeräusche.

Zu C: Bei der Arteriitis temporalis (Polymyalgia arteriitica) ist ein lokalisierter Schläfenkopfschmerz zu finden. Die Schläfenschlagader ist als ein verdickt hervortretender und schmerzhafter Strang ohne Puls zu tasten. Oft bestehen Schmerzen beim Kauen und Augenschmerzen.

✓ Zu D: Die Frage ist leicht, da die anderen Krankheitsbilder gar nicht auf diese Symptomatik passen. Leitsymptome einer Hypertonie sind: frühmorgendliche Kopfschmerzen (werden besser beim Aufstehen oder beim Höherstellen des Bettkopfendes), Schwindel mit Schwarzwerden vor den Augen, Müdigkeit, Ohrensausen, Nasenbluten, innere Unruhe, Schlafstörungen.

Zu E: Asthma cardiale ist das klinische Bild einer chronischen Linksherzinsuffizienz. Es kommt zur anfallsartigen Atemnot mit Husten. Die Atemnot verbessert sich im Aufrechtsitzen (Orthopnoe).

468. Ein 24-jähriger Patient hat seit Monaten nächtliche Rückenschmerzen, die im Laufe des Tages besser werden. Nur die rechte Ferse würde manchmal den ganzen Tag über schmerzen. Diese Woche sei eine Augenentzündung hinzugekommen. Wie ist Ihre Verdachtsdiagnose?

- ❏ A) Rheumatoide Arthritis
- ❏ B) Ischialgie
- ❏ C) Diskusprolaps
- ❏ D) Spondylitis ankylosans
- ❏ E) Arthrose der Wirbelsäule

469. Ein junger männlicher Patient klagt über schlechtes Allgemeinbefinden. Es bestehen Fieber und Nachtschweiß. Am Hals sind mehrere Lymphknoten geschwollen, die nicht schmerzen, wohl aber nach Alkoholgenuss. Wie ist Ihre Verdachtsdiagnose?

- ❏ A) Pfeiffer-Drüsenfieber
- ❏ B) AIDS
- ❏ C) Akute Pankreatitis
- ❏ D) Maligne Erkrankung des lymphatischen Gewebes
- ❏ E) Magenkarzinom

▦ Antwort 468

Die Lösung **D** ist richtig.

Zu A: Leitsymptome im Anfangsstadium einer rheumatoiden Arthritis sind: Allgemeinsymptome (Leistungsrückgang, Appetitlosigkeit, Unwohlsein, Gewichtsabnahme, subfebrile Temperaturen) mit morgendlicher Gelenksymptomatik (Morgensteifigkeit und Druckempfindlichkeit der Hände). Häufig wird von Schmerzen beim Zusammendrücken der Grundgelenke der Finger berichtet. Zusätzlich besteht eine Weichteilschwellung der Hände; bei Faustschluss sind die Räume zwischen den Knöcheln verstrichen.

Zu B: Unter Ischialgie versteht man im Verlauf des N. ischiadicus ausstrahlende Schmerzen.

Zu C: Beim Diskusprolaps tritt der gallertige Kern der Bandscheiben durch die nicht mehr intakten Faserringe über die Wirbelkörper hinaus. Am häufigsten wird dabei der Ischiasnerv abgeklemmt.

✓ Zu D: Nächtliche Rückenschmerzen im Zusammenhang mit Fersenschmerzen (Entzündung der Achillessehne) und Augenentzündungen (Iridozyklitis) sind (in MC-Fragen) immer Hinweis auf eine Bechterew-Erkrankung (Spondylitis ankylosans).

Zu E: Bei einer degenerativen Veränderung der Wirbelsäule kommt es nicht zu Augen- und Fersenproblemen.

▦ Antwort 469

Die Lösung **D** ist richtig.

Zu A: Leitsymptome der Mononukleose (Pfeiffer-Drüsenfieber): Entzündungserscheinungen der oberen Atemwege mit Tonsillitis palatina, generalisierte Lymphknotenschwellung, typisches Blutbild (mononukleäre Zellen und veränderte Lymphozyten = Lymphoidzellen), Milzschwellung, seltener Hepatitis.

Zu B: Das klinische Bild könnte auch auf AIDS weisen, der Alkoholschmerz passt jedoch nicht in dieses Krankheitsbild.

Zu C: Das Leitsymptom der akuten Pankreatitis ist der gürtelförmige Dauerschmerz im Oberbauch.

✓ Zu D: Bitte merken Sie sich, ein Alkoholschmerz in MC-Fragen steht immer für die Lymphogranulomatose, den Morbus Hodgkin. Dieser Tumor betrifft eher junge Menschen (gehäuft im 3. Lebensjahrzehnt).

Zu E: Leitsymptome des Magenkarzinoms: allgemeine Tumorsymptome, allgemeine gastrointestinale Symptome (Völlegefühl, Übelkeit und Erbrechen, Sodbrennen), Speiseunverträglichkeit (z. B. Widerwille gegen Fleisch), okkultes Blut im Stuhl, Blut im Erbrochenen, Eisenmangelanämie, Virchow-Drüse geschwollen.

! Bösartige Lymphknotenerkrankungen (maligne Lymphome) werden unterschieden in Hodgkin- und Non-Hodgkin-Lymphome. Bei den Symptomen wird die A-Symptomatik von der B-Symptomatik unterschieden; die A-Symptomatik beinhaltet Lymphknotenschwellung ohne Allgemeinsymptome und die B-Symptomatik geht mit Allgemeinerscheinungen (z. B. Nachtschweiß, Fieber, Gewichtsverlust) einher.

470. **Was schließt einen Schulterschmerz mit Sicherheit aus?**

- ❏ A) HWS-Syndrom
- ❏ B) Herzinfarkt
- ❏ C) Gallensteinleiden
- ❏ D) Pneumothorax
- ❏ E) Keine der Aussagen

471. **Ein 78-jähriger Patient mit erheblichen Schluckstörungen wird Ihnen vorgestellt. Ursachen einer Schluckstörung beim älteren Patienten können sein?**

1. Schilddrüsenvergrößerung (Struma)
2. Ösophagusdivertikel
3. Tumor der Speiseröhre
4. Schlaganfall

- ❏ A) Nur die Aussagen 1 und 4 sind richtig.
- ❏ B) Nur die Aussagen 2 und 3 sind richtig.
- ❏ C) Nur die Aussagen 1, 2 und 4 sind richtig.
- ❏ D) Nur die Aussagen 1, 3 und 4 sind richtig.
- ❏ E) Alle Aussagen sind richtig.

Antwort 470

Die Lösung **E** ist richtig.

Zu A: Das HWS-Syndrom (Halswirbelsäulen-Syndrom) ist ein ziemlich weit gefasster Begriff, welchem sehr unterschiedliche Ursachen zugrunde liegen können. Schulterschmerzen sind jedoch in der Regel zu finden.

Zu B: Sie wissen sicherlich, dass ein Herzinfarkt so ziemlich überallhin ausstrahlen kann (Arm, Schulter, Hals, Kiefer, Bauch).

Zu C: Die charakteristische Ausstrahlung einer Gallensteinkolik ist in die rechte Schulter.

Zu D: Auch ein Pneumothorax kann verständlicherweise zum Schulterschmerz führen.

✓ Zu E: Keine der oben genannten Erkrankungen schließt mit Sicherheit einen Schulterschmerz aus.

Antwort 471

Die Lösung **E** ist richtig.

✓ Zu 1: Sehr große Strumen können zu folgenden lokalen Kompressionszeichen führen: Dyspnoe, Dysphagie, Rekurrensparese, Horner-Trias, venöse Einflussstauung.

✓ Zu 2: Der am häufigsten vorkommende Ösophagusdivertikel ist der Zenker-Divertikel, eine Ausstülpung der Schleimhaut durch Lücken der Muskelschicht im Bereich der Ringknorpelenge unmittelbar am Beginn der Speiseröhre. Leitsymptome sind Schluckstörungen, Fremdkörpergefühl im Hals, Regurgitation und Mundgeruch.

✓ Zu 3: Sicherlich führt ein Tumor der Speiseröhre zur Dysphagie, allerdings erst bei einer Lumeneinengung von mehr als 50 %.

✓ Zu 4: Ein Apoplex kann zu neuromuskulären Ausfallserscheinungen jeder Art führen. Schluckstörungen treten dabei relativ häufig auf.

! Weitere mögliche Ursachen einer Dysphagie sind: Tonsillitis, Ösophagitis, Narbenverwachsungen, Hiatushernie, Ösophagusachalasie, verschluckte Fremdkörper, Sklerodermie, neuromuskuläre Störungen, Aortenaneurysma, Mediastinaltumore, funktionelles Globusgefühl.

472. Sie werden zu einer adipösen, nicht ansprechbaren Patientin gerufen, die nur auf gröbste Reize reagiert. Befund: Mydriasis (weite Pupillen), trockene Zunge und Haut, schlaffe Glieder, beidseitig abgeschwächte Reflexe, tiefe Atmung, RR 100/70, Puls 92/Min. Wie lautet Ihre Verdachtsdiagnose?

- ❏ A) Thyreotoxisches Koma
- ❏ B) Urämisches Koma
- ❏ C) Coma diabeticum
- ❏ D) Hypoglykämisches Koma
- ❏ E) Hepatisches Koma

473. Ein 62-jähriger Patient klagt über Wadenschmerzen und leichtes Fieber. Sie erheben folgenden Befund: Fußsohle und Waden sind schmerzhaft, das betroffene Bein ist geschwollen und überwärmt. Der Patient ist vor einer Woche nach einer Hüftgelenksoperation entlassen worden. Wie ist Ihre Verdachtsdiagnose?

- ❏ A) Rechtsherzinsuffizienz
- ❏ B) Lungenembolie
- ❏ C) Tiefe Beinvenenthrombose
- ❏ D) Chronische periphere arterielle Verschlusskrankheit
- ❏ E) Akute periphere arterielle Verschlusskrankheit

▆▆ Antwort 472

Die Lösung **C** ist richtig.

Zu A: Leitsymptome des thyreotoxischen Komas (Coma basedowicum): Tachykardie in Ruhe, Herzrhythmusstörungen, Hyperthermie (über 41 °C), Hautrötung, Erbrechen, Durchfall, starkes Schwitzen, Exsikkose-Zeichen, Verwirrtheit, Wahnvorstellungen, Schwirren über der Schilddrüse.

Zu B: Leitsymptome des urämisches Komas: urinöser Geruch, Hypervolämie mit Hypertonie und Ödemen, Anurie oder Oligurie, Erbrechen, Durchfall, Verwirrtheit, Polyneuropathie, gelb-fahle Hautfarbe (Café-au-lait-Farbe).

✓ Zu C: Folgende Symptome geben in dieser MC-Frage den Verdacht auf ein diabetisches Koma: die übergewichtige Patientin (Typ II), Sopor (reagiert nur auf gröbste Reize), Exsikkose-Zeichen und Kußmaul-Atmung.

Zu D: Leitsymptome des hypoglykämischen Komas: plötzliche Entwicklung, Heißhungergefühl, Muskelzittern, Krämpfe, Bewusstseinsstörungen, Nervosität, Desorientierung, Wutausbrüche.

Zu E: Leitsymptome des hepatischen Komas: Flapping-Tremor (grobschlägiges Händezittern, sog. Flattertremor), Geruch nach roher Leber (erdiger, muffiger Geruch), evtl. Leberhautzeichen, Bewusstseinsstörungen, Leberhautzeichen.

▆▆ Antwort 473

Die Lösung **C** ist richtig.

Zu A: Leitsymptome der Rechtsherzinsuffizienz: gestaute Hals- und Unterzungenvenen, Ödeme in den Beinen und am Knöchel, Stauungsleber, Stauungsgastritis und Stauungsenteritis, Splenomegalie, Stauungsniere, Herzvergrößerung, zerebrale Stauungserscheinungen (z. B. Schlafstörung bei ständiger Müdigkeit, Aggressionen, Depressionen).

Zu B: Eine Lungenembolie ist ein Notfall. Es besteht akute Dyspnoe!

✓ Zu C: Bei Wadenschmerzen und gleichzeitigem Fieber sollten Sie zuerst immer an eine Phlebothrombose denken. Immerhin besteht die Gefahr einer Lungenembolie und die kann durchaus tödlich enden. Außerdem sind in dieser MC-Fragen auch die Leitsymptome einer tiefen Beinvenenthrombose vorhanden: geschwollenes und überwärmtes Bein, Payr-Zeichen positiv. Ein begünstigender Faktor der Entstehung dieser Erkrankung wird auch erwähnt, eine vor kurzem erfolgte Operation.

Zu D: Das klinische Bild einer chronischen peripheren arteriellen Verschlusskrankheit an den Beinen ist Claudicatio intermittens.

Zu E: Bei einer akuten peripheren arteriellen Verschlusskrankheit handelt es sich um eine Embolie. Die betroffene Extremität ist kalt und weiß, zeigt keinen Puls mehr und kann nicht bewegt werden.

474. Ein junger Mann hat bei einem Sportfest plötzlich Atemnot und Schmerzen in der Brust. Die Untersuchung ergibt einen Blutdruck von 120/80, eine Pulsfrequenz von 100, einen hypersonoren Klopfschall und abgeschwächtes Atemgeräusch.

- ❏ A) Pleuritis exsudativa
- ❏ B) Pneumothorax
- ❏ C) Lungenembolie
- ❏ D) Herzinfarkt
- ❏ E) Angina-pectoris-Anfall

475. Für welches Krankheitsbild gelten die Neuritis nervi optici und das Sehen von Doppelbildern als typische Symptome?

- ❏ A) Multiple Sklerose
- ❏ B) Glaukom
- ❏ C) Botulismus
- ❏ D) Meningitis
- ❏ E) Horner-Symptomenkomplex

Antwort 474

Die Lösung **B** ist richtig.

Zu A: Leitsymptome einer feuchten Brustfellentzündung: Entstehung eines Druckgefühls bei großen Ergüssen, Atemnot und Fieber, Nachschleppen der betroffenen Brusthälfte, schwaches oder aufgehobenes Atemgeräusch bei der Auskultation, aufsteigende Dämpfung (Schenkelschall) bei der Perkussion, Stimmfremitus ist gedämpft bis aufgehoben.

✓ Zu B: Die Erkrankung des jungen Mannes beim Sportfest mit plötzlicher Atemnot sollte nun jedem bekannt sein. Es handelt sich um einen idiopathischen Spontanpneumothorax. Meist sind junge Männer während einer körperlichen Betätigung davon betroffen.

Zu C: Bei einer Lungenembolie ist kein hypersonorer Klopfschall zu finden!

Zu D: Ein Herzinfarkt hat ebenfalls keinen hypersonoren Klopfschall.

Zu E: Völlig falsch. Nicht möglich.

Antwort 475

Die Lösung **A** ist richtig.

✓ Zu A: Neuritis nervi optici ist eine Optikusneuritis, eine Entzündung des Optikus (II. Hirnnerv). Ursachen können sein: Virusinfektionen, Intoxikationen, Multiple Sklerose, Autoimmunerkrankungen oder idiopathisch. Zusammen mit dem Symptom „Doppelbildersehen" gibt eine Optikusneuritis immer den Verdacht auf eine MS.

Zu B: Glaukom geht nicht mit einer Entzündung des Sehnervs einher, sondern Glaukom hat im akuten Fall heftigste Schmerzen und im chronischen Fall Kopfschmerzen und eingeschränktes Gesichtsfeld.

Zu C: Botulismus geht mit Doppelbildersehen einher, führt aber nicht zur Optikusneuritis. Botulismus führt nicht zu Entzündungszeichen, sondern zu Lähmungen.

Zu D: Meningitis geht mit Reizzuständen der Meningen einher.

Zu E: Bei der Horner-Trias handelt es sich um Miosis, Ptosis und (scheinbaren) Enophthalmus: Ursache ist eine Schädigung von Sympathikusnerven.

! Ursache von Doppelbildersehen: Augenmuskellähmungen wie z. B. bei Vergiftungen (Botulismus), Multiple Sklerose, Apoplexie, zerebrale Durchblutungsstörungen, Hirntumore, Polyneuropathie, Enzephalitis, endokrine Ophthalmopathie (beim Morbus Basedow).

476. **Heiserkeit ist zu finden bei?**

1. Laryngitis
2. Diphtherie
3. Überbeanspruchung der Stimmbänder
4. Lähmung der Stimmbänder
5. Stimmlippenknötchen

❑ A) Nur die Aussagen 1, 2, 3 und 5 sind richtig.
❑ B) Nur die Aussagen 1, 3, 4 und 5 sind richtig.
❑ C) Nur die Aussagen 1, 3 und 5 sind richtig.
❑ D) Nur die Aussagen 1 und 4 sind richtig.
❑ E) Alle Aussagen sind richtig.

477. **Durch welche Ursachen können Brustschmerzen bedingt sein?**

1. Akute Pankreatitis
2. Herpes zoster (Gürtelrose)
3. Hypertone Krise
4. Lungenembolie
5. Überblähter Magen

❑ A) Nur die Aussagen 4 und 5 sind richtig.
❑ B) Nur die Aussagen 1, 2 und 4 sind richtig.
❑ C) Nur die Aussagen 2, 4 und 5 sind richtig.
❑ D) Nur die Aussagen 1, 3, 4 und 5 sind richtig.
❑ E) Alle Aussagen sind richtig.

Antwort 476

Die Lösung **E** ist richtig.

✓ Zu 1: Laryngitis ist eine Entzündung der Kehlkopfschleimhaut. Natürlich ist hier eine Heiserkeit zu finden.

✓ Zu 2: Bei der Kehlkopfdiphtherie findet sich der „echte" Krupp, welcher mit hochgradiger Atemnot, Heiserkeit und einem inspiratorischen Stridor einhergeht.

✓ Zu 3: Eine Überbeanspruchung der Stimmbänder findet sich häufig bei Sängern oder Menschen, die längere Zeit vor einer Menschengruppe sprechen müssen. Berühmte Sänger haben deshalb ihre Stimme für viel Geld versichern lassen.

✓ Zu 4: Ursachen einer Lähmung der Stimmbänder (Rekurrensparese = Lähmung des N. laryngeus) können sein: Trauma, Struma, Tumore, iatrogen (durch den Arzt verursacht, z. B. nach operativer Entfernung von vergrößertem Schilddrüsengewebe, im Rahmen einer Intubation).

✓ Zu 5: Stimmlippenknötchen (auch Stimmlippenpolypen genannt) sind meist beidseitige Verdickung der Stimmbänder infolge einer chronischen Überbelastung der Stimme (Schreiknötchen, Sängerknötchen). Typisch ist dabei die „rauchige", tiefe Stimme.

Antwort 477

Die Lösung **E** ist richtig.

✓ Zu 1: Eine akute Pankreatitis kann natürlich (auch wenn es in Büchern nicht erwähnt wird) in den Brustraum ausstrahlen.

✓ Zu 2: Beim Herpes zoster handelt es sich um eine erneute Infektion mit dem Varicella-Zoster-Virus (Windpocken), welche zu einem halbgürtelförmigen, sehr schmerzhaften Hautausschlag führt.

✓ Zu 3: Eine hypertone Krise (Bluthochdruckkrise) führt zur akuten Linksherzinsuffizienz mit einem Lungenödem. Brustschmerzen sind sicherlich denkbar.

✓ Zu 4: Eine Lungenembolie kann sicherlich zu Brustschmerzen führen.

✓ Zu 5: Ein überblähter Magen kann nach oben drücken und dort Kompressionserscheinungen auftreten lassen. Beim Roemheld-Syndrom z. B. entstehen durch Gasansammlungen im Magen Herzbeschwerden, die von einer echten Angina pectoris nicht zu unterscheiden sind.

16 Gesetze und Sonstiges

478. **Welche Aussagen sind richtig? Der Heilpraktiker ...**

1. ... muss die Berufsbezeichnung „Heilpraktiker" führen.
2. ... darf auch eine Zweitpraxis führen.
3. ... darf Opium ab D 6 verordnen.
4. ... darf verschreibungspflichtige Substanzen ab D 4 verordnen.
5. ... darf röntgen.

❏ A) Nur die Aussagen 1 und 2 sind richtig.
❏ B) Nur die Aussagen 1, 4 und 5 sind richtig.
❏ C) Nur die Aussagen 1, 2, 3 und 4 sind richtig.
❏ D) Nur die Aussagen 1 und 3 sind richtig.
❏ E) Alle Aussagen sind richtig.

479. **Was stimmt über die Trisomie 21?**

❏ A) Es liegen 47 Chromosomen anstelle von 46 vor.
❏ B) Diese Chromosomenabweichung wird auch das Klinefelter-Syndrom ge-
nannt.
❏ C) Statt zwei X-Chromosomen kommt nur ein X-Chromosom vor.
❏ D) Ursache ist ein zusätzliches Chromosom Nr. 23.

▄▄▄ Antwort 478

Die Lösung **C** ist richtig.

✓ Zu 1: Im Heilpraktikergesetz § 1 Abs. 3 steht, wer die Erlaubnis nach Maßgabe der Durchführungsbestimmungen erhält, muss die Berufsbezeichnung „Heilpraktiker" führen.

✓ Zu 2: Der HP muss einen festen Praxissitz aufweisen. Dieser darf auch nur für seine Berufstätigkeit genutzt werden. HP dürfen eine angemeldete Zweitpraxis unterhalten und, falls nötig, bei ihren Patienten Hausbesuche durchführen.

✓ Zu 3: Bereits die Verordnung eines Betäubungsmittels wird strafrechtlich verfolgt. Homöopathisch darf der HP jedoch *Opium ab D 6 und Papaver somniferum ab D 4* verschreiben.

✓ Zu 4: Verschreibungspflichtige Arzneimittel darf der HP ab *D 4* verschrieben.

Zu 5: Heilpraktiker, die ihre Berechtigung zur Ausübung der Heilkunde ohne Bestallung nach dem 1. 1. 1988 erhalten haben, erhalten keine Erlaubnis mehr zum Röntgen.

▄▄▄ Antwort 479

Die Lösung **A** ist richtig

✓ Zu A: Trisomie 21 (auch als Mongolismus oder Down-Syndrom bekannt) ist eine Abweichung der Chromosomen von ihrer normalen Struktur (Chromosomenaberration). Das Chromosom Nr. 21 ist nicht wie sonst doppelt vorhanden, sondern dreimal.

Zu B: Beim Klinefelter-Syndrom handelt es sich um eine Chromosomenabweichung mit einem Vorhandensein von drei Geschlechtschromosomen statt normal zwei (XXY-Syndrom, seltener auch XXXY oder XXXXY).

Zu C: Beim Klinefelter-Syndrom liegen drei X-Chromosom vor, Trisomie 21 hat jedoch nur mit den Autosomen zu tun: Das Chromosom Nr. 21 ist dreimal vorhanden.

Zu D: Die Ursache ist ein zusätzliches Chromosom Nr. 21, daher auch der Name Trisomie 21.

480. **Das Körpergewicht eines (termingerecht geborenen) normal ernährten gesunden Kindes entspricht – statistisch gesehen – dem Dreifachen seines Geburtsgewichtes am wahrscheinlichsten im Lebensalter von?**

- ☐ A) 6 Monaten
- ☐ B) 12 Monaten
- ☐ C) 26 Monaten
- ☐ D) 30 Monaten
- ☐ E) 36 Monaten

481. **Ein Ausscheider ist nach dem IFSG eine Person, die Krankheitserreger ...**

1. ... ausscheidet, ohne dabei krank zu sein.
2. ... ausscheidet, ohne dabei krankheitsverdächtig zu sein.
3. ... während der Krankheit ausscheidet.
4. ... während der Inkubationszeit ausscheidet.

- ☐ A) Nur die Aussagen 1, 2 und 3 sind richtig.
- ☐ B) Nur die Aussagen 1 und 2 sind richtig.
- ☐ C) Nur die Aussagen 1, 2 und 4 sind richtig.
- ☐ D) Nur die Aussage 2 ist richtig.
- ☐ E) Alle Aussagen sind richtig.

Antwort 480

Die Lösung **B** ist richtig.

Zu A: Nicht richtig.

✓ Zu B: Im Alter von einem Jahr hat das Kind sein Geburtsgewicht (im Durchschnitt 3400 g) in etwa verdreifacht.

Zu C: Nicht richtig.

Zu D: Nicht richtig.

Zu E: Nicht richtig.

Antwort 481

Die Lösung **B** ist richtig.

✓ Zu 1: Ein Ausscheider ist eine Person, die Krankheitserreger ausscheidet und dadurch eine Ansteckungsquelle für die Allgemeinheit sein kann, ohne krank oder krankheitsverdächtig zu sein. So definiert im IFSG unter § 2.

✓ Zu 2: Siehe Kommentar unter 1.

Zu 3: Personen, die Krankheitserreger während der Krankheit ausscheiden, werden als krank definiert.

Zu 4: Nicht richtig.

! Folgende Paragraphen im IFSG müssen Sie für die Prüfung wissen: § 1 (Zweck des Gesetzes), § 2 (Begriffsbestimmung), § 6 (meldepflichtige Krankheiten), § 7 (die Krankheitsbilder der in diesem Paragraph genannten Erreger), § 8 (zur Meldung verpflichtete Personen), § 24 (Behandlung übertragbarer Krankheiten), § 34 (die in diesem Paragraph zusätzlich genannten Erkrankungen). Natürlich sollte jeder HP-Anwärter das IFSG mindestens einmal vollständig gelesen haben!

482. **Wie entsorgen Sie Ihren Praxismüll, in diesem Fall blutiges Verbandsmaterial?**

- ❏ A) In das nächste Krankenhaus zur Verbrennung
- ❏ B) Gesichert in den Hausmüll
- ❏ C) In den Hausmüll nach thermischer Desinfektion
- ❏ D) Sondermüll
- ❏ E) Ungesichert in den Hausmüll

483. **Was wird im Sinne des IFSG (Infektionsschutzgesetzes) unter „ansteckungsverdächtig" verstanden?**

- ❏ A) Eine Person, die an einer übertragbaren Krankheit erkrankt ist.
- ❏ B) Eine Person, bei der Erscheinungen bestehen, welche das Vorliegen einer bestimmten übertragbaren Krankheit vermuten lassen.
- ❏ C) Eine Person, die Krankheitserreger ausscheidet, ohne krank oder krankheitsverdächtig zu sein.
- ❏ D) Eine Person, von der anzunehmen ist, dass sie Erreger einer übertragbaren Krankheit aufgenommen hat, ohne krank, krankheitsverdächtig oder Ausscheider zu sein.
- ❏ E) Eine Person, von der anzunehmen ist, dass sie Krankheitserreger ausscheidet, ohne krank oder krankheitsverdächtig zu sein.

Antwort 482

Die Lösung **B** ist richtig.

Zu A: Körperteile oder Organabfälle müssen aus ethischen Gründen in einer Klinikmüllverbrennungsanlage entsorgt werden.

✓ Zu B: Aus Gründen der Infektionsverhütung müssen bestimmte Abfälle (alles, was mit Blut, Sekreten und Exkreten behaftet ist) gesondert entsorgt werden. Sie dürfen nur gesichert, z. B. in Einwegsammelbehältern, dem Hausmüll zugegeben werden. Diese müssen fest verschlossen, feuchtigkeitsbeständig, undurchsichtig und druck- und stichfest sein.

Zu C: Sind Gegenstände mit Erregern meldepflichtiger Krankheiten verseucht, oder muss man davon ausgehen, so sind diese vorher thermisch zu desinfizieren (darf der HP aber nicht, da Behandlungsverbot).

Zu D: Sondermüll ist besonders umweltschädlich und darf nicht einfach in den Hausmüll abgegeben werden. Dieser kann zu bestimmten Terminen abgegeben werden (Abfallkalender Sondermüll).

Zu E: Aus Gründen der Infektionsverhütung darf dieser Praxismüll nicht einfach ungesichert in den Hausmüll. Siehe Kommentar unter B.

! Generell gilt: Nicht vermeidbare Abfälle müssen so entsorgt werden, dass sie das Wohl der Allgemeinheit nicht beeinträchtigen (herausgegeben von der Länderarbeitsgemeinschaft Abfall = LAGA).

Antwort 483

Die Lösung **D** ist richtig

Zu A: Krank ist eine Person, die an einer übertragbaren Krankheit erkrankt ist, jedoch nicht ansteckungsverdächtig.

Zu B: Krankheitsverdächtig ist eine Person, bei der Erscheinungen bestehen, welche das Vorliegen einer bestimmten übertragbaren Krankheit vermuten lassen, ansteckungsverdächtig ist jedoch etwas anderes.

Zu C: Hier handelt es sich um die Definition von „Ausscheider".

✓ Zu D: Ansteckungsverdächtig ist eine Person, von der anzunehmen ist, dass sie Erreger einer übertragbaren Krankheit (Krankheitserreger) aufgenommen hat, ohne krank, krankheitsverdächtig oder Ausscheider zu sein.

Zu E: Diese Definition wird im IFSG (§ 2 Begriffsbestimmungen) nicht mehr erwähnt.

484. **Was ist dem Heilpraktiker aufgrund gesetzlicher Grundlage nicht erlaubt?**

1. Verschreibungspflichtige Medikamente zu verordnen
2. Apothekenpflichtige Medikamente zu verordnen
3. Geburtshilfe zu leisten
4. Arbeitsunfähigkeitsbescheinigungen auszustellen
5. Leichenschau durchzuführen

❏ A) Nur die Aussagen 1, 2 und 3 sind richtig.
❏ B) Nur die Aussagen 1, 2, 3 und 5 sind richtig.
❏ C) Nur die Aussagen 1, 3 und 5 sind richtig.
❏ D) Nur die Aussagen 2, 3 und 5 sind richtig.
❏ E) Alle Aussagen sind richtig.

485. **Was beinhaltet die Sorgfaltspflicht des Heilpraktikers?**

1. Das Wirtschaftlichkeitsgebot
2. Die Verpflichtung zur Dokumentation der wichtigsten Daten einer Krankenbehandlung
3. Die Anwendung solcher Therapien, die in seine Kompetenz fallen
4. Die Pflicht, den Wohnsitz in Praxisnähe zu haben
5. Fortbildungspflicht

❏ A) Nur die Aussagen 1, 2, 4 und 5 sind richtig.
❏ B) Nur die Aussagen 2, 3 und 5 sind richtig.
❏ C) Nur die Aussagen 3, 4 und 5 sind richtig.
❏ D) Nur die Aussagen 3 und 5 sind richtig.
❏ E) Alle Aussagen sind richtig.

▨ Antwort 484

Die Lösung **C** ist richtig.

- ✓ Zu 1: Laut Arzneimittelgesetz sind bestimmte Arzneimittel (nachzulesen in der Roten Liste) nur nach Vorlage einer ärztlichen Verschreibung an den Verbraucher abzugeben. HP dürfen jedoch verschreibungspflichtige Medikamente ab D 4 verordnen.
- Zu 2: Apothekenpflichtige Arzneimittel sind nur in der Apotheke zu bekommen, können jedoch von jedermann erworben werden.
- ✓ Zu 3: Nach dem Hebammengesetz sind abgesehen von Ärzten nur Personen befugt, die von der zuständigen Behörde eine Erlaubnis zur Ausübung der Tätigkeit als Hebamme oder als Entbindungspfleger besitzen. Im Notfall ist es dem HP erlaubt, bei der Entbindung zu helfen.
- Zu 4: Arbeitsunfähigkeitsbescheinigungen dürfen vom HP sicherlich ausgestellt werden, haben aber in der Regel keine Auswirkungen, weil sie vom Arbeitgeber nicht anerkannt werden.
- ✓ Zu 5: Eine Leichenschau durchführen darf nur der Arzt. Eine Leichenschau ist eine vollständige Untersuchung einer Leiche zur Feststellung des Todes, des Todeszeitpunktes, der Todesursache und der Todesart.

▨ Antwort 485

Die Lösung **B** ist richtig.

- Zu 1: Das Wirtschaftlichkeitsgebot gehört sicherlich nicht zu den Sorgfaltspflichten des HP. Was und wieviel er für seine Tätigkeit und die Praxis ausgibt, entscheidet der HP.
- ✓ Zu 2: Der HP hat die Pflicht, die wichtigsten Daten (Anamnese, Diagnose, Behandlung) zu dokumentieren und für mindestens 10 Jahre aufzubewahren.
- ✓ Zu 3: Sicherlich darf der HP keine Therapien ausüben, deren Handhabung, Eigenarten und Risiken er nicht kennt.
- Zu 4: Eine solche Pflicht gibt es nicht. Es gibt Patienten, die 100 km und mehr reisen, um zu ihrem Heilpraktiker zu kommen.
- ✓ Zu 5: Der Heilpraktiker ist zur ständigen Fortbildung verpflichtet. Dabei ist die Fortbildung nachzuweisen.

486. **Für einen 12 Monate alten gesunden Säugling trifft in der Regel Folgendes zu:**

1. Ist ca. 90 cm groß.
2. Hat sein Geburtsgewicht ungefähr verdoppelt.
3. Sitzt frei seit mindestens 3 Monaten.
4. Steht kurze Zeit frei.
5. Spricht einzelne Worte.

❑ A) Nur die Aussagen 1, 2, 3 und 4 sind richtig.
❑ B) Nur die Aussagen 1, 3 und 5 sind richtig.
❑ C) Nur die Aussagen 1, 4 und 5 sind richtig.
❑ D) Nur die Aussagen 3, 4 und 5 sind richtig.
❑ E) Alle Aussagen sind richtig.

487. **Beihilfefähige Aufwendungen für die Leistungen eines Heilpraktikers …**

1. … gibt es nicht.
2. … sind in den Beihilfevorschriften des Bundes (BhV) vom 10. 7. 95 geregelt.
3. … betreffen Beamte, Richter und Versorgungsempfänger des Bundes.
4. … betreffen alle Personen, die in einer gesetzlichen Krankenkasse sind.

❑ A) Nur die Aussage 1 ist richtig.
❑ B) Nur die Aussagen 2 und 3 sind richtig.
❑ C) Nur die Aussagen 2 und 4 sind richtig.
❑ D) Nur die Aussagen 3 und 4 sind richtig.
❑ E) Nur die Aussage 2 ist richtig.

488. **Welche der folgenden Aussagen sind richtig? Für die Entwicklung von gesunden Säuglingen bzw. Kleinkindern gilt statistisch nachgewiesen:**

1. 3. Monat: Willkürliche Kopfbewegungen auf Reize hin.
2. 6. Monat: Kann mit Hilfe frei sitzen.
3. 9. Monat: Macht die ersten Aufstehversuche z. B. am Gitter.
4. 12. Monat: Spricht Dreiwortesatz.
5. 24. Monat: Kann stufenweise Treppen steigen.

❑ A) Nur die Aussagen 1, 2, 3 und 5 sind richtig.
❑ B) Nur die Aussagen 1, 3 und 5 sind richtig.
❑ C) Nur die Aussagen 1, 4 und 5 sind richtig.
❑ D) Nur die Aussagen 3, 4 und 5 sind richtig.
❑ E) Alle Aussagen sind richtig.

▓▓ Antwort 486

Die Lösung **D** ist richtig.
Die Säuglingsfragen sind in den letzten drei Jahren äußerst beliebt.

Zu 1: Durchschnittliche Größe bei Mädchen bis zum 12. Lebensmonat ca. 70–80 cm, bis zum 24. Lebensmonat ca. 80–90 cm, bis zum 36. Lebensmonat ca. 90–100 cm. Bei Jungen verhält es sich ähnlich, sie sind evtl. ein paar cm größer.

Zu 2: Für einen 12 Monate alten Säugling gilt, dass er sein Geburtsgewicht ungefähr verdreifacht hat. Das Geburtsgewicht beträgt ca. 3 bis maximal 4 kg, nach einem Jahr ungefähr 8 bis 11 kg.

✓ Zu 3: Ab dem 9. Monat soll ein freies Sitzen beim Säugling erfolgt sein.

✓ Zu 4: In der Regel kann ein 12 Monate alter Säugling kurzfristig frei stehen.

✓ Zu 5: Das Kind kann zu diesem Zeitpunkt in der Regel sog. Einwortsätze sprechen. Dreiwortsätze finden sich erst mit 2 Jahren.

▓▓ Antwort 487

Die Lösung **B** ist richtig.

Zu 1: Es gibt sie.

✓ Zu 2: Beihilfefähigkeit für die Inanspruchnahme von Heilpraktikern ist in den Beihilfevorschriften (BhV) vom 10. 7. 95 geregelt. Die Beihilfevorschriften gelten zunächst nur für Beamte, Richter und Versorgungsempfänger des Bundes.

✓ Zu 3: Siehe Kommentar unter 2.

Zu 4: Betroffen sind nur Beamte, Richter und Versorgungsempfänger des Bundes.

▓▓ Antwort 488

Die Lösung **A** ist richtig.

✓ Zu 1: Bis zum 3. Monat sollten Säuglinge Folgendes können: stark strampeln, in Bauchlage den Kopf um 90° heben, Fingerspiele, Gegenstand kurz halten und den Kopf in Geräuschrichtung drehen.

✓ Zu 2: Bis zum 6. Monat können Säuglinge Folgendes: Lageänderung, Zehen greifen, Spielzeug festhalten, vier verschiedene Laute von sich geben, Kontaktreaktion, Sitzen mit Hilfe.

✓ Zu 3: Bis zum 9. Monat können Säuglinge: krabbeln, sich an einem Möbelstück hochziehen, sitzend spielen, Gegenstände werfen und etwas aufheben, Bekannte und Fremde unterscheiden; Aufstehversuche z. B. am Gitter.

Zu 4: Kinder mit einem Jahr können Einwortsätze sprechen. Sie sind zwar in der Lage, drei oder mehr Worte zu sprechen, jedoch nicht in einem Sinn zusammenhängend (Dreiwortesatz: „Papa Hause gehen").

✓ Zu 5: Kinder mit zwei Jahren: stufenweises Treppensteigen, spielt mit Ball und Bauklötzen, Dreiwortsätze.

489. **Welche der folgenden Aussagen zum körperlichen Untersuchungs-befund bei 2-jährigen gesunden Kindern treffen zu?**

1. Es findet sich typischerweise das so genannte Nasenflügeln.
2. Der Reflexstatus unterscheidet sich nicht mehr vom Erwachsenen.
3. Die Kinder können Dreiwortesätze sprechen.
4. Die Atemfrequenz in Ruhe ist durchschnittlich höher als die Atemfrequenz in Ruhe bei Erwachsenen.
5. Die Herzfrequenz in Ruhe ist durchschnittlich höher als die Herzfrequenz in Ruhe bei Erwachsenen.

❑ A) Nur die Aussagen 1 und 2 sind richtig.
❑ B) Nur die Aussagen 3 und 4 sind richtig.
❑ C) Nur die Aussagen 1, 2, 3 und 4 sind richtig.
❑ D) Nur die Aussagen 2, 3, 4 und 5 sind richtig.
❑ E) Alle Aussagen sind richtig.

490. **Welche der im Folgenden genannten Erkrankungen darf ein Heil-praktiker (nach der öffentlich-rechtlichen Behandlungsbefugnis nach dem Heilpraktikergesetz) behandeln?**

1. Asthma bronchiale
2. Uterusmyom
3. Ringelröteln
4. Manische Episode
5. Epilepsie

❑ A) Nur die Aussage 1 ist richtig.
❑ B) Nur die Aussagen 2 und 5 sind richtig.
❑ C) Nur die Aussagen 1, 2 und 4 sind richtig.
❑ D) Nur die Aussagen 1, 2, 3 und 5 sind richtig.
❑ E) Alle Aussagen sind richtig.

Antwort 489

Die Lösung **D** ist richtig

    Zu 1: Das Nasenflügelatmen findet sich nur bei Atemnot.

✓ Zu 2: Das ist richtig, die Reflexe funktionieren genauso wie bei Erwachsenen auch.

✓ Zu 3: Ein 2-jähriges Kind kann einen Dreiwortesatz sprechen, das bedeutet, es spricht einen zusammenhängenden, sinnvollen, wenn auch nur aus drei Wörtern bestehenden Satz, z. B. „Mama Milch trinken".

✓ Zu 4: Die Atemfrequenz ist bei Kindern höher als bei Erwachsenen.

✓ Zu 5: Die Herzfrequenz in Ruhe beträgt bei einem 2-Jährigen in der Regel zwischen 120 und 100.

Antwort 490

Die Lösung **E** ist richtig.

✓ Zu 1: Sicherlich darf ein HP Patienten mit Asthma bronchiale behandeln. Bitte vergessen Sie jedoch die Sorgfaltspflicht nicht. So müssen Sie z. B. bei akuter Dyspnoe oder im Status asthmaticus den Patienten an die Notfallmedizin übergeben.

✓ Zu 2: Alle Erkrankungen der Geschlechtsorgane dürfen generell und im Rahmen der Sorgfaltspflicht vom Heilpraktiker behandelt werden, soweit sie nicht sexuell übertragen worden sind (Behandlungsverbot IFSG § 24).

✓ Zu 3: Ringelröteln (Erythema infectiosum acutum, sog. fünfte Krankheit) ist eine wenig ansteckende Viruserkrankung der Haut vorwiegend bei Schulkindern. Der Ringelrötelnvirus wird im IFSG nicht genannt.

✓ Zu 4: Ein Patient mit einer manischen Phase gehört in die Hände einer ärztlichen Fachkraft, da diese Patienten eine Gefahr für sich und andere sein können. Es gibt aber für die manisch-depressive Erkrankung kein ausdrückliches Behandlungsverbot.

✓ Zu 5: Für die Epilepsie gilt das gleiche wie für Asthma (siehe Kommentar unter 1).

Im IFSG § 24 wird ein ausdrückliches Behandlungsverbot für bestimmte Krankheiten für Heilpraktiker erwähnt. „Die Behandlung von Personen, die an einer der in § 6 oder § 34 (sog. Lehrerparagraph) genannten übertragbaren Krankheiten erkrankt oder dessen verdächtigt sind oder die mit einem Krankheitserreger nach § 7 infiziert sind, ist insoweit im Rahmen der berufsmäßigen Ausübung der Heilkunde nur Ärzten gestattet. Dies gilt entsprechend auch bei sexuell übertragbaren Krankheiten." Es gibt jedoch Einschränkungen, z. B. „spricht nichts dagegen, wenn ein Heilpraktiker HIV-Infizierte und AIDS-Kranke ergänzend zur ärztlichen Behandlung betreut" (H. Erdle: IFSG-Kommentar. eco-med Verlag).

491. **Wohin muss eine meldepflichtige Infektionskrankheit gemeldet werden?**

☐ A) An das Gesundheitsamt, das für den Wohnort des Betroffenen zuständig ist.
☐ B) An das Gesundheitsamt, das für den Aufenthalt des Betroffenen zuständig ist.
☐ C) An das Gesundheitsamt, das für den Niederlassungsort des HP zuständig ist.
☐ D) An das Gesundheitsamt, das für den Wohnort des HP zuständig ist.

492. **Bei alten Menschen (im 7. Lebensjahrzent) kommt es zu Veränderungen von Körperfunktionen. Welche der Aussagen treffen zu?**

1. Im Vergleich zum 30. Lebensjahr beträgt die Vitalkapazität der Lunge nur noch 30 %.
2. Die Anzahl der Nierenglomerula nimmt ab und somit die Leistungsfähigkeit der Niere.
3. Es kommt zu Höhenabnahme der Wirbelkörper und der Zwischenwirbelscheiben.
4. Die kognitive Leistungsfähigkeit ist immer deutlich vermindert.
5. Die Haut ist trockener, fettarmer und leichter verletzlich.

☐ A) Nur die Aussagen 1 und 2 sind richtig.
☐ B) Nur die Aussagen 2 und 3 sind richtig.
☐ C) Nur die Aussagen 2, 3 und 5 sind richtig.
☐ D) Nur die Aussagen 1, 3, 4 und 5 sind richtig.
☐ E) Alle Aussagen sind richtig.

493. **Welche Aussagen sind richtig? Der HP darf ...**

1. ... keine Erreger von Infektionskrankheiten züchten.
2. ... nach eingehender fachlicher Ausbildung eine röntgenologische Einrichtung betreiben.
3. ... keine Vorträge an einer Volkshochschule halten.
4. ... Blutuntersuchungen bei strafbaren Handlungen durchführen.
5. ... Geschlechtsorgane untersuchen.

☐ A) Nur die Aussagen 1, 2 und 5 sind richtig.
☐ B) Nur die Aussagen 2, 3 und 4 sind richtig.
☐ C) Nur die Aussage 5 ist richtig.
☐ D) Nur die Aussagen 1 und 5 sind richtig.
☐ E) Keine der Aussagen ist richtig.

Antwort 491

Die Lösung **B** ist richtig.

Zu A: Falsch.

✓ Zu B: Die Meldung ist dem für den Aufenthalt des Betroffenen zuständigen Gesundheitsamt unverzüglich, spätestens innerhalb 24 Stunden nach erlangter Kenntnis, zu erstatten.

Zu C: Falsch.

Zu D: Falsch.

Antwort 492

Die Lösung **C** ist richtig

Zu 1: Das wäre grausam, wenn es so wäre. Sicherlich nimmt die Vitalkapazität der Lunge im Alter ab, aber nicht um 70 %. Nur Erkrankungen wie z. B. Lungenfibrosen können zu dieser extremen Verminderung führen.

✓ Zu 2: Das ist richtig. Im Alter nimmt die Leistungsfähigkeit aller Organe ab.

✓ Zu 3: Auch richtig. Jeder weiß, dass ältere Menschen ein wenig kleiner werden. Das hat mit dem verstärkten Knochenabbau zu tun, der jedoch nicht zwingend zu osteoporotischen Krankheitserscheinungen führt.

Zu 4: Kognitiv bedeutet, die Wahrnehmung und Erkenntnis betreffend. Diese Leistungsmerkmale sind natürlich nicht vermindert, das Gegenteil kann der Fall sein.

✓ Zu 5: Infolge des leichten Wasserverlustes entsteht eine trockene und faltige Haut.

Antwort 493

Die Lösung **D** ist richtig.

✓ Zu 1: Der HP darf keine Erreger von Infektionskrankheiten züchten. Die Aussage ist richtig.

Zu 2: Der HP darf keine röntgenologische Einrichtung betreiben. Diese Aussage ist falsch.

Zu 3: Natürlich darf der HP Vorträge an einer Volkshochschule halten. Die Aussage ist falsch.

Zu 4: Der HP darf Blutuntersuchungen bei strafbaren Handlungen nicht durchführen z. B. beim Autofahren im alkoholisierten Zustand.

✓ Zu 5: Der HP darf Geschlechtsorgane untersuchen.

494. **Bei einer längeren Fastenkur können Sie als Behandler mit Folgendem rechnen:**

1. Am Anfang mit langsamer, später mit schneller Gewichtsabnahme.
2. Es kann zu depressiven Verstimmungen kommen.
3. Die Gewichtsreduktion bleibt mindestens 2 Jahre erhalten.
4. Auf eine nachfolgende Therapie zur Gewichtsstabilisierung kann verzichtet werden.
5. Als Nebenwirkung können unter Umständen Gichtanfälle auftreten.

- ❑ A) Nur die Aussagen 1 und 2 sind richtig.
- ❑ B) Nur die Aussagen 2 und 5 sind richtig.
- ❑ C) Nur die Aussagen 2 und 3 sind richtig.
- ❑ D) Nur die Aussagen 1, 3 und 4 sind richtig.
- ❑ E) Alle Aussagen sind richtig.

495. **Typische Entzugssymptome bei Heroinabhängigkeit sind:**

1. Miosis (enge Pupillen)
2. Bauchkrämpfe/Durchfälle
3. Innere Unruhe/Angst
4. Schlaflosigkeit
5. Apathisch-depressive Verstimmung

- ❑ A) Nur die Aussagen 1, 2 und 3 sind richtig.
- ❑ B) Nur die Aussagen 1, 4 und 5 sind richtig.
- ❑ C) Nur die Aussagen 2, 3 und 4 sind richtig.
- ❑ D) Nur die Aussagen 2, 3, 4 und 5 sind richtig.
- ❑ E) Nur die Aussagen 3 und 5 sind richtig.

Antwort 494

Die Lösung **B** ist richtig.

Zu 1: Bei einer Nulldiät erfolgt eine tägliche Gewichtsabnahme von ca. 400 g. Da Wasser am schnellsten abgebaut wird, kommt es am Anfang zu einer schnellen Gewichtsreduktion.

✓ Zu 2: Beim Heilfasten spricht man von einer Fastenkrise, wenn innerhalb einer kurzen Periode eine depressive Verstimmung mit Reizzuständen und einem Krankheitsgefühl auftritt.

Zu 3: Eine Fastenkur kann keine langfristige Gewichtsstabilität zeigen, diese hängt von den Essensgewohnheiten ab. Dauerhafte Therapien sind eine vollständige Umstellung der Essensgewohnheiten.

Zu 4: Das ist nicht richtig. Siehe Kommentar unter 3.

✓ Zu 5: Fastenkuren (v. a. Nulldiäten) sollten mit Vorsicht und Vernunft und evtl. unter ärztlicher Betreuung vorgenommen werden, da es zu einigen Komplikationen kommen kann (v. a. bei schon bestehenden chronischen Erkrankungen): Blutdruckabfall (Apoplex), Gichtanfälle durch Fettdepotabbau, Bildung von Nierensteinen, wenn nicht mindestens 3 l Wasser getrunken werden, Herzrhythmusstörungen durch Elektrolytmangel.

! Nebenwirkungen beim Heilfasten können sein: Kopfschmerzen, Frieren, Tachykardien, Hypotonie, schlechter Geschmack im Mund, Leistungsabfall, Geistesabwesenheit, Antriebslosigkeit, Muskelschwäche, Muskelkrämpfe, Sodbrennen, Bauchschmerzen, Schlafstörungen, Fastenkrise.

Antwort 495

Die Lösung **D** ist richtig.

Zu 1: In der Regel finden sich bei der Entzugssymptomatik weite Pupillen (Mydriasis) und nicht enge Pupillen.

✓ Zu 2: Typische Entzugssymptome bei einer Heroinabhängigkeit sind: Schweißausbrüche, Übelkeit, Erbrechen, Schwindel, Durchfall mit Koliken, Schmerzsyndrome, Schlaflosigkeit, Unruhe und auch Apathie, Angst, Depressionen.

✓ Zu 3: Richtig. Siehe Kommentar unter 2.

✓ Zu 4: Richtig. Siehe Kommentar unter 2.

✓ Zu 5: Richtig. Siehe Kommentar unter 2.

496. **Was darf der HP auf sein Schild schreiben?**

1. Heilpraktiker, Homöopathie
2. Heilpraktiker , Neuraltherapie und Akupunktur
3. Heilpraktiker, Psychotherapeut
4. Chiropraktiker
5. Homöopath

❏ A) Nur die Aussagen 1, 2, 3 und 4 sind richtig.
❏ B) Nur die Aussagen 1, 2 und 3 sind richtig.
❏ C) Nur die Aussagen 1 und 2 sind richtig.
❏ D) Nur die Aussagen 1 und 4 sind richtig.
❏ E) Alle Aussagen sind richtig.

497. **Wer entscheidet über den HP-Antrag?**

❏ A) Die obere Verwaltungsbehörde
❏ B) Die untere Verwaltungsbehörde
❏ C) Das Gesundheitsamt
❏ D) Die untere Verwaltungsbehörde im Benehmen mit dem Gesundheitsamt
❏ E) Der Oberbürgermeister

498. **Welches sind die Grundlagen der Homöopathie?**

1. Ähnlichkeitsprinzip
2. Testen am gesunden Menschen
3. Potenzierung
4. Gleichheitsprinzip

❏ A) Nur die Aussagen 1, 2 und 3 sind richtig.
❏ B) Nur die Aussagen 1 und 2 sind richtig.
❏ C) Nur die Aussagen 1 und 3 sind richtig.
❏ D) Nur die Aussagen 2, 3 und 4 sind richtig.
❏ E) Alle Aussagen sind richtig.

▦ Antwort 496

Die Lösung **C** ist richtig.

✓ Zu 1: Die Bezeichnung „Heilpraktiker" ist zwingend (Heilpraktikergesetz § 1 Abs. 3). Der HP darf zusätzlich seine ihm geläufigen Therapiearten nennen. Es ist jedoch keine andere therapeutische Bezeichnung als Heilpraktiker erlaubt (z. B. Psychotherapeut oder Homöopath).

✓ Zu 2: Siehe Kommentar unter 1.

Zu 3: Dem Heilpraktiker ist es nicht erlaubt, sich Psychotherapeut zu nennen. Er muss sich Heilpraktiker nennen, welcher psychotherapeutisch arbeitet.

Zu 4: Der HP darf sich nach HPG nicht z. B. Chiropraktiker nennen.

Zu 5: Der HP darf sich nach HPG nicht z. B. Homöopath nennen.

▦ Antwort 497

Die Lösung **D** ist richtig.

Zu A: Nicht richtig.

Zu B: Nicht richtig.

Zu C: Nicht richtig.

✓ Zu D: Erste Durchführungsverordnung (1. DVO) zum Gesetz über die berufsmäßige Ausübung der Heilkunde ohne Bestallung (Heilpraktikergesetz): Über den Antrag entscheidet die untere Verwaltungsbehörde im Benehmen mit dem Gesundheitsamt.

Zu E: Nicht richtig.

▦ Antwort 498

Die Lösung **A** ist richtig

✓ Zu 1: Die sog. drei Säulen der Homöopathie sind: das Ähnlichkeitsprinzip, die Arzneimittelprüfung am Gesunden und die Potenzierung.

✓ Zu 2: Siehe Kommentar unter 1.

✓ Zu 3: Siehe Kommentar unter 1.

Zu 4: Es ist das Ähnlichkeitsprinzip!

! Wenn man es sehr genau nimmt, dann ist so eine Frage nicht zulässig. Der gesetzliche Auftrag der Prüfung ist sehr klar umschrieben: Es wird geprüft, ob der Antragsteller eine Gefahr für die Allgemeinbevölkerung darstellen könnte, wenn er im medizinischen Bereich tätig ist. Der Wissensstand der alternativen Heilmethoden darf nicht geprüft werden. Solche Fragen kommen jedoch ab und zu vor.

499. **Was darf ein Heilpraktiker?**

1. Behandlung von Parodontitis
2. Behandlung einer Salmonellen-Gastroenteritis
3. Beratung zur Kariesprophylaxe
4. Untersuchung der weiblichen Brust
5. Injektionen geben

- ☐ A) Nur die Aussagen 2 und 5 sind richtig.
- ☐ B) Nur die Aussagen 1, 4 und 5 sind richtig.
- ☐ C) Nur die Aussagen 4 und 5 sind richtig.
- ☐ D) Nur die Aussagen 3, 4 und 5 sind richtig.
- ☐ E) Alle Aussagen sind richtig.

500. **Wie sieht der Trägerstoff von homöopathischen Zubereitungen aus?**

- ☐ A) Wasser
- ☐ B) Alkohol
- ☐ C) Äthanol
- ☐ D) Methylalkohol
- ☐ E) Formaldehyd

Antwort 499

Die Lösung **D** ist richtig.

Zu 1: Parodontitis ist eine Entzündung des Zahnbetts. Im Gesetz über die Ausübung der Zahnheilkunde wird geregelt, dass nur Zahnärzte Zahn-, Mund- und Kieferkrankheiten feststellen und behandeln dürfen.

Zu 2: Gemäß IFSG darf der HP keine akute infektiöse Gastroenteritis behandeln. Er muss diese Erkrankung unter Umständen sogar bei Verdacht melden.

✓ Zu 3: Der HP darf natürlich zur Kariesprophylaxe beraten, er darf jedoch die Prophylaxe nicht durchführen, wenn es sich dabei um eine Behandlung der Zähne bzw. des Zahnfleisches handelt.

✓ Zu 4: Der HP darf neben den sekundären Geschlechtsmerkmalen (z. B. die weibliche Brust) seit dem 01.01 2001 auch die primären Geschlechtsmerkmale untersuchen (außer es besteht der Verdacht einer sexuell übertragbaren Erkrankung).

✓ Zu 5: Der HP darf sicherlich bei Kenntnis Injektionen geben (Sorgfaltspflicht).

Antwort 500

Die Lösung **C** ist richtig.

Zu A: Reines destilliertes Wasser ist als langfristiger Trägerstoff nicht geeignet.

Zu B: Alkohol ist die Bezeichnung für alle genießbaren und ungenießbaren Alkoholgruppen.

✓ Zu C: Äthanol ist der genießbare Alkohol. Sollte ein HP eigentlich wissen!

Zu D: Methylalkohol (auch Methanol genannt) ist der ungenießbare Alkohol. Sollte man auch wissen; es gibt die chronische und akute (Notfall!) Methanolvergiftung.

Zu E: Formaldehyd ist ein farbloses, stechend riechendes Gas, welches bei Verbrennungsprozessen (z. B. in Zigarettenrauch und Autoabgasen) entsteht und in der Industrie bei vielen Produkten (z. B. Spanplatten, Polyurethan-Schäume, Lacke, Leime) verwendet wird.

! Symptome der akuten Methanolvergiftung: Erbrechen, Schwindel, Kopfschmerz, Durchfall, Atemnot, Krämpfe, Sehstörungen.

501. **Folgende Infektionskrankheiten darf der Heilpraktiker gemäß IFSG nicht behandeln:**

1. Chronische Hepatitis
2. Mononukleose (Pfeiffer-Drüsenfieber)
3. Influenza
4. Lyme-Borreliose
5. Impetigo contagiosa (Borkenflechte)

☐ A) Nur die Aussagen 1, 3 und 5 sind richtig.
☐ B) Nur die Aussagen 1 und 2 sind richtig.
☐ C) Nur die Aussagen 3 und 5 sind richtig.
☐ D) Nur die Aussagen 2, 4 und 5 sind richtig.
☐ E) Alle Aussagen sind richtig.

502. **Was sind sichere Todeszeichen?**

1. Totenflecken
2. Atemstillstand
3. Pupillenstarre
4. Fehlender Karotispuls
5. Bewusstlosigkeit

☐ A) Nur die Aussage 1 ist richtig.
☐ B) Nur die Aussagen 1, 2, 3 und 4 sind richtig.
☐ C) Nur die Aussagen 1, 2 und 3 sind richtig.
☐ D) Nur die Aussagen 1 und 3 sind richtig.
☐ E) Alle Aussagen sind richtig.

▨ Antwort 501

Die Lösung **C** ist richtig.

Zu 1: Das Behandlungsverbot gilt für die akute Virushepatitis, nicht für die chronischen Formen. Die Hepatitis muss akut sein und durch die bekannten Hepatitisviren verursacht sein.

Zu 2: Das Epstein-Barr-Virus als Erreger der Mononukleose wird im IFSG nicht erwähnt.

✓ Zu 3: Die Influenzaviren werden im IFSG § 7 genannt, daher gilt ein Behandlungsverbot für den HP.

Zu 4: Der Erreger der Lyme-Borreliose ist Borrelia burgdorferi. Dieser Erreger wird im IFSG § 7 nicht genannt. Von den Borrelien wird Borrelia recurrentis erwähnt, welche das Läuserückfallfieber verursacht. Für diese Erkrankung gilt ein Behandlungsverbot.

✓ Zu 5: Borkenflechte (Impetigo contagiosa) wird häufig durch betahämolysierende Streptokokken der Gruppe A (Streptococcus pyogenes) verursacht. Diese Erreger werden im IFSG § 34 genannt.

▨ Antwort 502

Die Lösung **A** ist richtig.

✓ Zu 1: Sichere Todeszeichen sind: Totenflecken, Leichenstarre und Fäulniserscheinung mit Verwesungsgeruch.

Zu 2: Atemstillstand ist kein sicheres Todeszeichen.

Zu 3: Ein negativer Pupillenreflex ist kein sicheres Todeszeichen. Er kann bei Intoxikationen oder vielen Hirnerkrankungen auftreten.

Zu 4: Kein sicheres Todeszeichen.

Zu 5: Sicherlich nicht.

! Sichere Todeszeichen werden für die Ausstellung des Totenscheins benötigt. Der HP darf keinen Totenschein ausstellen, nur der Arzt. Unsichere Todeszeichen sind: Herztöne nicht wahrnehmbar, keine erkennbare Atmung, Radialispuls nicht tastbar, Areflexie, Abkühlung besonders der Extremitäten, blasse Haut.

503. **Welche der folgenden Aussagen zu den Todeszeichen treffen zu?**

1. Austrocknung und Trübung der Hornhaut ist ein sicheres Todeszeichen.
2. Totenflecken bilden sich an tiefer gelegenen Körperregionen.
3. Die Totenstarre beginnt nach 20 Stunden am Kopf.
4. Die Totenstarre löst sich nach ca. 1–6 Tagen wieder.
5. Bei der Leichenfäulnis entstehen übel riechende Gase.

❑ A) Nur die Aussagen 1 und 5 sind richtig.
❑ B) Nur die Aussagen 2, 4 und 5 sind richtig.
❑ C) Nur die Aussagen 1, 2 und 4 sind richtig.
❑ D) Nur die Aussagen 1, 2, 3 und 4 sind richtig.
❑ E) Nur die Aussagen 2, 3, 4 und 5 sind richtig.

504. **Welche Aussagen zur Schwangerschaft sind richtig?**

1. Die Schwangerschaftsdauer beträgt im Durchschnitt ca. 40 Wochen.
2. Schwangerschaftsbeschwerden sind sehr selten.
3. Eine Gewichtszunahme bis maximal 20 % des Körpergewichts ist normal.
4. Das durchschnittliche Geburtsgewicht beträgt ca. 2000 g.
5. Eine Schutzimpfung gegen Röteln während der Schwangerschaft ist unbedenklich.

❑ A) Nur die Aussagen 1 und 5 sind richtig.
❑ B) Nur die Aussagen 2, 4 und 5 sind richtig.
❑ C) Nur die Aussagen 1 und 3 sind richtig.
❑ D) Nur die Aussagen 1, 3, 4 und 5 sind richtig.
❑ E) Nur die Aussagen 3, 4 und 5 sind richtig.

Antwort 503

Die Lösung **B** ist richtig.

Zu 1: Eine Austrocknung und Trübung der Hornhaut kann durch Hornhautentzündungen (Keratitis) oder Geschwüre (Ulcus cornea) entstehen.

✓ Zu 2: Totenflecke sind rotblaue Flecken der Haut an den am tiefsten gelagerten Körperstellen. Sie entstehen nach Stillstand des Blutstromes, das Blut senkt sich in den Gefäßen aufgrund der Schwerkraft nach unten. Höher gelegene Körperteile sind leichenblass.

Zu 3: Die Leichenstarre beginnt etwa 4 Stunden nach dem Tod an der Kopf- und Halsmuskulatur und schreitet allmählich nach unten fort.

✓ Zu 4: Die Leichenstarre löst sich in der gleichen Reihenfolge wie sie beginnt innerhalb von 24 Stunden bis maximal 6 Tagen wieder auf.

✓ Zu 5: Die Fäulniserscheinung (Autolyse) mit Verwesungsgeruch entsteht durch den Zerfall der chemischen Bausteine der Zellen, der ohne Sauerstoff im Körper nicht aufzuhalten ist.

Antwort 504

Die Lösung **C** ist richtig.

✓ Zu 1: Das ist korrekt. Eine Frühgeburt bezeichnet ein Kind, das vor der 37. Schwangerschaftswoche zur Welt kommt und weniger als 2500 g wiegt.

Zu 2: Schwangerschaftsbeschwerden sind relativ häufig. Die häufigsten sind: Schwangerschaftsstreifen, Blähungen, Verstopfung, Sodbrennen, Übelkeit und Erbrechen, Schwindelgefühl, Ohnmacht, Heißhunger, verstärkte Geruchsempfindung, Müdigkeit, Schlafstörungen, Rückenschmerzen, Muskelkrämpfe, Ödembildung (Schwellung an Händen und Füßen), Krampfadern, Hämorrhoiden, Hautveränderungen, niedriger Blutdruck, hoher Blutdruck, Blasenschwäche, Atemnot, Proteinurie, Ikterus.

✓ Zu 3: Die normale Gewichtszunahme während der Schwangerschaft liegt bei 4–10 kg, maximal bis 20 % des Körpergewichts.

Zu 4: Das Geburtsgewicht beträgt ca. 3 bis maximal 4 kg. Ein Neugeborenes mit 2 kg ist in der Regel eine Frühgeburt.

Zu 5: Sie kennen sicherlich als HPA die Rötelnembryopathie und wissen wie gefährlich eine Maserninfektion während der Schwangerschaft für das Ungeborene sein kann. Absolut kontraindiziert während der Schwangerschaft sind Schutzimpfungen gegen Röteln, Masern, Mumps, Hepatitis und Poliomyelitis.

505. **Was können Sie palpieren?**

1. Leber
2. Schilddrüse
3. Gallenblase
4. Volle Harnblase
5. Splenomegalie (vergrößerte Milz)

❑ A) Nur die Aussagen 1, 2 und 5 sind richtig.
❑ B) Nur die Aussagen 1, 2 und 4 sind richtig.
❑ C) Nur die Aussagen 1, 2, 4 und 5 sind richtig.
❑ D) Nur die Aussagen 1, 4 und 5 sind richtig.
❑ E) Alle Aussagen sind richtig.

506. **Welche der folgenden Gegenstände, Apparate oder Instrumente zählen zu den Medizinprodukten und unterliegen damit den Vorschriften des Medizinproduktegesetzes?**

1. Spritzen
2. Fieberthermometer
3. Stethoskop
4. Akupunkturnadeln
5. Blutdruckmessgerät

❑ A) Nur die Aussagen 1 und 2 sind richtig.
❑ B) Nur die Aussagen 1 und 3 sind richtig.
❑ C) Nur die Aussagen 2, 3 und 4 sind richtig.
❑ D) Nur die Aussagen 3, 4 und 5 sind richtig.
❑ E) Alle Aussagen sind richtig.

Antwort 505

Die Lösung **D** ist richtig.

- ✓ Zu 1: Die Palpation der Leber erfolgt von der rechten Patientenseite aus. Beide Hände werden auf Höhe der Medioklavikularlinie flach auf die Bauchdecke gelegt. Mit den Fingerspitzen gehen Sie unterhalb des Rippenbogens und fordern den Patienten jetzt auf, tief einzuatmen. Dabei stößt der Leberrand gegen die Fingerendglieder und kann so beurteilt werden.
- Zu 2: Die Schilddrüse ist in der Regel nur im vergrößerten Zustand zu palpieren. Bei einem extrem dünnen Hals könnte die Schilddrüse palpiert werden.
- Zu 3: Die Gallenblase ist nur im vergrößerten Zustand zu palpieren (Courvoisier-Zeichen).
- ✓ Zu 4: Nur im vollen Zustand kann man die Harnblase palpieren, was jedoch einen heftigen Harndrang auslöst.
- ✓ Zu 5: Nur die vergrößerte Milz als ein pathologisches Zeichen ist zu fühlen.

Antwort 506

Die Lösung **E** ist richtig.

- ✓ Zu 1: Das Medizinproduktegesetz (MPG) beinhaltet Vorschriften „für das Herstellen, das Inverkehrbringen, das Inbetriebnehmen, das Aufstellen, das Einrichten, das Betreiben und das Anwenden von Medizinprodukten sowie deren Zubehör". Medizinprodukte im Sinne des Gesetzes sind Instrumente, Apparate, Vorrichtungen und Stoffe (mit Ausnahme von Arzneimitteln), die zur Erkennung, Verhütung, Überwachung, Behandlung oder Linderung von Krankheiten dienen. Also alles, was an Hilfsmitteln zur Heilung des Körpers benötigt wird. Bestimmte Medizinprodukte unterliegen einer Verschreibungspflicht (Erlaubnis nur von Ärzten oder Zahnärzten).
- ✓ Zu 2: Richtig.
- ✓ Zu 3: Richtig.
- ✓ Zu 4: Richtig.
- ✓ Zu 5: Richtig.

Stichwortverzeichnis – alphabetisch

Die Nummern beziehen sich auf die Nummern der Fragen.

Stichwortverzeichnis – nach Nummern

Die Nummern beziehen sich auf die Nummern der Fragen.

Über den Autor

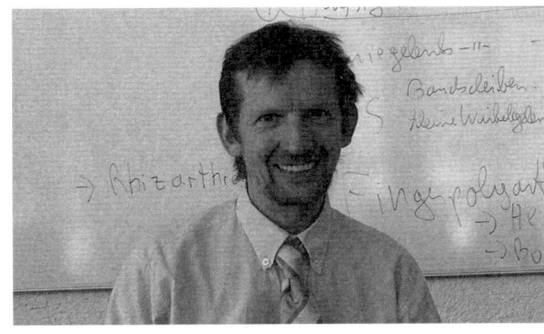

Arpana Tjard Holler
geb 27. 2. 1957

1989	Heilpraktiker-Prüfung
1990–1993	Aufenthalt in Indien

- Ausbildung in Psychotherapie
- Ausbildung in der Tiefengewebsmassage (Rebalancing)
- 1½ Jahre Mitarbeit in einer indischen Arztpraxis, Kenntnisse der praktischen Medizin erworben

1994–2005	Lehrtätigkeit als Privatdozent in Heilpraktikerschulen
1994–1998	Dozent in der Heilpraktikerschule Thalamus Stuttgart
1999–2005	Autor von verschiedenen Manuskripten und Büchern
2001–2004	Dozent in der Heilpraktikerschule Thalamus Köln
	Gastdozent in verschiedenen HP-Schulen
2006	Seit Februar eigene Heilpraktikerschule in Gummersbach
	www.holler-heilpraktikerschule.de

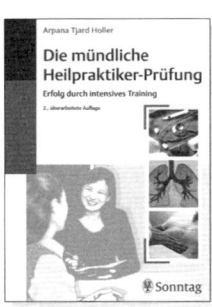
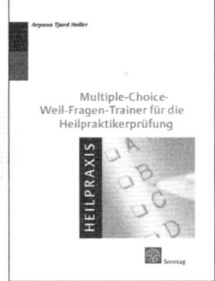
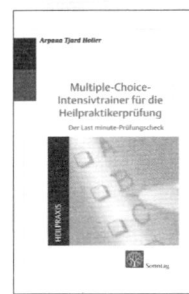
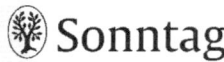